普通高等教育"十一五"国家级规划教材
高等医药院校创新教材

供医学美容技术专业使用

美容医疗应用技术

（第2版）

主　编　聂　莉　张秀丽　鲍海平
副主编　杨加峰　白　洁　晏　文　刘君丽
编　者　（以姓氏汉语拼音为序）

白　洁　大连医科大学美容医学院
鲍海平　山西大同医学院
方丽霖　江西护理职业技术学院
康晓琳　包头医学院
刘　英　江西护理职业技术学院
刘君丽　包头医学院
聂　莉　江西护理职业技术学院
王　娟　山西大同医学院
武晓华　山西大同医学院
闫润虎　大连医科大学美容医学院
晏　文　遵义医学院
杨加峰　宁波卫生职业技术学院
张秀丽　天津医学高等专科学校
周　围　宜春职业技术学院

科学出版社
北　京

内 容 简 介

本书是一本以介绍医疗美容技术为主要内容的实用型教材。全书共六章,包括绪论、美容医疗应用技术的医学美学基础、美容文饰技术、理化美容技术、注射美容技术及其他美容技术。书中编有学习目标、案例、目标检测、实训指导及教学大纲。本书重点突出,图文并茂,特别符合以专业培养目标为导向,以职业技能培养为根本的高等职业教育特色,使学生毕业后能独立、正确处理与专业相关的临床常见实际问题,扩大了原教材的适用范围。

本书除满足医学美容技术专业的教学外,还可作为医院和医疗美容机构的美容医务工作者的参考用书。

图书在版编(CIP)数据

美容医疗应用技术 / 聂莉,张秀丽,鲍海平主编 .—2 版 .—北京:科学出版社,2015.6

普通高等教育“十一五”国家级规划教材 · 高等医药院校创新教材

ISBN 978-7-03-044544-5

Ⅰ. 美… Ⅱ. ①聂… ②张… ③鲍… Ⅲ.美容术-医学院校-教材 Ⅳ. R622

中国版本图书馆 CIP 数据核字(2015)第 122078 号

责任编辑:秦致中 格桑罗布 / 责任校对:胡小洁

责任印制:赵 博 / 封面设计:范璧合

科学出版社出版

北京东黄城根北街 16 号

邮政编码: 100717

http://www.sciencep.com

北京华宇信诺印刷有限公司印刷

科学出版社发行 各地新华书店经销

*

2000 年 8 月第 一 版 开本:787×1092 1/16

2015 年 6 月第 二 版 印张:12

2025 年 9 月第九次印刷 字数:283 000

定价:35.80 元

(如有印装质量问题,我社负责调换)

前　言

《美容医疗应用技术》是根据高职高专医学美容技术专业培养目标的要求，以介绍医疗美容技术为主要内容的实用型教材。本教材以职业能力培养为重点，基于职业岗位所需要的知识、能力、素质，选取教学内容，注重整体设计，既考虑知识的系统性和完整性，又强调专业的针对性和实用性，使学生在掌握理论知识的同时强化技能的学习，拉近与岗位间的距离，为培养学生成为高素质应用型、技能型美容专业人才奠定基础。

全书共分六章，包括绪论、美容医疗应用技术的医学美学基础、美容文饰技术、理化美容技术、注射美容技术及其他美容技术。每个章节内容中都编有学习目标、案例、目标检测，并附实训指导和教学大纲，实现了教、学、做一体化，为学生的可持续发展能力奠定基础。随着美容行业迅猛发展，新技术层出不穷，编者们结合多年的临床实践、教学实践，并广泛征求有关专家的意见，在第一版教材的基础上，加强了临床证明疗效可靠且成熟的新技术的编写，突出实践操作技能训练，对文饰技术、注射技术增加了大量的插图，尽量做到了通俗易懂、简明实用，丰富了原教材内容，凸显了岗位能力。

该教材凝聚了参编人员的心血与汗水，也得到了江西护理职业技术学院等参编单位的大力支持。在此对参与该教材编写的人员及单位表示衷心的敬意和感谢！

尽管主参编人员都非常认真负责，但水平有限，加上时间仓促，书中难免有不足之处，恳请使用本教材的广大师生、美容界同仁提出宝贵意见，以便今后修订更趋完善。

聂　莉

2015年1月28日

前言

目　　录

第1章 绪论

学习目标

1. 掌握美容医疗应用技术的定义。
2. 掌握美容医疗应用技术基本操作规范。
3. 熟悉美容医疗应用技术实施的基本原则及实施效果的评价。
4. 熟悉美容医疗应用技术实施中的纠纷及防范。
5. 了解美容医疗应用技术的基本任务和实施范围。

第1节 美容医疗应用技术的定义、基本任务和实施范围

一、定 义

美容医疗应用技术是以医学美学为基础,运用审美心理与医疗美容仪器或用品,维护、改善人体容貌和形体美的一个应用技术群,是美容医学整体学科中的重要组成部分。

二、基本任务

美容医疗应用技术是美容医学的重要组成部分,它将医学、理学、美学、艺术融为一体,从医学的角度来研究美容,其承担的基本任务包括以下几个方面:

1. 不断完善自身的学科内容体系,不断完善美容医学整体学科体系。由于美容医疗应用技术是汇集分散于各美容医学分支学科中的有关技术与方法于一体的新兴医学分支学科,它的内涵和外延都不够成熟和完美,完善美容医疗应用技术既是自身学科的需要,也是完善美容医学整体学科的需要。

2. 充分运用医学美学和美容医学的基本原理,运用美容医学中业已成熟的技术、技巧和方法,发展安全、有效的美容医疗技术,使其更具特色。

3. 不断提高美容医疗技术的科技含量,缩小与国际先进水平的差距。

4. 为美容医学各个分支学科的审美实施提供一套较为完整的基础理论、基本知识和规范的操作技能。

5. 为美容医学教育和师资培养提供一本较为系统和实用的美容技术学教材或参考书。

三、实施范围

1. 美容文饰技术　文眉术、文眼线术、文唇术、柔绣美容技术及不良文饰的修复技术。

2. 物理化学美容技术　激光美容技术、强脉冲光美容技术 、动力学美容技术、射频美容技术、超声波美容技术、冷冻美容技术、高频电美容技术、化学剥脱(含中药)美容技术等。

3. 微创或非手术塑形美体技术　A 型肉毒素注射美容技术、软组织注射美容技术等。

4. 其他美容技术　穿耳孔术、脱毛术等。

第 2 节　美容医疗应用技术实施的基本原则

在实施美容医疗技术操作过程中,要严格遵循三个基本原则,即医学审美原则、美容医学心理诊断和辅导原则、美容医学伦理学原则。

一、医学审美原则

美容医疗应用技术是以改造和创造容貌美和形体美为实践内容,它的各个环节无不体现出美的意蕴。医学审美不仅仅是一种指导原则,还必须成为一种医疗操作技能,并贯穿于其实践的全过程。

1. 双主体原则　任何审美活动都必须包含审美主体和审美客体这两个基本要素,美容医疗实施中的审美活动以求美者的容貌、形体为审美客体,而美容医师和求美者都是审美主体。双方应在项目实施前充分沟通、完全理解、相互信任的基础上达到审美认识的基本统一。

2. 整体美和局部美相结合的原则　在对人体健康状态和审美评价整个过程中都应遵循整体与局部并重的原则,既重视局部美化,又不能忽视整体的审美和健康。

3. 审美共性与审美个性相结合的原则　任何美都是共性和个性的统一,在美容医疗技术实施中既要反映人体审美的共性要求,又要突显人体审美的个性特征。

二、美容医学心理诊断和辅导原则

人的美容就医行为在实质上是一种美容医学心理的需求,美容医学临床技术实施的心理学目标就是力求最大限度地满足求美者社会审美心理需求。因此,在美容医学临床技术操作的全过程中,美容医学心理诊断和心理辅导必不可少。

美容医学临床技术操作中的心理诊断的目的,是切实把握每一位求美者个人的美容医学心理适应证和禁忌证,选择适合于该求美者的某种医疗美容技术操作,以预防美容医疗纠纷的发生。

美容医学临床技术操作中的心理辅导的基本原则是:舒缓求美者的焦虑情绪;纠正其异常审美心理;在充分沟通的基础上,给予求美者积极的心理指导。

三、美容医学伦理学原则

医疗美容技术操作的主要目的在于满足求美者的审美心理的需要。因此,在医疗美容技术操作过程中应遵循以下伦理学原则。

1. 知情同意原则　求美者对所接受的医疗美容技术操作的优缺点、局限性、并发症和治疗程序等有知情权。医疗美容各科可以根据本专科的特点和要求,分别制定知情同意书。必要时,美容医师和求美者双方签订知情同意书一式两份,作为病历资料保存。

2. 局部微创原则　在实施医疗美容技术操作的过程中,应尽量达到创伤最小、美学效果最佳的目的。

3. 整体上的不伤害原则　任何医疗美容技术操作都不能伤害求美者的器官功能和整

体健康,更不能危及其生命安全。

4. 尊重和保密原则 医疗美容技术操作者应当尊重求美者的隐私权和肖像权。例如,在未经求美者同意,不得在非学术性刊物上公布其术前、术后照片等。

第3节 美容医疗应用技术实施效果的评价

美容医疗应用技术实施的目的在于再造和重塑人体的美,是一个完整的美容医学实践过程,是在保证人体健康与正常功能的前提下,努力使所治疗部位的缺陷得以修复和美化,更符合人体形式美的要素和美学参数的近似值,并产生积极的社会心理效应。

一、疗效评价的主要内容

1. 保证健康 鉴于美容医学的临床与护理技术操作是一类具有创伤性或侵入性的医学技术,是为了人体审美的目的而导致的一种对人体不可避免的局部伤害。这种伤害有可能诱发人体的某些潜在性疾病的发作,因此,保证人体健康是医疗美容技术操作的基本前提。

2. 功能正常 美容医学实施中的任何技术操作,都不能以牺牲人体的生理功能而片面地追求美容的效果。

3. 美学效果 美容医学技术操作应使缺陷得到一定修复,外貌得到不同程度的美化。

4. 心理效果 心理效果与美学效果相辅相成。一般来说,良好的美学效果可带来积极的社会心理效果。凡经美容医学的临床与护理技术实施后获得了满足感,增强了自信心,增进了身心健康,就是一次成功的医疗美容技术操作。

5. 社会效果 凡得到周围人群的认可与赞许,美容就医者的社会适应能力得到一定程度的提高,就意味着达到了美容医学技术实施的社会效果。但是,有时可能由于美容就医者的人格异常、审美观异常或其他原因,而导致社会、婚姻或其他人际关系的紧张等后果;有时尽管医疗美容技术操作达到了良好的美学效果,也难以达到积极的社会效果。这种情况在临床上是常见的,应尽量避免。

二、疗效评价的基本原则和要求

1. 疗效评价应以健康、功能与美学效果为依据,社会心理效果仅作参考。在临床实施中,前者的客观性和操作性较强;后者影响因素复杂,难以把握,不可作为美容医学实施效果评价的主要依据。

2. 根据健康、功能、美学三个方面进行评价。一般可将美容医学技术操作的效果分显效、有效、无效三个定性等级,若有争议,以专家评价为准。

3. 在心理、社会两方面,若美容就医者具有人格、审美和社会目标等情况异常者,不能受其周围人群异议和新闻媒体宣传的干扰,而应以美容心理医生的临床判断为依据。

4. 凡美容医学技术实施后仍处于恢复期者,暂不进行疗效评价。对置入填充材料效果有异议者,应根据国家主管部门有关文件的原则和要求加以评价。

第4节　美容医疗应用技术实施中的纠纷及防范

美容医疗纠纷是指在美容诊疗、护理过程中，美容实施者与求美者双方对美容诊疗和护理行为结果的认知差异而发生争执。求美者要求追究责任和赔偿，而向卫生行政管理部门提出处理或向司法机关提请司法诉讼的行为。

一、美容医疗纠纷的分类及原因

美容医疗技术不仅与其他医学临床技术一样存在技术上的风险性，而且由于容貌美丑涉及人们的社会文化心理和审美观念，其纠纷产生的原因比其他临床医疗纠纷要复杂得多。一般来说，根据产生的原因，可以把美容医疗纠纷分为两大类：美容医疗过失纠纷和美容医疗非过失纠纷。

（一）美容医疗过失纠纷

美容医疗过失纠纷时因为美容医疗过失直接导致不良后果的纠纷，主要责任人是美容医疗从业人员。美容医疗过失纠纷产生的原因主要有以下三种。

1. 技术或技能原因　技术或技能原因主要是指施术不当引起的医疗纠纷。造成的原因包括：

（1）适应证选择不当：有些医疗美容技术从业人员专业技术不过硬，虽然主观上很努力，但由于其技术水平不高，在操作过程中不规范、不准确或不娴熟而造成的过失。对适应证及禁忌证（如瘢痕体质者、有心理障碍者等）掌握不当，结果造成美容医疗事故或差错。

（2）术前准备不足：术前准备是保证施术成功的重要条件，术前准备不足也很容易造成医疗纠纷。例如术前没有进行必要的体检、照相、签字；没有完善的施术设施和器械消毒设备；未备齐术前、术中用药。

（3）美容医师审美能力低：医疗美容技术的核心在于“美”，现有的美容医疗从业人员主要来源于临床各专科医生、护理人员，他们受过正规的医学教育，医学基础比较扎实，有一定的医疗技术水平，但传统的生物医学模式的观念还是根深蒂固，他们中的大部分人美学素养比较欠缺，不注意或不能判断施术的审美效果，因施术部位在术后不能与整体相协调或缺乏美感而与求美者发生纠纷。

2. 美容医患间沟通不到位　美容医患沟通直接影响到美容施术方案设计和审美评价，是医疗美容技术实施中不可缺少的一个环节。一方面，施术者借此可以了解求美者的求美动机、审美理想，并对求美者是否存在心理问题进行排查；另一方面，也为求美者提供一个科学认知的机会。由于医患双方对审美效果的评价不一致引起的美容医疗纠纷并不少见，主要有三种情况：

（1）有心理障碍的求美者没有排查出来，或者未经适当的心理咨询和治疗就进行美容诊疗，求美者因为心理方面的问题而无法客观地评价美容效果，与施术者产生纠纷。

（2）审美沟通不到位，医患双方因对手术结果的审美评价产生分歧而互相指责或埋怨，从而产生摩擦和争执。

（3）求美者的期望值没有调整好。部分求美者由于受一些劣质广告的诱导或者出于求职、婚恋的原因，期望通过美容诊疗能够彻底改头换面，以想象代替现实，美容施术者没有在术前对其期望值进行调整，术后求美者因没有达到预期的效果而与施术者产生纠纷。

3. 违反规章制度　美容医疗机构一般都有各种工作制度和操作规范,医务人员不按照相关的制度进行工作是造成医疗纠纷的重要原因之一。例如医疗美容技术从业人员违规操作,没有按相关的技术规范程序的要求进行操作,结果造成不良后果。

(二) 美容医疗非过失纠纷

造成美容医疗非过失纠纷主要有以下四个方面原因。

1. 医德素质差　一些美容医疗机构急功近利,医疗美容技术从业人员职业道德素质低下,只顾赚钱,盲目施术。有些美容机构的文饰用品不是一人一套,而是多人共用同一文眉针、文饰液,极易造成交叉感染,酿成恶果。更有甚者,推销和使用伪劣的美容护肤品,甚至使用过期变质的美容医疗用品,从而导致严重的容貌损毁事故。

2. 求美者自身的因素　在美容医疗活动中,医疗美容技术实施方没有任何疏忽和失误,仅仅是由于求美者单方面的不满意,也会引起纠纷。医疗美容技术的主要目的不是救死扶伤,而是再造和重塑人体的美感,而人的美感是一种对人体美的直觉,受许多主观因素的影响,与人的心理因素息息相关,其中包括人格特点、社会心理背景、个人审美习惯等方面。心理正常的求美者在术前、术中和术后如果不给予相应的心理辅导,也有可能因为对手术的心理反应过于激烈而产生不良的后果。有时也可以是由于求美者的毫无道理的责难而引起的。

3. 意外情况　医疗美容技术操作和其他医学技术操作一样,其操作过程是非常复杂的,有些美容医疗过程中所发生的变化可以预防,但也有一些情况却难于预见和控制。例如在注射药物或在麻醉过程中,求美者会突然出现心跳、呼吸骤停而死亡。经过尸体解剖、病理检查、生化检验、案情调查、病史分析等手段,鉴定结果认为各个方面均符合医疗上的原则和要求,抢救措施也及时、得当、有力。这类情况是属于意外原因引起的,很难防范。

4. 社会方面的原因　由于社会法律制度的不健全,新闻媒体带有倾向性的报道及社会人群对医院和医生的误解等因素引发的美容医疗纠纷。

二、美容医疗纠纷的防范

1. 严格按“规范”操作　2004年出版的《临床技术操作规范美容医学分册》对医疗美容技术实施过程中的操作规程作出了严格的规范,该“规范”的问世,为评价美容医学业临床技术实施的质量和处理医疗美容事故和纠纷提供了依据。

2. 严格执行执业资格审查制度　医疗美容技术的从业人员应该具备三大基本技能:临床操作技能、医学审美技能、美容医学心理诊断和辅导技能。现有的从业人员,不管是从临床专科转过来的,还是短期培训班培养出来的,在这三大技能中都存有缺陷和不足。从整个社会目前的美容医疗业市场来看,许多地方还没有对医疗美容技术执业人员的资格进行严格的审查和认定,一些没有医疗美容技术执业资格的人也实施医疗美容技术。严格执行执业资格的认定和考核制度无疑是防范美容纠纷发生的基本措施。

3. 重视心理诊断和医患心理沟通　美容医疗机构及其执业人员应该认真把握好心理沟通这一环节。美容医学临床技术操作中的心理诊断的目的,是切实把握每一个求美者个人的美容医学心理适应证和禁忌证,选择适合于该对象的某种医疗美容技术操作,以预防美容医疗纠纷的发生。有心理障碍的患者,必须要等待其心理疾患解除后方能进行手术。一般正常的求美者,在手术前进行充分的心理沟通和心理辅导:术前,美容医患双方对手术的方案和手术的风险性基本达到一致的认识,并通过心理辅导舒缓求美者的焦虑情绪,纠正其异常审美心理；术后，美容医患双方对于美容手术的结果要达到在评价上的共识，给予求美者以积极的心理指导。

4. 加强医疗美容机构的管理，重视医德医风建设。

5. 加强与媒体和社会的沟通，为医疗美容服务创造一个良好的社会环境。

三、美容医疗纠纷的处理

任何一家美容机构都难免遇到与求美者发生纠纷的事情，无论发生纠纷的原因是什么，责任在谁，美容从业人员都应该检查自己的工作，积极化解矛盾，以维护美容机构的声誉，避免不必要的损失。常见的美容医疗纠纷解决方法包括：

1. 让求美者发泄　求美者投诉时多带有怨气和对立情绪，需要进行发泄。有些医疗美容技术从业人员对情绪激动的求美者，往往只想马上解决问题，而把求美者的发泄看做是浪费时间。但实际上，不先了解求美者的感觉就试图解决问题是难以奏效的。只有在求美者发泄完后，她们才会听你要说的话。从心理学角度来看，这是“心理净化”的一种现象。因此，当求美者在发泄时，医疗美容技术从业人员应予以热情接待、耐心倾听、体谅求美者心情、轻言细语地进行疏导。

2. 充分道歉　让求美者知道你已经了解她的问题。道歉的话语不要太吝啬，即使错误不是由医疗美容技术从业人员造成的，也应该道歉。道歉并不是主动承认错误，而是表明一种态度，道歉可以表明美容服务机构对待求美者的诚意。一些从业人员反对向求美者道歉，认为这样会“宠”坏求美者，使美容服务机构显得很没面子，这种想法是错误的。有时求美者并非想占美容机构的“便宜”，而是想看美容机构如何对待她的问题。

在服务行业中，有一句名言——“顾客永远是对的”。医疗美容行业也是一种服务行业，也应遵循这一原则。有时可能是求美者错了，但实际上，求美者是对是错又有多大关系呢？作为医疗美容从业人员，工作的任务就是使求美者感受到她自身的价值和重要性，并解决她的问题。

3. 收集信息　在倾听求美者的抱怨，并及时进行道歉后，医疗美容技术从业人员还应该通过提问的方式，收集足够的信息，以帮助求美者解决问题。首先可以请求美者全面描述所发生的事情及前后经过，在讲述过程中，从业人员可以通过自己的专业知识，迅速从求美者的述说中捕捉与问题相关的信息。另外，从业人员应该提供一些条件性的问题，要求求美者回答“是”或“否”，这样有助于发现问题的症结所在。

收集信息的过程还包括对事情进行核实、分析，找出引起纠纷的原因。弄清问题是由于从业人员工作失误还是求美者对美容操作的认知差异而引起的。

4. 及时给出解决办法　出现问题的原因如果是属于过失纠纷，医疗美容从业人员不应回避责任，应真诚道歉并迅速采取措施，并婉转地澄清事实，及时向求美者做出解释说明，求得求美者的谅解和合作，并提出处理办法。将处理时间告知求美者，使其安心。

5. 如果求美者仍不满意，询问其意见　投诉的求美者其目的是要美容机构为其解决问题，所以对于美容机构的处理方案，不一定觉得是最好的解决办法。这时医疗美容技术从业人员一定要向求美者询问其希望问题如何解决，如果求美者的要求可以接受，就迅速愉快地进行解决；如果求美者的要求过高或提出无理要求，则需要采取一定的策略。

案例 1-1

某日，某美容院来了一位女性求美者，要求退换一套护肤品，但这套产品已经开启过了。由于她又看中了商场中其他同类产品，就执意要求美容师退货，并且还反复向美容师宣称“绝对没有开启过”。

美容师检查了一番，立刻就发现有开启过的痕迹。但转念一想：假如直截了当地向求美者指明这一点，顾客肯定不会轻易地承认。因为她一进门就反复地强调自己“绝对没有开启过”，并且精心伪装过。这样，双方就有可能发生不必要的争执。

于是，聪明的美容师微笑着问求美者：“我很想知道您家是否有小孩？”接着，这位美容师就像与朋友聊天似地说：“我家不久前也出现过这种事，我把一瓶刚刚买回来的产品随手放在桌上，结果，我儿子看见了觉得好奇，就打开看了。我觉得您好像也遇到了这种事情，因为这套产品的确能看出曾被开启过的明显痕迹。如果您不相信，可以和我们店里的其他产品比较一下，您看怎样？”那位女求美者看了看自己手中的“证据”，知道是无可辩驳了，因为眼前的美容师已经为自己准备好了一个借口，并且又给了自己一个台阶下……因此她只好顺水推舟地拿起产品离开了。

现实生活中由于人的虚荣心理作怪，许多人总是缺乏勇气正视自己的错误和谎言，如果想拆穿个别人的这种雕虫小技，不仅必须让她们信服你，而且还必须懂得怎样给她一个台阶下，并帮助她从自我矛盾中解救出来，最后达到让对方心服口服的目的。

6. 追踪服务　随时与求美者保持联系，便于在出现问题时能及时解决，让求美者感到放心。可以通过电话、电子邮件、信函等方式，向求美者了解解决方案是否有用，是否还有其他问题，这样可以强调美容机构对求美者的诚意，并深深打动求美者，从而加强求美者的忠诚度。

第 5 节　美容医疗应用技术的基本操作规范

一、病 史 采 集

1. 现病史　详细、全面地了解病史，对确认诊断、选择治疗方法、减少并发症及避免医疗纠纷有重要意义。

2. 既往史　重点了解美容就医者的手术、外伤、容貌变化史和美容就医史，以排除瘢痕体质、病毒、细菌感染、慢性消耗性疾病、内分泌功能紊乱、免疫功能低下，如复发性单纯疱疹、多发性疖肿、糖尿病、结核病等。

3. 家族史　重点了解有无色素代谢紊乱疾病，如白癜风等。

4. 生活史　了解有无吸毒及麻醉药物使用情况。

5. 审美与心理状况　通过交谈了解美容就医者的审美需求特点、审美心理及精神状况，以排除各种审美心理缺陷和严重的心理障碍和病症。

二、体检及实验室检查

医者可根据病变具体情况（病变的大小、皮损数量、性质、部位）和所选择的治疗方法决定是否需要体检及实验室检查。

三、知情同意书

常规要求美容就医者签署,也可根据具体情况和所选择的治疗方法决定是否需要。

四、病历资料管理

1. 照相 不全要求,视病变具体情况和所选择的治疗方法而定。有条件者治疗前、治疗后在同一环境条件下,用相同的曝光指数照相及冲洗照片。

2. 资料管理 包括病历、美容治疗前后的照片、知情同意书和治疗记录等。以上资料,应由专人管理,不能随意改动。

五、麻　　醉

根据美容就医者年龄、病变部位、面积大小和治疗方法不同,可选择表面麻醉、浸润麻醉、阻滞麻醉、基础麻醉或全身麻醉,也可以不施麻醉。

六、设　　备

确认设备来源的合法性、安全性及国家有关部门的认证,这对了解设备性能的可靠性、安全性和技术参数的准确性有重要意义。

七、疗效评价

美容医疗应用技术实施过程中,应始终注意疗效的观察和评价。其目的是在保证人体健康与正常功能的前提下,使治疗部位的缺陷得以修复,较治疗前更接近于人体形式美的要求,并产生积极的心理和社会效应。

(聂　莉　周　围)

目标检测

简答题

1. 美容医疗应用技术的定义是什么?
2. 简述美容医疗应用技术基本操作规范。
3. 讨论如何防范美容医疗技术实施中的纠纷。

第2章 美容医疗应用技术的医学美学基础

学习目标

1. 掌握美容医疗应用技术实施中的审美原则。
2. 熟悉容貌的医学美学基础。
3. 了解形体的医学美学基础。

第1节 美容医疗应用技术实施中的医学审美原则

一、美学与医学美学

美,既是美学领域中最基本的概念之一,又是日常生活中的一种最常见的现象。1750年,德国学者鲍姆加通发表《Aesthetics》一书之后,“美学”才第一次成为一门学科的名字,也就说,“美学”这个专门学科才开始被正式认定。因此,鲍姆加通被尊为“美学之父”。

Aesthetics 一词的德文原意是“感性学”,首先由日本学者中江肇民(1847~1901)意译成“美学”。他的译法颇能揭示 Aesthetics 这门学科的本质,所以为汉语学界所完全接受。20世纪初由中国学者王国维把该词引进我国。

医学美学是医学与美学在研究对象上相互交叉的产物,是美学的一般原理在医学实践中的特殊应用与发展。例如,在皮肤科和口腔科等临床实践中,医务人员的医疗活动不仅致力于求美者身体的康复,而且致力于求美者形体的美化。其就诊者往往把求医动机与求美动机融为一体,他们要求医生既把自己当做医疗的对象,又把自己当做审美的对象。这种情形,在美容医学的临床实践中更为突出,它的服务对象已不再是传统意义上的“就医者”,而是一类特殊的“美容就医者”。医疗技术已不仅用于治疗身体的疾病,而是用于维护、修复和再造人体之美。医学与美学之间存在着目标的兼容性和功能的互补性。把美学引进医学,是医学发展和美学发展的共同需要,也是时代潮流的大势所趋。

二、医学审美

(一) 医学审美的概念

医学审美是一种较特殊的审美活动,是以人的情感为中心的一种综合的审美意识,是人们在参与医学审美实践活动过程中,逐步形成的情感、认识和能力的总和。医学审美具有特定的医学审美目的,把维护人的身心健康作为医学审美的理想终点。

医学审美的基本范畴是指医学审美感受、医学审美趣味、医学审美情感、医学审美能力等基本概念。

(二) 医学审美的主要特点

1. 直觉性与理智性的统一　在一般的审美活动中,审美主体通常都不是先有理智的思考和判断才产生美感的。医学审美的前提之一,便是医学审美主体要具备一定的医学知识、审美技艺和抽象思维的能力,能够有成效的面对医学审美客体。

2. 个性与社会性的统一　医学审美的个性是以社会性为基础的,是个性与社会性的统一。

3. 模糊性与实证性的统一　为了达到医学审美维护和塑造人们身心健康的理想,审美的模糊性将被逐步进行定量化、标准化、客观化的处理,符合医学科学的基本要求。

4. 功利性与非功利性的统一　医学审美是有功利性的,它可以满足审美对象的审美需求,并产生一定的经济效益。如果医学审美的功利性不加限制和管理,就会使审美成为一种利益的滥用手段。倡导医学审美的非功利性,除了陶冶人们的审美情操,提高人们的医学审美素质之外,更重要的是体现人类医学审美创造的纯洁性,从道德意义上去弘扬像人类友爱、救死扶伤、人道主义等非功利性的医学审美理想。

三、美容医疗应用技术实施中的审美原则

随着现代医学模式的转变,健康观的更新,现代医学审美观应具有以下显著的特征。

1. “健康活力美”是现当代医学审美的核心内容　当代医学美学家们认为“健康活力美”是现代医学审美观的核心内容。其基本点在于:

(1) 以健为美:人们逐渐认识到过于胖或过于瘦都不能视为健康。根据健康规定体重标准,体重指数(BMI)小于等于 24,人体不胖不瘦为最美。现代人认为标准的人体骨骼美在于匀称适度,皮肤美在于细腻、光泽、柔韧、看上去为浅玫瑰色最佳。“以健为美”医学人体审美观已成为当今社会的主流。

(2) 以力为美:人们不仅满足于生理健康美,而且追求力量美,因此,具有风采的、富有生命活力的、现实的人体美,成了现代医学审美观的主要内容。

2. “整体和谐美”是现当代医学审美的理想追求

(1) 以“形体和谐”为美:现代医学更侧重于人体美的升华,即美化人体,使人的形体整体更趋和谐。“形体和谐美”成了现代人的追求。“和谐美”标准成为美容整形外科医生们的手术设计、手术技巧的最高追求目标。”

(2) 以“心理和谐”为美:我国学者何伦指出那样,人体的美丑不仅仅在于客观生理的存在,还在于自己对自己身体的感受。重塑体像,建立良好体像的目的不仅仅是为了解决体像问题,现代人用整形美容改变自己先天容貌和形体,很大程度是把它作为改变使人感到沮丧疲惫年迈的特征,重新建立自我心理平衡,提高自信心和再生魅力的手段。

3. “自然个性美”是现当代医学审美的时尚境界

(1) 以“自然”为美:优秀的医学美容师精心细致雕琢而展现的人体的最高境界也是自然。当然,这个自然是人工自然,是带上人生命体验营造的自然,是不带人工痕迹的自然,是使人分不清是大自然的造化还是人工巧作的不似自然胜似自然的人体。

(2) 以“个性”为美:现代医学审美观是注重个性美的医学人体审美观。美容师应在普遍意义“标准人体美”的尺度上,针对不同的手术者,用科学和艺术手段,创造性地塑造出富有个性的人体美,不断追求更高更美的境界。

4. 现代医学审美必须以科学为原则　医学美学研究人体的过程和操作,都是在生理、解剖、医学知识的基础上进行的,要严格按照生物力学原则进行造型,首先是运用先进的技术手段,通过各种科学测量、实验和统计学处理方法,科学地找出人体美学参数及其规律,构成一种具有普遍意义的“标准人体美”尺度。

第 2 节　容貌的医学美学基础

一、容 貌 轮 廓

容貌轮廓主要由头型和面型以及面部的其他特征决定。

（一）头型

头的形态可定性和定量地进行观测。定性即观察法，用肉眼观察头顶部，视其顶面观所看到的头型，分为球形、椭圆形、卵圆形、楔形、五角形、菱形和盾形七种（见图 2-1）。

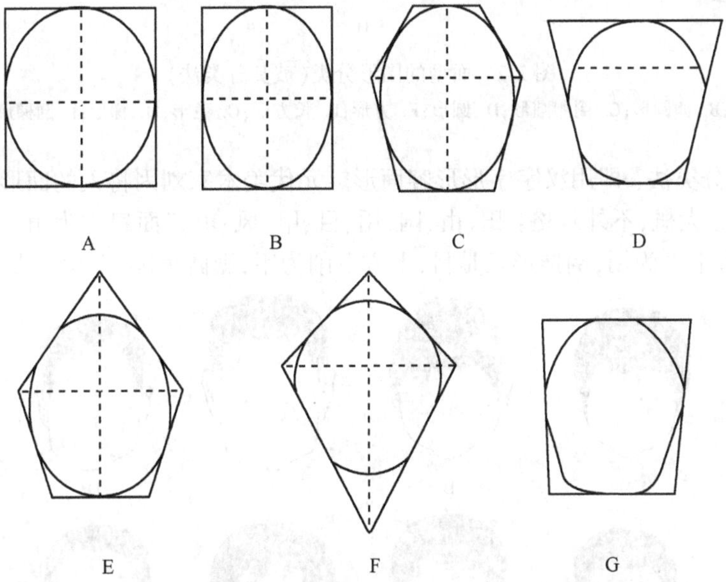

图 2-1　头型分类（顶面观）

A. 球形；B. 椭圆形；C. 卵圆形；D. 楔形；E. 五角形；F. 菱形；G. 盾形

（二）面型

一般认为高宽比例协调，轮廓线条柔和，五官分布对称为美的面型。对面型的评价分为正面、侧面和水平面。古代画论《写真古诀》用“三停五眼”来规范面部的长、宽比例。

面部的高度指面部的长短，即从额部正中发缘点至颏下点的距离。面高可分为基本相等的三部分：从发缘点到眉间点、眉间到鼻下点、鼻下点到颏下点各为一份，称为“三停”。

面部的宽度是指面部左右侧之间的距离，双耳间正面投影的宽度为五个眼裂的宽度，除双眼外，内眦间距为一眼裂宽度，两侧外眦角到耳部各一眼裂宽度，共是五个眼裂宽度，称“五眼”。面宽也分为上、中、下三部分，上面部的宽度指双侧额骨颞嵴之间的距离，也称为最小额宽；中面部的宽度指左右颧点之间的距离，也称全面宽；下面部的宽度指双侧下颌角之间的距离。

1. 面型正面分类　人的面形各种各样，分类方法很多，有图形分类法、字形分类法、指数分类法、拉丁字母分类法等。

（1）图形分类法：即用几何图形形容面形。根据玻契分类法，将面形分为 10 种形态（图 2-2）。

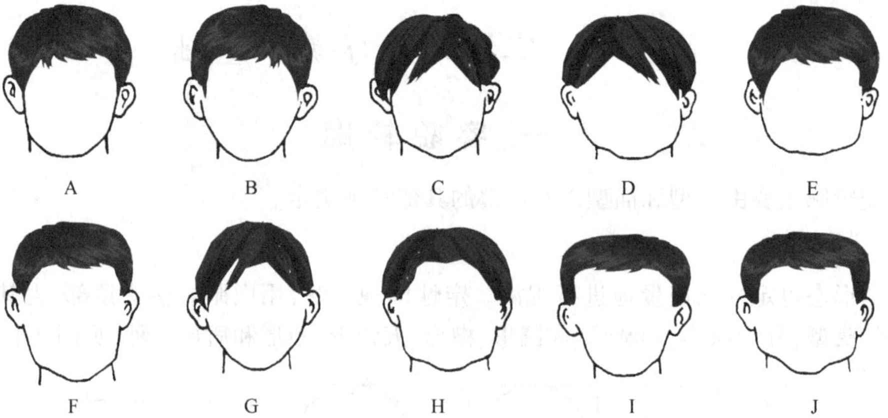

图 2-2　面型的图形分类(玻契分类法)

A. 椭圆形;B. 卵圆形;C. 倒卵圆形;D. 圆形;E. 方形;F. 长方形;G. 菱形;H. 梯形;I. 倒梯形;J. 五角形

(2) 字形分类法：即用汉字字形形容面形。元代美术家刘因将人的面形归纳为八个字(图 2-3)："相之大概,不外八格：田、由、国、用、目、甲、风、申。"面扁方为田,上削下方为由,方者为国,上方下大为用,倒挂形长是目,上方下削为甲,腮阔为风,上尖下尖为申。

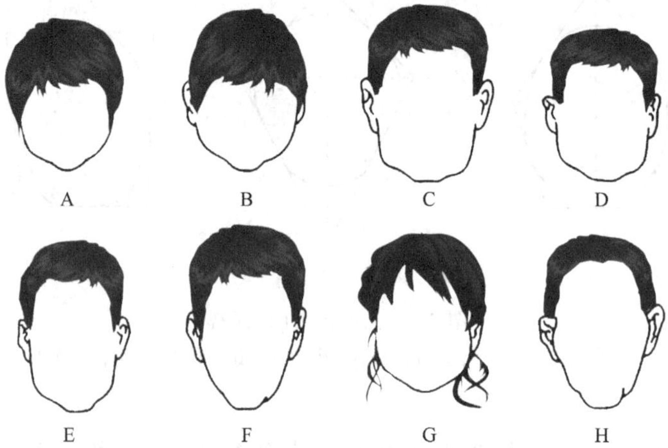

图 2-3　面部字形分类法

A. 田字型;B. 由字型;C. 国字型;D. 用字型;E. 目字型;F. 甲字型;G. 风字型;H. 申字型

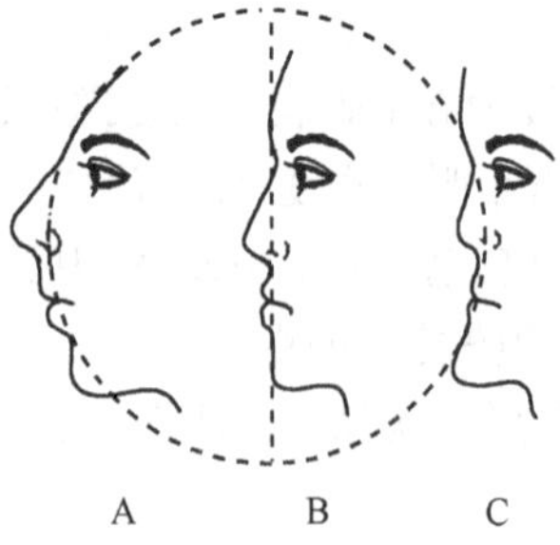

图 2-4　面型侧面分类

A. 半圆形;B. 直线形;C. 新月形

2. 面型侧面分类　从侧面看容貌,其前部轮廓是由上停、中停和下停从上至下连贯而成的一条曲线,根据该曲线的大概弧度可分为凸面形(半圆形)、平面形(直线形)和凹面形(新月形)(图 2-4)。

3. 面型水平面分类　人平卧,从水平面看容貌,面部可分为三种：①短头型面貌：显得较宽,整个面部较平坦;②长头型面貌：显得较窄,正中部前突明显;③中头型面貌：居二者之间。

(三) 面部的其他特征

1. 额部的形态　可从正面和侧面来观察。正面主要看发际的曲线和额的高度,侧面主要看额向前凸的程度以及鼻根部的关系。

正面额可分为 6 种(图 2-5)。

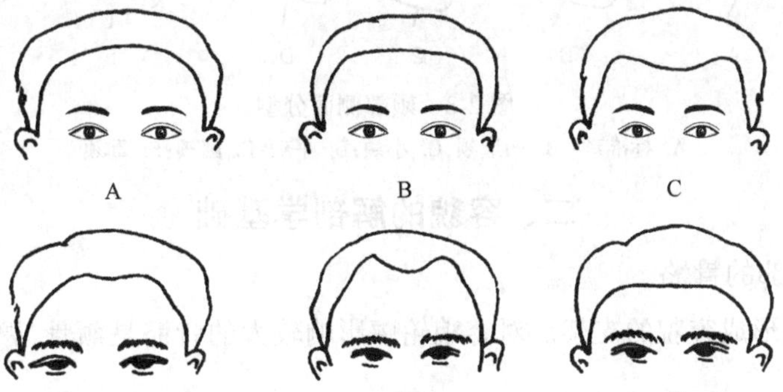

A　B　C　D　E　F

图 2-5　额部正面形态分类

A. 圆额;B. 方额;C. M 形额;D. 富士额;E. 秃头额;F. 贫额

从侧面看可分为 5 种(图 2-6)。

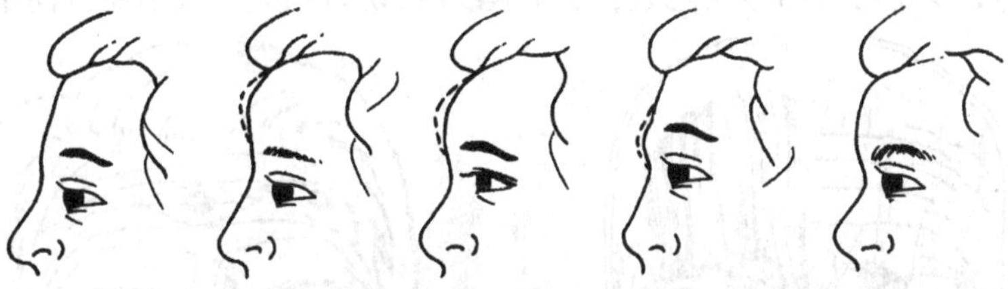

A　B　C　D　E

图 2-6　额部侧面形态分类

A. 平额;B. 上突额;C. 中突额;D. 下突额;E. 全突额

2. 颧部的形态　颧部的形态决定了面部中 1/3 的形态。颧部的形态主要取决于颧骨。颧骨位于面中部的最外侧,其突度对面形影响很大。

3. 颊部的形态　颊部主要指眶下鼻旁及颧部以下的范围,颊部形态主要由颊肌和颊部脂肪决定。颊部从正面观分为四型:①椭圆脸颊;②方形脸颊;③高颧脸颊;④圆形脸颊。

4. 下颌部的形态　颏部决定面下前部的轮廓,颏部的外形轮廓可以反映出人的性格特征和气质。从正面观,颏部的形态可分为五型(图 2-7)。

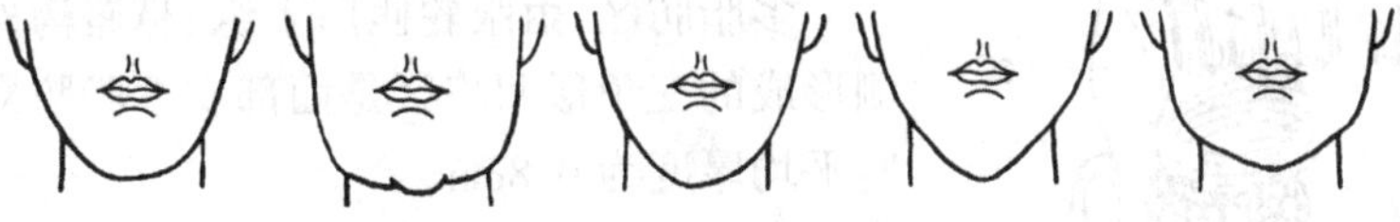

A　B　C　D　E

图 2-7　颏部正面分型

A. 圆颏; B. 鼓颏; C. 长颏;D. 尖颏; E. 方颏

从侧面观,颏的形态可分为六型(图 2-8)。

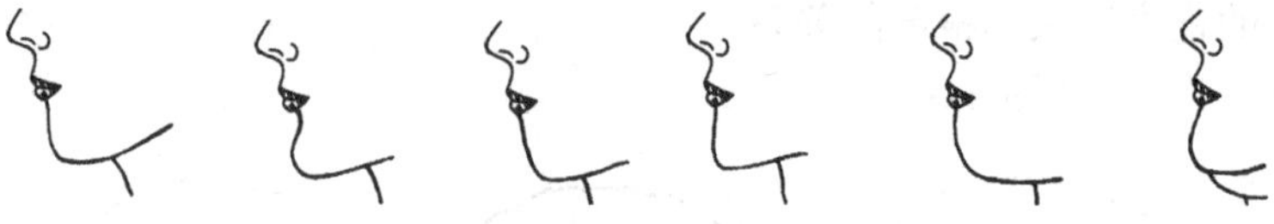

图 2-8　颏部侧面分型

A. 标准颏; B. 凹形颏;C. 小颏;D. 平颏;E. 圆颏;F. 重颏

二、容貌的解剖学基础

（一）头面部的骨骼

头面骨骼是形成容貌的支架。对容貌轮廓影响较大的骨骼是额骨、颧骨、鼻骨、上颌骨和下颌骨。

（二）面部的软组织结构

1. 皮肤　面部皮肤具有不同走向的皮纹,由于后天因素的影响,还出现体位性、动力性、动性皱纹,面部的皱纹大都与表情肌纤维的方向垂直(图 2-9)。因此皮肤护理的按摩方向应与表情肌方向一致,以防止或减少皱纹的产生。而面部手术切口方向应尽可能与皮纹一致(图 2-10), 以使切口的瘢痕隐蔽, 在无皱纹时,切口则应与表情肌方向垂直。

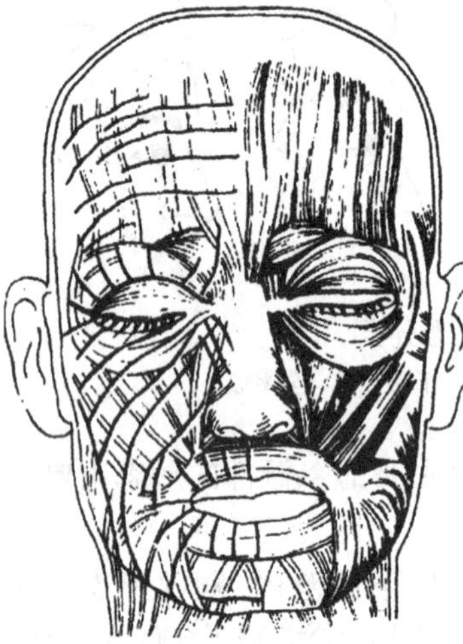

图 2-9　面部皱纹与面部表情肌

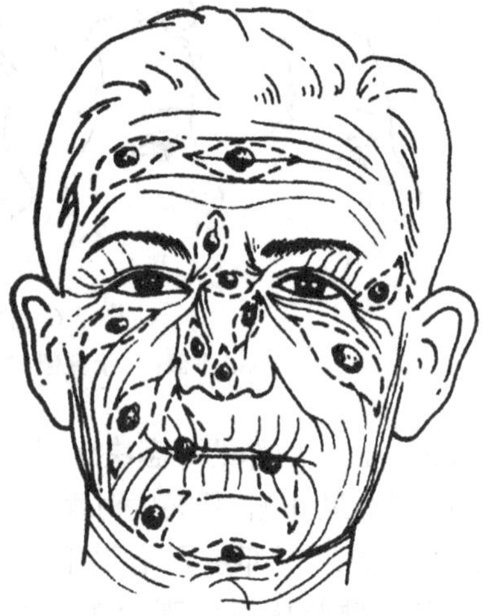

图 2-10　面部皱纹与面部切口

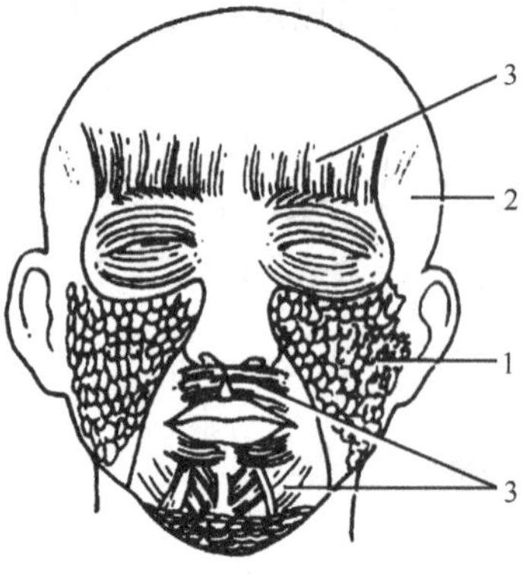

图 2-11　面部皮下脂肪分布

1. 多脂肪区;2. 少脂肪区;3. 无脂肪区

2. 皮下脂肪　面颈部各区皮下脂肪量有较大差异,可分为多脂肪区、少脂肪区和无脂肪区(图 2-11)。

多脂肪区:由眼轮匝肌下缘、鼻唇沟外侧、颧大肌内侧形成的三角形凹陷区是面部皮下脂肪最厚的部位,脂肪平均厚度为 0. 8cm。

少脂肪区:颞区缺乏皮下脂肪。在皮肤和颞浅筋膜之间,仅有少量的薄层脂肪分布。

无脂肪区:口轮匝肌和眼轮匝肌表面几乎无皮下脂肪分布,真皮和轮匝肌纤维直接连结。因此这两个部位易产生短小细密皱纹。另外,额肌表面也几乎少有皮下脂肪分布。

3. 表情肌　面部表情肌大部分起自骨面，止于皮肤，表浅而菲薄，主要位于口周和眶周，呈环形或放散状排列，起到缩小或扩大裂孔的作用，其运动非常细微而敏捷，从而表达喜、怒、哀、乐、惊等表情。对面形有影响的咀嚼肌是咬肌。当双侧咬肌肥大时，会显得下面部变宽，单侧咬肌肥大，则呈现畸形面容。

三、鼻　部

(一) 鼻的美学意义

外鼻呈三棱锥体形，高耸而突出，居颜面正中显要位置，占据了整个面部五官的制高点和中心点，使其最具立体感，鼻子起着对称中轴的重要作用，其位置决定整个面容的均衡性和对称性。

(二) 外鼻的形态特征

外鼻形态包括鼻根、鼻背(鼻梁)、鼻尖、鼻翼、鼻孔等几部分。鼻根至鼻尖为鼻长，两鼻翼外侧缘间的距离为鼻宽，鼻高分为鼻根高度和鼻尖高度。

鼻梁的形态大体分为三类，即凹形鼻梁、直形鼻梁和凸形鼻梁。每一类又分许多型。

鼻尖形态分为三种类型：①尖小型：鼻尖，尖而小。②中间型：鼻尖大小中等，圆尖适度。③钝圆型：鼻尖肥大钝圆。根据鼻尖的方向又可分为上翘型、水平型和下垂型。

鼻基底主要指鼻小柱和两鼻孔的外侧缘的位置，一般分为三种类型：①上翘型；②水平型；③下垂型。

鼻翼形态分为三种类型：① 狭窄鼻翼：宽小于两内眦间距；②中等鼻翼：两者几乎等长；③ 宽阔鼻翼：宽大于两内眦间距。就鼻翼的突度而言，可分为不突、微突和甚突。

(三) 鼻型分类

鼻的分型方法有多种，按照东方人的外鼻特点而分为九类常见的鼻型(图 2-12)：

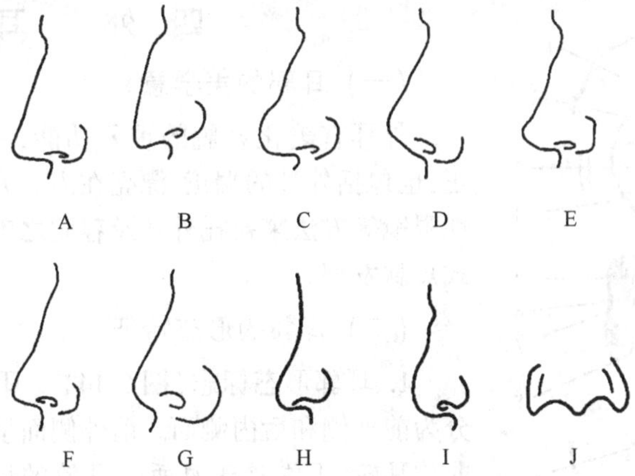

图 2-12　鼻型

A. 理想型鼻型；B. 鹰钩鼻；C. 蒜型鼻；D. 朝天鼻；E. 小翘鼻；
F. 小尖鼻；G. 狮子鼻；H. 鞍鼻；I. 波状鼻；J. 狮子鼻的正面观

(四) 鼻部应用解剖

1. 外鼻的支架　外鼻的支架包括鼻骨及邻近骨骼和鼻软骨(图 2-13)。

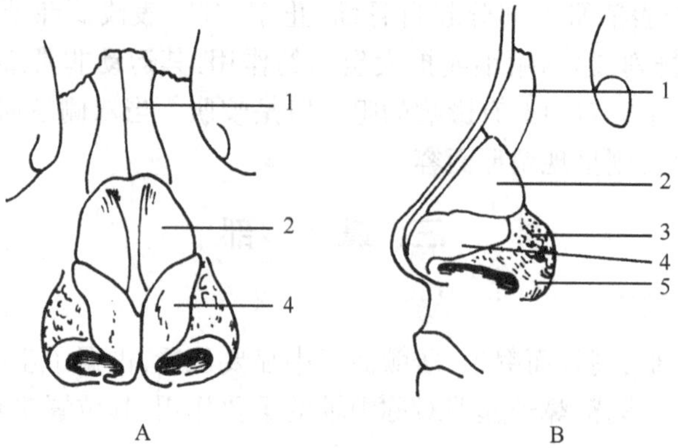

图 2-13 外鼻骨性支持结构

A:正位;B:侧位

1. 鼻骨;2. 鼻侧软骨;3. 小翼软骨;4. 大翼软骨;5. 皮下组织

2. 外鼻的软组织结构 由表及里由皮肤、浅筋膜、鼻肌、鼻背筋膜和骨膜构成。

3. 外鼻的血液供应 外鼻的血液有来自颈内动脉的眼动脉分支向下形成的鼻背动脉,供应鼻背部鼻根部组织;还有来自颈外动脉的面动脉分支,向上成为内眦动脉,供应鼻下部组织。内眦动脉与鼻背动脉在鼻部两侧吻合。

此外,来自面动脉的上唇动脉和鼻小柱动脉,沿鼻翼软骨的上、下缘分布。鼻部的静脉回流,有一部分经内眦静脉到眼静脉,再由眼静脉至海绵窦;另一部分回流至翼静脉丛,最后也至海绵窦。该区静脉无静脉瓣,所以称为"危险三角区"。

4. 外鼻的神经支配 鼻部所有的肌肉运动均由面神经支配。外鼻的感觉神经有:滑车下神经,支配鼻根部的感觉;眼神经的鼻支和筛前神经的外侧支,共同支配鼻背、鼻翼和鼻尖部的感觉。此外,上颌神经的眶下神经,支配鼻翼部和鼻外侧壁的感觉。

四、外　　耳

(一)耳郭的美学意义

外耳有美化容貌的重要功能,一般人所说的五官端正,也包括外耳的端正、漂亮在内。人们用佩戴耳饰、装饰性眼镜等方法来衬托外耳及容貌之美,并用耳郭来衬托各式短款发型。

(二)耳郭的形态特征

1. 耳郭形态标志(图 2-14) 耳郭位于头颅两侧,可分为前外侧和后内侧面。前外侧面呈不规则凹形,周缘卷曲称耳轮,下端连于耳垂。耳轮的后上有时可见一小结节,称耳郭结节,也称达尔文结节。耳轮上方向前内弯曲终止于外耳道口的上方,称为耳轮脚。耳轮脚将外耳道周围低凹的耳甲分成上下两部分,上为耳甲艇,下为耳甲腔。耳甲平均深度为 15mm。环绕耳甲外侧的隆起部分为对耳轮,对耳轮与耳轮平行。对耳轮向前向上又分为上、下二脚,二脚之间为三角窝。耳轮与对耳轮间的凹沟为耳

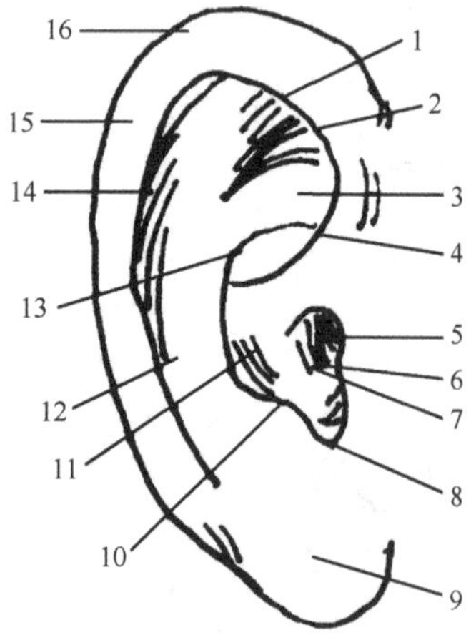

图 2-14 耳郭外形及各部位名称

1. 对耳轮上脚;2. 三角窝;3. 对耳轮上脚;4. 耳轮前脚;5. 耳屏上切迹;6. 外耳门;7. 耳屏;8. 耳屏间切迹;9. 耳垂;10. 对耳屏;11. 耳甲腔;12. 对耳轮;13. 耳甲艇;14. 耳舟;15. 达尔文结节;16. 耳郭

舟。外耳道前方有一突起称耳屏,其对侧也有一突起,为对耳屏。耳屏与对耳屏间的凹陷称屏间切迹。耳郭最下方不含软骨的部分为耳垂。

2. 耳郭外展程度　耳郭的外展程度依据其与颞部所形成的角度分为三种类型:①紧贴型:耳郭横轴与颞部所形成的角度不超过 30°;②中等型:耳郭横轴与颞部所形成的角度在 30°~60°;③外展型:耳郭横轴与颞部所形成的角度在 60°以上。

(三) 外耳的分型

1. 耳垂形态分型　耳垂的形态变异很大,其大小位置也不尽相同。常分为三种:a. 圆形(卵圆形):耳垂向下悬垂呈圆形;b. 方形(附连方形):耳垂与颊部皮肤相连接几乎成一直线;c. 三角形(附连三角形):耳垂下部边缘向上吊起,大部分或完全与颊部皮肤相连。佩戴耳饰可以衬托或修饰耳垂的形态。

2. 耳郭形态分型　根据耳郭的形状及达尔文结节的形态可分为六型:① 猕猴型;② 长尾猴型;③尖耳尖(达尔文结节)型;④圆耳尖型;⑤耳尖微显型;⑥缺耳尖型。根据外耳的基本形态,一般分为以下五种类型。①标准耳(海螺耳):耳郭均等,无耳尖,给人以秀美之感。②不等轮耳:耳轮上下不均等,虽然文雅,但显软弱。③连垂耳:耳垂与颊部皮肤完全相连,几乎看不到耳垂,给人以胆小的印象。④游垂耳:耳垂大而圆且下垂感强,完全游离于颊部皮肤。中国人认为此耳是高贵的象征。⑤招风耳:外耳与颅侧壁的角度增大,超过 30°,耳郭上部呈扁平状态,给人以笨拙之感。

耳的形态因种族、地区、年龄、个体、性别及遗传因素等影响而呈现出不同的特征。耳的审美观念也受上述诸多因素以及社会文化、宗教习俗等观念的影响。什么样的耳型最美?这并无定论。所以,理想的耳型可以理解为耳郭在头颅侧面的位置、倾斜角度合适,耳的宽度、长度与头面部的宽度、长度比例相协调,耳郭外形圆滑、无耳尖,耳部轮廓及解剖结构清晰,耳郭本身各组成部分之间比例关系协调,耳垂长度占全耳长度的 1/5 左右。中国人认为海螺耳为最美。

第 3 节　形体的医学美学基础

一、颈部的美学意义及特征

1. 美学意义　颈部是人体的外露部分之一,其形态通常与容貌美相联系,头颈通常被看做一个独立的审美单元,在人体美中占有比较重要的地位。颈部上界是下颌缘和枕骨粗隆,下界是锁骨和第 7 颈椎脊突。

2. 美学特征　颈部呈圆桶状。在人体直立位,从侧面看,颈部是略向前倾的平行四边形;从正位看,是上窄下宽的梯形。女性颈部稍细长,平滑细腻。

二、胸部的美学意义及特征

1. 美学意义　胸部构成躯干的大部分。发育良好的健美胸部对人的体形、体姿乃至精神面貌都产生影响。胸部有典型的性别差异,体现性别美。男性发达的胸肌是力量的象征、阳刚之气的表现;女性饱满起伏的胸部不仅体现阴柔之美,还是生殖崇拜对象。在人体美学的评价上,胸围是一个重要的数学参数。

2. 美学特征　胸部上界为锁骨平面,下界为肋弓下缘,呈上窄下宽的扁桶状体。在人体审美上，通常将肩部与胸部一并审查。所以从整体上看，胸部是上宽下窄的倒梯形，上角为两侧肩峰，下角为两侧肋弓下角。女性胸廓小，肋弓尖明显内收，故女性胸部的倒梯形外观更明显，而且腰部显得比较细。与腹部比较，胸长与腹长相等，故显得女性腰际高。

三、乳房的美学意义及特征

1. 美学意义　乳房美是胸部整体形态美的重要组成部分，是区别男女胸部的整体形态美的主要部位。

女性乳腺发育形成乳房，是女性成熟的标志。青春期女性乳房本身就是天然雕饰的艺术品，同时也是构成胸部侧面曲线的最主要结构，具有重要的美学价值。现代女性对乳房的重视程度超过历史任何时期，乳房不仅是重要的第二性征，而且对现代女性的气质和心理健康有重要影响。丰满的双乳是女体一个重要的局部，它们使人联想到爱与哺乳。乳房的美学特征是非常易变的，所以乳房保健和乳房美容是医学美容的一项重要内容。

2. 美学特征　乳房分为乳头、乳晕、乳房体部和乳房尾部。乳房是女性胸部曲线美的重要组成部分，丰满而健美的乳房是成熟女性的标志。发育良好的女性乳房，乳头大，表面略呈棕红色桑葚状外观，少数为艳丽的玫瑰红色或粉红色，生育后呈棕褐色。

四、腰腹部的美学意义及特征

1. 美学意义　腰腹部是重要的美学观区，腹部和腰线是构成人体曲线的中间部分，也是体型改变中最早出现变化的部位。腰围是躯干三围之一，是人体美学评价的重要数学参数，也是评估人体肥胖度的指标。在人体头高比例上，脐是人体从上到下的第三个头高分界线。在人体美学的数学法则上，脐是分割人体全长的黄金点。

2. 美学特征　在解剖学上，腰部在第1至第5腰椎范围。在形体美学上，腰多指肋弓最低点至髂后上棘之间的狭小区域。腰椎前凸与骶椎后凸构成“S”型曲线。腰围是反映腰腹部形态的重要指标，女性理想腰围约60cm。腹部的表面特征与皮下脂肪及腹肌有关。女性皮下脂肪较厚，腹肌薄弱，腹部表面圆润平滑，小腹向前微凸。

五、骨盆部的美学意义及特征

1. 美学意义　骨盆部是人体横向最明显的骨性膨出部位。在人体审美上，骨盆部与下肢形态相联系，髂后上棘至足跟的距离为下半身长度。在美学上，如果说男性有发育健全的腰背部，则女性就有发育优良的骨盆部。骨盆部有明显的性别差异。骨盆部最大围度叫臀围，是人体美评价和肥胖程度的重要参数。

2. 美学特征　骨盆由坐骨、髂骨、耻骨和骶骨组成。在形体上将骨盆部分为三个区：臀区、髋区和耻骨会阴区。骨盆形态具有性别特征，从正面观，女性骨盆呈扁方形，前倾角较大。女性耻骨联合部前凸明显，另由于阴阜部皮下脂肪垫较厚，所以阴阜部外形较男性丰满。女性典型阴毛分布呈倒三角形，但有多种分布形式。女性髂骨明显外展，髋部较宽，外凸的髂部与明显下凹的腰线成“S”形曲线。女性臀部的皮下脂肪厚、臀肌肌腹短，臀部外凸明显，与前曲的腰椎线形成“S”曲线。女性臀下皱襞和臀沟较深。

六、臂部的美学意义及特征

1. 美学意义　上肢是人体最具活动度的部位，也是最大功能区。上肢可进行复杂而精细的劳作,可做人体艺术造型,还起着平衡身体和传达人的情感的作用。

2. 美学特征　在人体正立位,双上肢自然下垂时,肘部与肋弓尖等高,腕部与耻骨等高,掌骨小头与臂下皱襞等高。双上肢外展时,两侧中指尖间距等于人体全长。男性的上肢肌肉和骨骼外形较为显露,肩平,关节韧带张力大,故动作较生硬。女性肩部较低平,上肢纤细,皮下脂肪层较丰满,肌肉不发达,外表圆浑;关节韧带较松,肘关节提携角大,活动灵巧。

七、手部的美学意义及特征

1. 美学意义　手部是精细的功能器官,在大脑皮质有较大的感觉和功能投射区,能进行复杂的运动和接受精细的感觉。手是最重要的人体语言表达工具,在人际交流中发挥作用。手也是受装饰部位和日常美化部位,手的动姿和美化可以部分反映人的修养。

2. 美学特征　正常手从正面观,手指并拢时长宽之比为 4∶3,手指充分展开时长度与宽度相等。从近端指横纹做单指测量,小指长度等于拇指长度。在 5 个手指中,中指长度最大。手掌外形呈狭长状六边形,女性手外形娇小,指修长,指头尖,关节灵活,皮下脂肪厚,外形丰满,手背肌腱显露不明显。

八、腿部的美学意义及特征

1. 美学意义　腿也是体型美的重要表达区,女性修长的下肢不仅能体现自然形态美,而且在形体美中发挥重要作用。腿的形态还影响到衣服的选择。

2. 美学特征　大腿周围皮下脂肪和肌肉分布比较均匀,外形规则,呈上大下小的圆锥形结构。两脚跟并拢直立时,大腿内侧间缝 1~3cm。

小腿外形主要受小腿后侧肌群影响,皮下脂肪和小腿外侧肌群对小腿外形影响较小。小腿的基本外形呈梭形。

九、脚部的美学意义及特征

1. 美学意义　脚在人体负重、平衡和弹跳中发挥重要作用,所以脚的形态进化结果完全脱离了灵长类动物的特征。脚的结构美在审美中是最重要的。

2. 美学特征　足部的骨骼多,软组织少。足的外形具有性别差异。男性足部宽大而厚壮,足趾粗而方。女性足狭小而薄,足趾细长,趾头略尖,前伸明显。

（闫润虎）

目 标 检 测

简答题

1. 简述医学审美的主要特点。
2. 简述美容医疗应用技术实施中的审美原则。
3. 简述面型的分类。
4. 简述鼻型的分类。
5. 简述耳郭的形态分型。
6. 简述乳房的美学特征。

第3章 美容文饰技术

第1节 概 述

学习目标

1. 掌握美容文饰术的概念、原理。
2. 掌握美容文饰术的基本原则。
3. 熟悉美容文饰术的内容。
4. 熟悉美容文饰术的常用手法。
5. 熟悉美容柔绣术的常用手法。
6. 了解美容文饰术的专用术语。
7. 了解美容文饰师应具备的素质和条件。

一、美容文饰的概念及原理

美容文饰技术是在人体皮肤表面进行艺术创造的一门特殊技术,它是以远古的文身之术为基础,并与医学、美学、工艺学等融合的一门专门的技艺。

文饰技术实质是一种创伤性的皮肤着色术。其基本原理是在皮肤原有的形态基础上,用文饰器械将色料植染于表皮下,使表皮形成一定的色块,即长期不易褪色的新的眉型、眼线、唇型和各种图案。由于表皮很薄,有一定的透明度,所以色素能透过表皮,呈现出来以达到增强其局部美感和容貌整体美的目的。

目前,美容文饰术的应用,主要表现在文眉、文眼线、文唇等方面。根本目的是在眉、眼、唇的原有基础上,利用美容文饰手段使其形成长期不褪色的新的眉型、眼线、唇型。以扬长避短、修饰美化,创造出更理想的眉、眼、唇形态。

二、美容文饰的基本内容

文刺美容技术是以人体皮肤表皮部位为基点的美容造型术,根据文刺目的和部位的不同,文刺美容术可以分为三类:

1. 人为文身　是以人们的意愿和爱好,在身体体表某个部位如肩、臂、胸、背甚至全身文刺出各式的图案。如文字、花纹、鸟兽、铁锚、刀枪等。它可体现一种民族风格,代表某种身份和地位,也可作为追求某种信仰的标志,或是一种绘画艺术在人体上的表现,反映人的情感与追求。

2. 标记文饰　根据人们的意愿及爱好,在体表的一定部位文刺出文字、数字及花、鸟、兽、刀枪等各种图案。

3. 医疗文饰　目的是改善外观,掩饰缺陷,扬长避短,以假乱真,锦上添花,创造出局部美感和形成整体之美。常用的是文眉、文眼线、文唇的“三文”技术。除此之外，还有文眼影、文腮红、文乳晕、文美人痣等。

(1) 文眉：是在原眉缺损的基础上，经过精心的设计适当的文刺，达到自然、真实、可信、一劳永逸的美化目的，是美容文饰技术中常见的项目之一，多用于眉毛稀疏、断眉、眉毛过短者，也可用于烧伤或外伤后眉毛缺损。

(2) 文眼线：也称文睫毛线。因为眼线在正常皮肤生理中没有，而是在上下睑缘中有灰线存在，因此更确切地说，文睫毛线文出的线条正好是睫毛的投影，以此来加强眼睛明亮有神的效果。文眼线术也是文饰美容技术中常见的项目之一，仅次于文眉。文眼线有增大眼的轮廓，调整修改眼形的作用。

(3) 文唇：包括文唇线和文全唇。红唇和上唇皮肤构成一个优美的曲线，上唇太薄或唇形不明显者，可以用文刺术修饰，植入红色颜料，使红唇增厚、增宽，唇形变得优美。是文刺美容技术中常见的项目之一。

(4) 文眼影：是在上眼睑的泡肿部分漂浮文刺浅咖啡色或各种眼影色，达到晕染眼影的效果。

(5) 文腮红：是用胭脂红色系在面颊部轻轻漂浮文刺，边界过度柔和自然，达到淡扫胭脂的修饰效果。

(6) 文胡须：是在胡须稀少和某种原因造成胡子缺损的部位上，在唇的周围打点式的文刺，用来填补空白以假乱真。

(7) 文鼻孔内阴影：是在鼻部缺陷(鼻孔大小不一)或鼻部整形术后的基础上，进行文刺，以掩饰某种缺陷。

(8) 文口唇白斑及黑斑：用红色系列色料在唇部缺陷部位进行遮盖性文刺。

(9) 文头发、文鬓角：是根据求美者的喜好与要求，用接近发色的色料进行文刺，以达到弥补不足的目的。

(10) 文乳晕：用红色系列色料在原乳晕的基础上进行遮盖性文刺，使其黑褐色漂染呈粉红色，在颜色上有很大改观。多用于乳房再造后，可用高超的文刺术文出立体感强、形象逼真的乳晕、乳头图案，以避免植皮再造乳晕之苦。

(11) 文美人痣：根据求美者的要求，在适当的部位文刺一颗小小的痣。

(12) 文瘢痕：是用近似本人肤色的色料在瘢痕局部上反复多次文刺，达到遮盖瘢痕的目的。

(13) 柔绣技术：柔绣美容文饰技术是近几年出现的一种新的文饰技术。是用特别的绣针采用手工刺绣的手法，将亲肤力较强的色料植刺于皮内，为皮肤持久着色。整个过程由于采用多点同时绣刺的方法，因此非常轻柔，如同绣花一样轻柔灵巧，故此称为柔绣。

该技术在文饰工具、操作技巧及色料配比等方面，对以往文饰技术既有继承吸取，又有立意创新，因而迅速引起美容界的关注，并逐渐在临床中得到应用和推广。柔绣美容文饰技术包含有绣眉、绣眼线、绣唇三种。

柔绣文饰的原理与以往眉眼唇文饰技术一样，实质上也是一种创伤性皮肤着色术，只是在工具和手法上面有所不同和改进。其目的也是在眉眼唇原有形态基础上，利用文饰技术掩饰瑕疵、祛除缺陷、扬长避短、修饰美化，文饰出更理想的眉眼唇形态，以达到增强其局部美感和整体容貌之美。

三、美容文饰的基本原则

1. 术前求美者与美容文饰师认同一致的原则　手术前，美容文饰师与求美者在文饰部位、文饰形态、文饰设计、文饰色料选择、文饰效果、文饰可能发生的并发症等方面进行细致的沟通；求美者也应在美容文饰师的选择上、手术价格上、手术时间上进行详细询问。有时甚至是多次沟通，当双方在上述各方面基本达到一致并进行签字后，才能进行文饰术。

2. 术中操作应有利于手术成功及再修补的原则　在文饰手术操作中应注意以下四点：

(1) 宁浅勿深：宁浅勿深是指文刺的部位及文刺的颜色切忌过深。因色料浓度大，加之刺入部位过深，色料可沿皮下形成扩散、变形，造成洇色、颜色变蓝等，这种并发症不容易一次性去除。

(2) 宁短勿长：宁短勿长是指文刺线路的线条切忌过长。尤其是第一次文刺时，能短则短，可通过再次补文来调整。

(3) 宁细勿宽：宁细勿宽是指文刺部位的范围切忌过宽。因文饰过宽，如果不满意时，进行再修复很困难。

(4) 宁轻勿重：宁轻勿重是指文刺的动作切忌过重。因为动作粗暴会造成皮肤创面较大，渗出较多甚至造成出血或疼痛，从而导致脱痂时间延长，甚至留下疤痕。

总之，在文饰操作时，要留有余地。这如同在面部绘画一样，但你所面对的不是一张白纸，而是一张有血有肉的脸，所以从某种意义上美容文饰的操作是只能成功，不许失败。否则不理想的文饰形态，将伴随求美者一生。

3. 术后建立随访及指导制度原则　文饰术成功后并不等于万事大吉，术后的护理相当重要，美容文饰师应给求美者详细的术后医嘱，并要定期随访或电话沟通指导，以便在出现可能的并发症时能得到及时处理和治疗。

四、美容文饰的方法

(一) 文饰手法

是指美容文饰师在文饰操作时的手法技巧，手法特点以及手感。所谓手感是术者对文眉机接触皮肤后感觉到的震动程度及刺入皮肤中的深浅程度。常用的手法有以下几种。

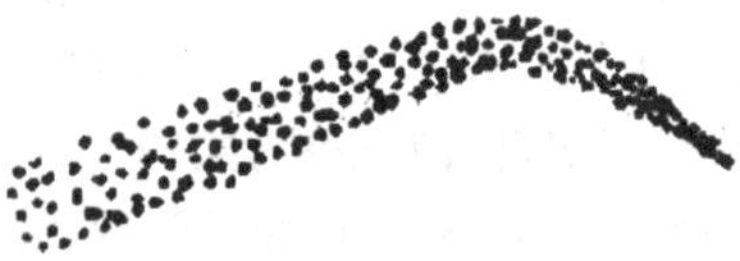

图 3-1　点刺法

1. 点刺法　点刺是以“点”为基础，由“点”可形成线状，密集的“点”刺则形成连续点刺法。适用于小面积的文刺，如胡须的缺损。也可用于眉头及眉上下边缘轮廓的文饰及基础底色的文刺。采用自制手针，针尖与皮肤呈90°角。其速度较慢，文刺深浅不一，着色慢(图 3-1)。

2. 点刮法　又称散状针法，可采用自制手针，其针尖与皮肤呈45°角。操作时，先点后划，点刺稍重，随后一划，轻轻带过，尾部呈慧状。多用于眉尾及眉腰上下边缘，也可用于眉毛的文饰(图 3-2)。

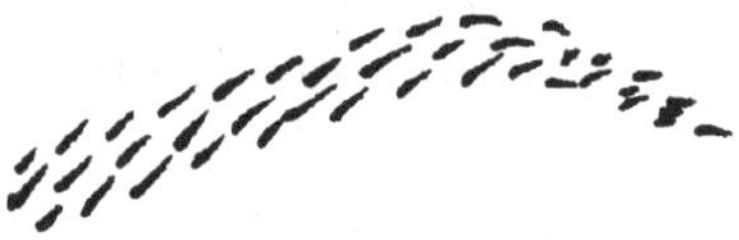

图 3-2　点刮法

3. 连续交叉法　文刺的线路呈斜倒状的“M”或

"W"形，其形状相互交叉，连续不断。适用于文眉，文全唇等（图 3-3）。

4. 连续点状法 文刺手法快速漂浮，线路是由无数小点组成的。适用于原眉基础较差，稀少色淡者。

5. 质感线条法 又叫画眉法，其方法犹如画眉，文刺线路有一定的方向性，为上斜线形，下斜线形或与原眉生长方向一致。适用于文眉或仿真立体文眉的手法。是常用手法之一（图 3-4）。

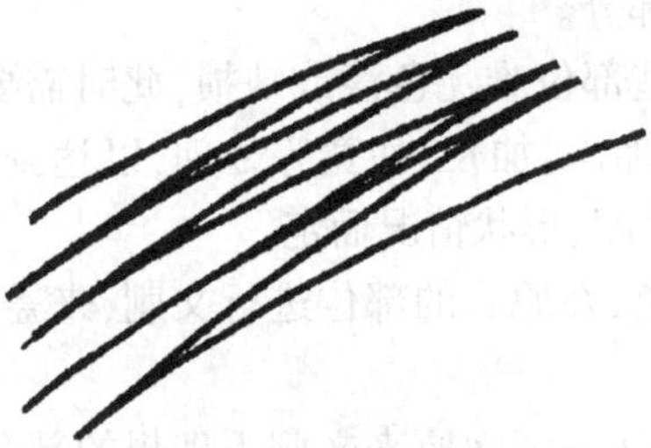

图 3-3 连续交叉法

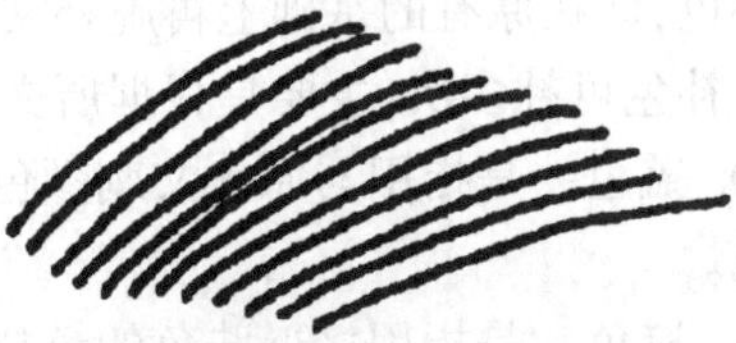

图 3-4 质感线条法

6. 线条续段法 常用于文饰较长的线条，方法是分段地文出数条中等长度的线，数条线段连接后则形成长线。文刺手法实而稳准，适用于文眼线，文唇线，文身等。是常用手法之一（图 3-5）。

7. 旋转法 其手法为在局部打圈，文饰的线路呈一连串的圈状，圈大文刺颜色则浅；圈小文刺颜色则深；手动速度快则文色浅；手动速度慢，则文色深。常用于文全唇，文身等大面积部位的填空（图 3-6）。

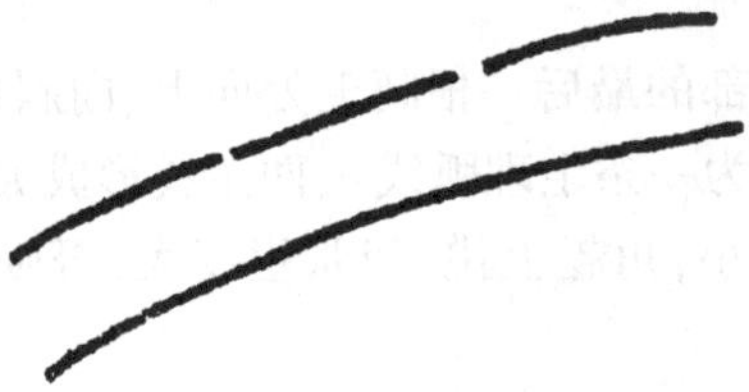

图 3-5 线条续段法

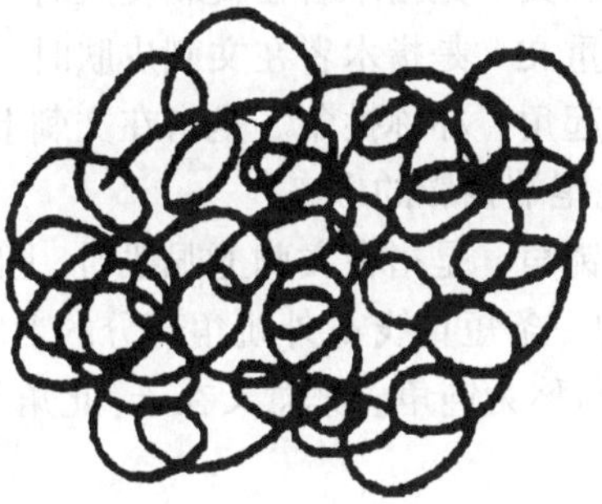

图 3-6 旋转法

（二）柔绣文饰的手法（详见本章第 7 节柔绣美容技术）

五、美容文饰的专业术语

文饰技术中常用的专业术语是在美容文饰术中，工作人员互相沟通使用的。文饰术语有 25 种：

1. 眉色 是指美容文饰师自身眉毛的颜色。

2. 文色 是指美容文饰师在求美者的局部皮肤上用色料文刺出的颜色。

3. 着色 亦称上色、俗称"吃色"。是指求美者在文刺后皮肤的上色状态。

4. 填色 是指求美者皮肤某一部位，已有了文刺后的固定形状或轮廓。此基础上，把中间的空白填上所需的颜色。

5. 浮色　是指局部皮肤经过文刺后，一部分色料已刺入皮下，另一部分则浮在皮肤表面上。通常在文刺操作过程中，应把皮肤表面上的浮色及时擦拭干净，便于观察。

6. 脱色　亦称掉色。是指求美者皮肤在文刺上色后，经过一段时间，原来的文色脱掉了，颜色比以前变浅了。

7. 反色　是指全唇文刺术后，经过 7~10 天的脱痂、脱皮（有部分人唇部起泡）、掉色、到一个月左右血运循环重新建立等过程后全唇色泽重新恢复，反映出的颜色比原来明显。

8. 底色　是指局部皮肤经文刺后，最先着色的部分。

9. 补色　文刺大约一周左右会脱一层薄痂，有些部位难免色淡或缺损，此时需要复诊，也称补色，即在原有的基础上再施补文，按需要进行加深、加长、加宽等处理，以达到满意的效果。补色可补多次，主要是根据所文部位的着色程度、形状情况而定。

10. 盖色　是指用与原来文刺颜色不相同的颜色，在原有的部位进行文刺，来盖住现存的颜色。

11. 遮色　是指用接近肤色的色料进行文刺，遮住并消除原来文刺不理想的部分，使其与自身肤色尽量达到一致。

12. 配色　是指文刺的色料由两种或两种以上的颜色调配后，再进行文刺。

13. 套色　是指在局部皮肤上，第一遍文刺了一种色料，尔后第二遍又文刺了一种色料，分层次地上色。

14. 洇色　是指由于文刺过深，造成局部皮肤文刺的颜色向四周扩散、漾开，脱离了原来的形状。

15. 变色　是指皮肤某部位文刺后、经过一段时间后的颜色与当时文刺的颜色不一样。

16. 轻文　是指术者在文刺皮肤时，手法应轻，文色也相应地浅。

17. 重文　是指术者在文刺皮肤时，手法应重，文色也相应地深。

18. 起角　亦称挑角。是指在文刺上眼线时，外眦角部分逐渐加宽、上挑、形成夹角，即上睑睫毛尾端投影的形态。

19. 钝角　是指在文刺上眼线时，上睑缘外眦部的最后一根睫毛处向上、向斜后方挑角时形成的一条短直线 a，外眦角部分的上睑缘本身为一条生理弧线 c，两条线形成大于 90°的夹角，该角称为钝角。其意义在于：此角的角度越小，角越上挑，夸张程度大，否则反之（图 3-7）。

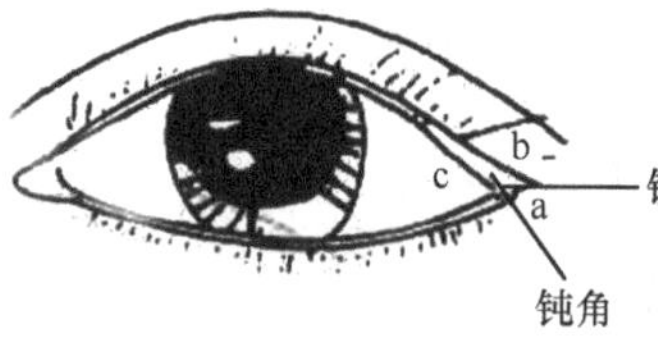

图 3-7　钝角、锐角

20. 锐角　是指在文刺上眼线时，上睑缘外眦部的最后一根睫毛处向上、向斜后方挑角时形成的一条短直线 a，与在同上睑缘平行向后文刺时形成的一条长线 b，两条线形成小于 90°的夹角，该角称为锐角。其意义在于：此角的角度越小，挑角时，有向后拉长眼形的印象，否则反之（图 3-7）。

21. 开角　是指在文刺上下眼线时，外眦角部分的上下眼线不交合，角展开，称为开角。其意义在于：小眼睛者在文眼线时，眼睛没有框死的感觉。

22. 闭角　是指在文刺上下眼线时，外眦角部分的上下眼线相交合拢封角，角不展开，称为闭角。其意义在于：闭角的眼线以强调为主，显得手法夸张些。

23. 上翘　是指在文刺上眼线外眦角部分挑角时，有向上、向斜后方上翘的走势，称上翘。

24. 下兜　是指在文刺下眼线中间部位时，其弧线的走势应与下睑缘相平行，而不是中间下兜，两边上升的形态。

25. 文满　是指在文刺下眼线时，下睑缘的前唇、灰线、以及到后唇的部分，全部文上色料，称为文满下睑缘，此法为错误手法。

六、美容文饰的一般操作规范

（一）文饰前准备

1. 美容咨询　美容文饰师须客观地向求美者告知文饰设计、文饰后的效果、注意事项及可能出现的并发症。

2. 美容文饰师应了解求美者的全身状况，例如有无药物过敏史及瘢痕体质，有无精神异常等。

3. 求美者须进行必要的检查，排除心脏病、高血压、糖尿病、血液病或出血倾向、传染性疾病等。

4. 给美容就医者进行术前照相、让其填写文饰同意书或协议书。

5. 文饰用品须经过消毒灭菌，防止交叉感染。

6. 美容文饰师需洗手，求美者须清洁面部皮肤，文饰部位的皮肤需常规消毒。

（二）机器使用注意事项

1. 检查机器性能，保证其安全使用。

2. 持机的手必须有支点，以保证文饰动作的稳定。

3. 根据文饰的深浅选择适当的档位。

4. 暂停文饰时，需关机。

5. 文饰机出现故障时，应及时停机。

6. 文饰完毕，需用消毒液擦拭机身，更换针套和文饰针（文饰针为一次性用品）。

七、美容文饰师应具备的素质和条件

美容文饰术是一项专业性、技术性很强的技术，需要专门的器具、消毒的卫生设备和训练有素的操作技巧。可以说是一项艺术造型手术。美容文饰师，除必须经过正规的专业学习和训练，能熟练地掌握美容文饰技术外，还必须在思想、道德、理论、艺术等各方面具有较高的素质和修养。

（一）良好的职业道德和高度的责任感

美容文饰是一项技术性很强的创伤性皮肤着色术，其根本目的是为了增添容貌之美，是一项锦上添花之举。这就对从事文饰工作的美容文饰师提出了一个基本的要求，即工作尽量要做好，而不能做坏。美容文饰成功，达到最佳效果，给求美者带来快乐、满足。文饰失败则适得其反，使求美者丑陋甚至毁容，给求美者平添痛苦。因此，美容文饰师必须认识到，自己从事的工作既神圣又责任重大。从而树立起一种崇高的职业责任感，时刻注意培养建立认真负责的工作态度和严谨细致的工作作风。在实际工作中应该具有良好的职业道德和高度的责任感，做到主动热情，耐心细致，认真地做好文饰术前的检查和各项准备工作，对于每一次文饰都必须做到计划周密，设计合理，操作认真，切不可敷衍了事，盲目粗疏。

（二）扎实的理论知识、熟练的文饰操作技术

美容文饰术貌似简单，实则难度很大，是一项技术性很强的工作，是锦上添花之举，一旦失败，很难矫正，因此必须保证万无一失。而且求美者往往要求高，挑剔性强。这就要求美容文饰师，不仅要具有丰富的现代美容文饰术的理论知识，而且还必须具备熟练的实践操作技艺。

为此，必须要有扎实的医学基础理论，人体美，特别是有关容貌及容貌美的基础理论知识。了解和熟悉眉眼唇生理功能和有关局部解剖知识。熟练的眉眼唇化妆修饰技巧以及文饰操作各项技能。只有这样才能在千变万化的眉眼唇文饰中成竹在胸，操作时得心应手，果断自如的处理文饰过程中遇到的各种问题。

（三）具有一定的心理学知识

在文饰实践过程中，每一位求美者的动机和心理状态是各不相同的，其对文饰术后的形象承受能力，舆论的承受能力也不同。其中的差异和奥妙心理，不经细心询问、观察、了解是不易得知的。美容文饰师应该学习和掌握一些心理学方面的知识。在咨询和接诊中，做到尽快了解每一位求美者的动机愿望、心理状态和承受能力，并针对不同情况做好耐心细致的咨询工作，否则一旦疏忽，纵使文饰过程一帆风顺，施术者认为属成功的结果，而求美者却不满意，甚至导致不必要的纠纷发生，此种实例在工作中已屡见不鲜。因此，学习和掌握一定的心理学知识，对于从事文饰美容工作是非常必要的。

（四）具有较高的美容修养和超前的审美意识

美容文饰师是美的形象塑造者，应具有较高的美学修养、审美能力和超前的审美意识。美容文饰术是集医学与美学、科学性与艺术性为一体的艺术造型术，其根本目的是利用现代美容文饰手段掩饰瑕疵，扬长避短，修饰美化，增添容貌形态美感。每一成功的文饰都将意味着一件艺术品的诞生，因此美容文饰师，必须了解人体美，尤其是容貌美学的基本知识和规律，并在实践中予以应用。在满足人们对现实容貌美向往的同时，还应注意开拓引导人们向更高层次的现代美的形象追求。

在实际工作中，除了应具有娴熟的操作技能外，还需要有内在的想象力和创造力。无论从术前构思设计，操作中的应变、果断处理，都要求美容文饰师具有独立的想象和丰富的美学知识。

由于人体容貌形态复杂多样，千姿百态，因此在文饰时必须根据原有的容貌形态条件，依其年龄、性别、种族、脸型、职业、性格等因素，综合设计出符合每位求美者特征的方案，而不应该千篇一律地按一种模式去进行设计操作。这就要求从事文饰工作的美容师对人体美及容貌美的有关知识和基本理论进行不断地学习探索。同时还必须不断地接受艺术美的熏陶，学习与美学有关的素描、雕塑、摄影、几何构思、色彩调配等诸多方面的技艺，以增进自身的美学修养和一定的艺术鉴赏能力，推新审美意识，把美的意识浸透、融化到美容文饰术的每一步骤中。

（五）良好的职业形象

由于美容文饰工作目的和施术对象的特殊性，决定了美容文饰师职业形象的重要性和更高标准的要求。在实际工作中，美容文饰师的仪表、言谈、举止、气质、风度等对求美者和文饰效果有着重要的影响和作用。缺乏良好职业形象的美容文饰师，会给求美者心理上造成不良的印象，产生不信任感甚至会影响工作的顺利进行。因此，要求美容文饰师一定具

有良好的职业形象，需要有端庄整洁的仪表，热情和蔼，稳重大方的举止言谈，认真负责、一丝不苟的工作态度，充沛的工作热情，饱满的精神状态，做到仪表美、语言美、行为美，以及内在的心灵美。只有这样才能赢得求美者的信赖、尊重、积极配合，从而有益于文饰工作的顺利进行。

（六）善于积累资料，总结经验

现代美容文饰术近年来虽已广泛开展，并已形成自己独特的操作程序和方法，但毕竟还是一门年轻的新的美容技术，还有许多理论和实践问题，有待探索和研究。因此，需要不断在实践中总结经验，不断提高水平，推动现代美容文饰技术开拓和发展。

真正合格的美容文饰师，不应只是一种手艺人，而应是不满足现状，具有不断开拓、创造精神，立志于发展提高美容文饰事业的人。

在积累资料和总结经验过程中，值得提出的是形象资料（照片等）的积累和收集，这在美容文饰工作中也是非常重要的。尤其是文饰前后的照片，不但能显示出效果的对比，而且也可为总结经验、教学、科研等工作提供可靠的历史性资料。此外形象记录在处理某些纠纷中也具有重要作用。因此我们认为，在有条件的情况下，应尽量做好形象资料的积累和收集工作。

第2节　文饰技术的医学范畴

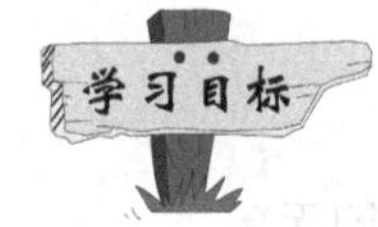

1. 掌握文眉、文眼线、文唇术的麻醉方法。
2. 熟悉医学美容常用的灭菌消毒方法。
3. 了解麻醉穿刺的并发症及其预防。
4. 了解文饰技术的医学特征。

一、文饰技术的医学特征

（一）文饰技术是以解剖生理学为基础的一项医疗操作技术

文饰技术的本质是一种创伤性的皮肤美容技术。是将特殊染料文刺于皮肤组织内，使之长期存留于人体表面，是一种以人体解剖生理学为基础的在人体眉、眼、唇等部位进行的医疗操作美容技术。因此美容文饰师必须学习和掌握有关的皮肤组织结构，皮肤生理功能等知识，掌握眉、眼、唇等部位的局部解剖和生理功能及他们在容貌美中所具有的特殊作用。文刺色料被文刺于人体皮肤组织内并长期存留，因此必须符合医学要求，并对人体组织无任何不良反应，不引起病理损害。美容文饰师只有在了解、掌握这些基本医学理论知识的基础上才能顺利地开展这一工作，达到预期的理想美容效果。

（二）文饰技术是以医学美学和医学心理学理论为指导的

文饰技术是集医学和医学人体美学为一体的人体容貌造型技术。它不同于一般的化妆术，一般化妆术是采用化妆品和化妆工具在人体容貌表面修饰，属于临时性的，可以随时随意修改和消除，而文饰技术是一种创伤性的医疗操作技术，一旦实施长久留存，很难修改和消除。文饰技术从设计到具体操作处处蕴涵着美容文饰师的医学审美、心理学素质和艺术功底的综合能力，美容文饰师在文刺前必须了解求美者的求美动机和心理状态，运用医学美学的基本理论，在求美者原有眉型、眼型、唇型基础上，综合求美者的脸型、肤色、发色、年龄、气质、性格、职业及爱好等因素设计出新的适合于求美者的眉、眼、唇形态，并通过精湛的操作技术，艺术加工，文出富于立体感，自然的眉、眼、唇形态，使之在自然中有艺术加工之流露，在加工中又有自然天成之展现，达到人为修饰与自然融为一体，从视觉上产生以假乱真的效果。

文饰技术不但要有局部之美感，而且要有整体容貌和谐之美感。正因为文饰技术是艺术的再加工，而不是简单工匠式的模仿，而是近似绘画，又区别于绘画，是以文饰针代笔、以人体皮肤代纸、以符合医学卫生标准的文饰色料代墨，在人体面部和其他部位实施绘画。因此美容文饰师必须具备较高的美学修养，才能塑造出理想的文饰作品。

（三）文饰技术处处体现出医学程序和医学技术的应用

文饰技术是一项技术性很强的医疗工作，它的开展需要专门的器械、消毒卫生设备和医疗操作方法等。从施术的程序看，它已吸收和容纳了许多医学方法和技术：

1. 术前准备　医学心理咨询、术前美学设计、严格掌握适应证与禁忌证等。
2. 施术过程　无菌观念、器械消毒、无菌操作、无痛技术的应用、施术损伤程度的掌握。
3. 术后处理　创面的消炎处理、指导自我观察与保护、并发症的预防和处理。

总之，文饰技术源于民间，兴起于生活美容，而最后的完美和提高均有赖于医学的规范。因而纳入医学美容领域是科学技术发展的必然，所以文饰技术属于皮肤医疗美容范畴。

二、文饰技术中的无菌与消毒

（一）灭菌和消毒的基本概念

灭菌是经过处理后，物品上不存在任何微生物，包括致病菌和非致病菌，即无菌。

消毒是杀死物品上很多或几乎接近全部微生物，消毒的结果是部分有效或高度有效，这种不同有效程度是决定于细菌的种类、数量和消毒剂本身具有的杀菌能力等。在实际使用中，消毒比灭菌更为常用。消毒是用于不需要达到灭菌要求的物品，或采用灭菌方法是不可能达到的或不需要的。例如，要求医务人员手或病人皮肤达到灭菌是不实际的，也是做不到的，皮肤深部的寄生细菌要达到完全消灭是不可能的，因此用化学消毒剂消毒手，只能使手上细菌减少，只能达到消毒，不能达到灭菌。外科伤口感染的细菌大部分是非芽胞菌，因此在手术前处理外科医生的手或病人手术部位的皮肤，只要采用能杀死细菌繁殖体的消毒剂就可以达到消毒的目的。

（二）无菌和消毒在医疗美容中的地位

无菌和消毒在外科重要地位的确定是无数病人死亡换来的。19 世纪中叶俄国外科学家彼得罗夫就当时许多病人在外科治疗过程中发生化脓性感染而死亡的情况说：“可以大胆地断定，大部分伤员不是由于损伤本身而是由于医院的传染而死。”微生物的发现提供了确切的证据，无菌和消毒是防止微生物向手术伤口侵袭的有效手段。如今虽已发明和应用了许多种确切有效的抗微生物药物，但丝毫未能削弱无菌和消毒在外科领域的重要性。由于艾滋病病毒等的出现，就更要重视消毒和无菌。从医疗美容的角度看，无菌和消毒的重要性比一般外科更胜一筹。因为外科给病人手术后，若偶有感染，经消炎治疗等痊愈后，仍可称是治疗成功。若在实施医疗美容时发生了感染，不管是进行美容整形外科手术还是做其他医疗美容操作，如文饰、磨削、按摩、敷药、注射等都会给求美者带来伤害。重的感染且不论，即使是轻微的感染，至少也会令美容局部红、肿、热、痛，甚至形成疮、疖、皮肤溃烂，而这些美容局部多是显露在外的。这必然给求美者的心灵造成更大的痛苦，也与医疗美容的目的背道而驰。本来医疗美容是试图去除或掩饰求美者的不足之处，塑造、突出或增加其动人之处，让其能与常人一样生活或者使求美者容貌更加美丽，形体更为迷人或更具青春活力。美容局部的感染可能使这些均化为泡影，甚至在这些部位留下疤痕，造成永久的标记，变成终身的遗憾，非但没有掩饰其不足，而极可能使容貌更为丑陋。这对求美者的躯体和心灵均是极大的损伤。若是做好了医疗美容中的无菌和消毒，就可大大减少甚至杜绝上述情况的发生，从而省却美容文饰师和求美者的许多烦恼，完全达到医疗美容的目的。因此，无菌和消毒在医疗美容中的地位是相当重要的。这也是医疗美容和生活美容的主要差别之一。可以说，不清楚无菌和消毒在医疗美容中重要地位的人做美容文饰师是不够资格的。

（三）美容文饰师的无菌观念

作为一个美容文饰师，才能应是多方面的。对无菌观念的理解也应视作其素质之一。作为一名合格的美容文饰师，应具有以下无菌观念：

1. 外界环境生长着各种各样的微生物，其中部分是致病的，有害的。不管肉眼观察物体如何干净，其上仍有大量微生物。从医疗美容角度看，未消毒的美容室，美容制品表面，求美者的衣服和皮肤，美容文饰师的衣服和体表均存在大量微生物。

2. 美容手术需要彻底的无菌。无菌和消毒在医疗美容中的地位极为重要，因此应该竭尽全力去做好。但也要明白彻底无菌，仍然具有相对性，只要达到将有害微生物的数量减少至无害程度即可，并不要求杀灭一切有害微生物，事实上也难以办到。

3. 经消毒无菌物品或者手，就要将其视为无菌区域，在美容手术过程中只能和无菌区接触，不得和有菌区接触，并保持至美容手术的全部完成。

4. 医疗美容过程中，若无菌区遭到了污染，就要重新创造无菌环境，不可马虎了事。

5. 医疗美容的效果不佳，可能与无菌和消毒未做好有关，应弄清后设法予以补救。

医疗美容的无菌操作非常重要，它是由一系列工作程序所构成的。其中包括美容诊室的布置、各种器械物品的消毒方法、美容文饰师操作前的准备、洗手的方法、穿戴消毒手套和消毒衣、美容部位皮肤的准备、铺消毒巾等，每一个环节均不可忽视。

（四）医疗美容的感染途径及其防治对策

医疗美容的感染来自多方面，现将感染途径及其防治对策叙述如下：

1. 医疗美容诊室不洁　不洁环境里，空间和地面均有众多微生物，其中部分是有害的。若这些微生物落在进行医疗美容部位的皮肤上，就可能造成感染。其防治办法是选择清洁、光亮、通风良好的房间为美容诊室，其内保持适当的温、湿度，定期用紫外线对房间进行消毒。地面最好为水磨石，并定期喷洒来苏水消毒。

2. 求美者皮肤上原有微生物侵入　任何人皮肤上原本就存在有微生物，求美者当然也不例外。当未能将皮肤消毒好或是对已有皮肤感染的局部行医疗美容、就可能造成感染或感染扩散。防治的措施是局部皮肤有感染者不得美容。任何一个求美者美容前应清洗皮肤。美容文饰师操作时也应先进行皮肤消毒。

3. 医疗美容器械或用品的污染　因这些物品均要接触美容部位，若它们已被微生物污染就会造成感染。其防治措施是对医疗器械或用品根据情况进行各种消毒。

4. 美容文饰师将微生物带入　美容文饰师的皮肤、头发、口腔和衣物均可能有有害微生物的存在。对它们不加防范则必定造成感染。防治的办法是美容文饰师进行操作时应戴帽子、戴口罩、流水洗手后戴手套。

5. 求美者之间的交叉感染　一个求美者用过的器械或物品用于另一位就可能造成交叉感染。其防治措施是最好采用一次性物品或专物专用。如文饰技术时的一人一针、一人一杯;皮肤护理时的一人一巾、一人一盆等等。万不得已的情况下则是将用过的物品彻底清洗,严格消毒后再用于第二个求美者。

(五) 医疗美容常用的几种消毒灭菌法

消毒灭菌的方法很多,医疗美容常用到如下几种:

1. 物理消毒灭菌法

(1) 高压蒸汽消毒灭菌法。系一种效果最可靠、最安全的消毒法,最为常用。此法适用于缝合材料、美容器械、敷料及玻璃器皿的消毒灭菌。硅胶美容制品也可采用此法灭菌。但对不耐高温的塑料、橡胶器材,蒸汽无法透入的凡士林、油类、粉剂及锐利性易受影响的美容手术刀剪最好不用。具体操作时应注意:排除消毒灭菌器的空气、合理计算灭菌时间、物品包装和摆置要合适、控制加热速度、预先处理消毒物品、防止蒸汽超高热、安全操作等。现高压蒸汽消毒灭菌器种类较多,一定要看懂说明书,照操作规程办事。

(2) 煮沸消毒法。现多作为特殊情况下替代高压蒸汽灭菌法的应急措施。消毒时间应自水沸开始计算,一般需 15~20 分钟。对肝炎患者污染的器械与物品,应煮沸 30 分钟。加入碳酸氢钠可以防锈,当浓度为 1% 时,沸点达 105℃,还可促使微生物死亡,缩短消毒过程。用此法消毒时应注意:消毒前洗净物品、易损坏的要用纱布包好、棉织品一次放置不宜多、中途不得加入新的污染物品、消毒后倒水利用余热烘干物品防再污染。

(3) 干热消毒灭菌法。利用电热或红外线烤箱高热烘烤进行灭菌。适用于玻璃、陶瓷等器具以及不宜用高压蒸汽消毒灭菌的明胶海绵、风土林、油脂、液状石蜡和各种粉剂等物品。不耐高热的物品则不宜用。一般是将物品用适当容器装好放入烤箱,密闭加热至 170℃ 60~90 分钟或 160℃ 120~150 分钟,待冷后取出。用此法应注意物品包装不宜过大,摆放的物品间应有空隙、粉剂油脂不宜太厚、器械应先洗净、消毒后应温度降至 40℃ 以下时打开柜门。

(4) 紫外线消毒法。常用此法对美容诊室进行空气消毒。每 10~15 平方米房间装 30W 紫外线灯管一支,每次照射 40~120 分钟。注意应定期照射,并定期查紫外线管的照射强度,强度过低时应更换紫外线灯管。

2. 化学消毒法　医疗美容所用的许多器械均非常精细,不便使用前面所述的某些热力消毒法,而常采用消毒防腐剂浸泡的方法。比较常用的消毒液有:

(1) 40% 的甲醛液:可浸泡精密器械。

(2) 煤酚皂溶液:可浸泡刀、剪、针。

(3) 硫柳汞酊:可浸泡义骨、塑料等。

(4) 防锈新洁尔灭溶液:可浸泡刀、剪、针等。

(5) 洗必泰溶液:可浸泡锐利器等。

(6) 70% 的酒精:可浸泡刀、剪。

(7) 40% 甲醛加高锰酸钾:使之汽化,用于物品及室内空气消毒。

(8) 器械消毒液:配方较多。特点是灭菌能力强,防锈,无(或很少)腐蚀作用,可用于消毒金属锐利器具，如刀、剪、针等，浸泡时间为30~60分钟。

配方一：碳酸氢钠15g、液态酚15ml、甲醛20ml、蒸馏水加至1000ml。

配方二：液态酚20ml、甘油266ml、95%乙醇26ml、蒸馏水加至1000ml。

医疗美容室内的家具、门窗、地面可用2%~5%溶液拖擦或喷洒。

医疗美容的皮肤消毒法最常用的方法有：

(1) 碘酊消毒法：碘酊为含碘2%、碘化钾1.5%、乙醇64%的水溶液，可用于皮肤消毒，消毒后用75%乙醇脱碘，以防长期作用损害皮肤。

(2) 酒精消毒法：美容文饰师流水洗手后可用浓度为70%(w/w)的乙醇溶液浸泡消毒，一般轻轻擦洗5分钟以上。对求美者皮肤消毒则用75%的酒精。

(3) 1∶1000新洁尔灭：用于皮肤消毒，此法局部刺激症状小。一般用于文眉、文眼线、文唇时的皮肤消毒。

(4) 环氧乙烷：适用于各种物品，主要是怕热、怕潮的物品，特别适用于各种精密仪器的消毒。

三、美容文饰技术的麻醉

(一) 药物局部麻醉

文饰术是在皮肤表面进行的文刺。皮肤表面的神经末梢很丰富，尤其文眼线时疼痛更加明显，因此，良好的麻醉技术是文饰术的重要保证。现将各种文饰术的麻醉方法介绍如下：

1. 文眉术中的麻醉方法　文眉术中求美者一般只有轻微的疼痛，可以忍受，故一般不需要麻醉。对于个别敏感耐受性差的人，可用棉签蘸少许1%的丁卡因液或2%的利多卡因液涂抹眉区皮肤，行表面麻醉，但必须在表皮刺破后效果才较好。

2. 文眼线术中的麻醉方法　眼睛是面部最敏感的部位，所以在行文眼线术时，可根据求美者的具体情况来选择三种麻醉方法中的任何一种。现将三种麻醉方法在文眼线中的应用介绍如下：

(1) 表面麻醉的操作方法：①此法适于对疼痛耐受性较好或近日内不想让眼部有明显肿胀的求美者。②术前3~5分钟用棉签蘸少量1%~2%的丁卡因液或2%利多卡因液，在上睑缘、下睑缘部位来回轻涂。③在刺破皮肤后，还应反复地涂抹麻药。原则是文刺一遍、涂抹一遍麻药，这样效果会更好。④麻药的浓度应控制在3%以下，因浓度越高，反应越重，易导致结膜充血，甚至造成角膜剥脱的现象。⑤涂抹麻药时，手要轻柔，少蘸药液，不要触及球结膜。⑥文刺术后，应用氯霉素眼药水2~3滴冲洗眼球，让求美者眼球来回转动。术后每晚点氯霉素眼药水一次，连续3日。

(2) 局部浸润麻醉的操作方法：①术前应详细询问求美者有无麻醉药过敏史。②眼部常规皮肤消毒，用1∶1000新洁尔灭棉球擦拭。③用一次性注射器抽取2%普鲁卡因肾上腺素1支(2ml)，或用2%利多卡因2ml也可。④嘱求美者轻闭双眼，术者在一侧眼睛的外眦角部沿上睑或下睑进针作成皮下连续皮丘。也可使针尖从外眦直接进入至内眦上睑缘或下睑缘，边退针边推药作成皮丘。一侧上、下睑各用0.5ml麻药。⑤普鲁卡因肾上腺素有延长作用时间和止血的功能，但个别敏感的求美者可能出现血压升高、心悸等症状和体征，此时，应立即停药，改用利多卡因即可。⑥有高血压、甲状腺功能亢进病史者禁用。⑦由于是局部浸润麻醉，术后局部水肿会很明显，应24小时内间断做冷敷。

(3) 区域阻滞麻醉的操作方法:①局部用 75% 酒精消毒皮肤。②文下眼线时,在下睑部行眶下神经阻滞麻醉,在鼻正中线旁开 3cm 左右眶下孔进针,嘱求美者眼睛向上看,垂直进针,抽无回血可推入 2% 普鲁卡因肾上腺素(或 2% 利多卡因)1ml 左右,以阻滞眶下神经。拔针后,用棉签按压针眼 1 分钟左右。③文上眼线时,可在上睑部行眶上神经和滑车神经的阻滞麻醉。在正中线旁开 2.5cm 左右眉弓下缘进针,嘱求美者眼睛向下看(防止误伤眼球),持注射器与皮肤呈 45°角斜向上进针,有落空感后,回抽确定无血可推入 2% 普鲁卡因肾上腺素(或 2% 利多卡因)1ml 左右麻药,拔针后,用棉签按压针眼 1 分钟左右。④一般在麻药注入 6~8 分钟后可行文眼线术,否则麻醉不完全时,求美者会感疼痛。⑤注射部位应准确,防止因动眼神经的阻滞而造成暂时性的上睑下垂。如遇此情况,一般在 40~60 分钟内会自动消失,不用作处理。

3. 文唇术中的麻醉方法　文唇术包括文唇线和文全唇。其麻醉方法如同文眼线术一样,应根据求美者的具体情况来选择三种麻醉方法中的一种,也可以其中两种方法并用。

(1) 表面麻醉的操作方法:①求美者画好唇线后,用 2%~3% 地卡因液浸湿棉片,敷在唇部 20 分钟左右。②当求美者唇部有麻木,厚重的感觉时,即可开始文唇线。③在文刺时,可用地卡因液反复涂抹,如在文全唇出血较多时,可用棉签蘸少许肾上腺素药液进行涂抹,或用地卡因、肾上腺素两种药液交替反复地涂抹唇部。

(2) 浸润麻醉的操作方法:①局部常规消毒,用 1∶1000 新洁尔灭棉球消毒唇部。②用一次性注射器抽取 2% 普鲁卡因肾上腺素 5ml,或用 2% 利多卡因,在上下唇红唇部各进针两次。③先从上唇一侧嘴角避开血管进针,针尖与皮肤平行,沿红唇做连续皮丘,边推药边进针(或边退边推药)到唇珠止。再从另一侧嘴角按同样的方法进行。下唇同上唇。用此种方法麻醉,术后 24 小时内唇部应做间断冷敷,利于消肿。

(3) 阻滞麻醉的操作方法:①上唇麻醉时,用左手食指于眶下缘中点下 6~8mm 处摸到眶下孔,在鼻翼旁开约 0.5cm 处进针,于皮下注药少许,然后使针的方向与头颅矢状面呈 20°角,向上、后、外推进到眶下孔,入眶下管约 0.5cm,回吸无血时,方可注射 2% 普鲁卡因肾上腺素 0.5~1ml。②下唇麻醉时,可阻滞颏神经,颏神经是下牙槽神经的终支。左食指触摸颏孔(颏孔位于第一、第二前磨牙之间下方,下颌骨体上下缘中点略上方,距中线 2.5~3cm,左右对称,与眶下孔垂直),在颏孔后上方向前下穿刺,进入颏孔后注药 1ml,或在相当于颏孔处的骨面上注药。

4. 其他部位文饰术的麻醉方法　其他部位的文饰如果是小面积,求美者能忍受可不必麻醉。如果面积较大,求美者对疼痛敏感可用 0.5% 利多卡因做浸润麻醉,但量不能过多。

(二) 药物局部麻醉的并发症及其防治

1. 药物局部麻醉的并发症　药物局部麻醉的并发症主要有局麻药过敏、组织及神经毒性、心脏及中枢神经系统毒性反应。

(1) 组织毒性:所涉及的因素包括创伤性注射方法,药物浓度过高,吸收不良和其他机械性因素所引起的肉眼或显微镜下的组织损伤。事实上,常用的麻醉药并没有组织毒性,若在皮肤或皮下注入高渗浓度的局麻药,可引起暂时性的水肿,加用肾上腺素虽可改善其水肿程度,但又将进一步增加组织的毒性。注入 1 % 以下普鲁卡因、利多卡因、甲哌卡因溶液不至于影响伤口愈合。

(2) 神经毒性:在神经或神经束内直接注射麻醉药,则可引起功能或结构上的改变,这并非单纯药物本身所致,而与物理因素(压力)有关。

(3) 高敏反应:求美者个体对局麻药的耐受有很大的差别。当应用小剂量的局麻药,或其用量低于常用量时,求美者就发生毒性反应初期症状,应该考虑为高敏反应。一旦出现反应,应停止给药,并给予治疗。

(4) 变态反应:变态反应是由于亲细胞性免疫球蛋白附着于肥大细胞和嗜碱粒细胞的表面,当抗原于反应素抗体再次相遇时,则从肥大细胞颗粒内释放出组胺和5-羟色胺等。这些循环内生物胺可激发起一个快速而严重的全身防御性反应,出现气道水肿、支气管痉挛、呼吸困难、低血压以及因毛细血管通透性增加所致的血管性水肿,皮肤则出现荨麻疹,并伴有瘙痒。反应严重者可危及求美者生命。变态反应发生率占局麻药不良反应的2%。酯类局麻药引起变态反应远比酰胺类多见。一般认为,酯类局麻药与免疫球蛋白E形成半抗原,同时局麻药的防腐剂也可形成半抗原,是引起变态反应的另一潜在因素。

(5) 中枢神经毒性反应:局麻药的中枢神经系统毒性表现为初期的兴奋相和终末的抑制相,最初表现为不安、焦虑、感觉异常、耳鸣和口周麻木,进而出现面肌痉挛和全身抽搐,最终发展为严重的中枢神经系统抑制、昏迷和呼吸心跳停止。

(6) 心脏毒性反应:心血管系统初期表现为由于中枢神经系统兴奋而间接引起的心动过速和高血压,晚期则由局麻药的直接作用而引起心律失常、低血压和心肌收缩功能抑制。

2. 毒性反应的预防和治疗

(1) 预防:局麻药重症毒性反应突出的表现是惊厥。此时,由于通气道和胸、腹部肌肉不协调和强烈收缩,势必影响呼吸和心血管系统,可危及生命,因此应积极防止其毒性反应的发生:①应用局麻药的安全剂量。②在局麻药溶液中加用肾上腺素,以减慢吸收和延长麻醉时效。③防止局麻药误注入血管内,必须细心抽吸,注意有无血液回流;在注入全剂量前,可先注试剂量以观察反应。④警惕毒性反应的先驱症状,如惊恐、突然入睡、多语和肌肉抽动。此时就应停止注射,采用过度通气以提高大脑惊厥阈。若惊厥继续进展,则需行控制呼吸,以保持心脏和大脑的充分氧合。⑤使用地西泮和其他苯二氮䓬类药作为麻醉前用药。

(2) 治疗:由于局麻药在血液内迅速稀释和分布,所以一次惊厥持续时间多不超过1分钟。①发生惊厥时要注意保护求美者,避免发生意外的损伤;②吸氧,并进行辅助或控制呼吸;③开放静脉输液,维持血流动力学的稳定;④静注硫喷妥钠50~100mg(2.5%溶液2~4ml)或其他快速巴比妥药物,但勿应用过量以免发生呼吸抑制;也可静脉注射地西泮2.5~5.0mg。

3. 穿刺引起的并发症

(1) 神经损伤:在进行穿刺时可直接损伤神经,尤其伴异感时。使用短斜面穿刺针及神经刺激仪定位可减少神经损伤发生率。穿刺时还应避免神经内注射。

(2) 血肿形成:周围神经阻滞时偶可见血肿形成,血肿对局麻药扩散及穿刺定位均有影响,因而在穿刺操作前应询问出血史,尽可能采用细的穿刺针,同时在靠近血管丰富的部位操作时应细心。

(3) 感染:操作时无菌原则不严格或穿刺经过感染组织可将感染进一步扩散,因此有局部感染应视为局部麻醉禁忌证。

第3节　常用文饰用物

学习目标

1. 掌握电动文饰机的使用方法。
2. 掌握文饰笔的使用方法。
3. 熟悉电动文饰机的注意事项。
4. 了解文饰液分类。

一、文饰器械

（一）电动文饰机

是文饰技术操作中的主要工具之一，其质量与性能直接影响文饰技术水平的发挥。因此正确掌握文饰机的性能和使用方法，对文饰技术是非常重要的。

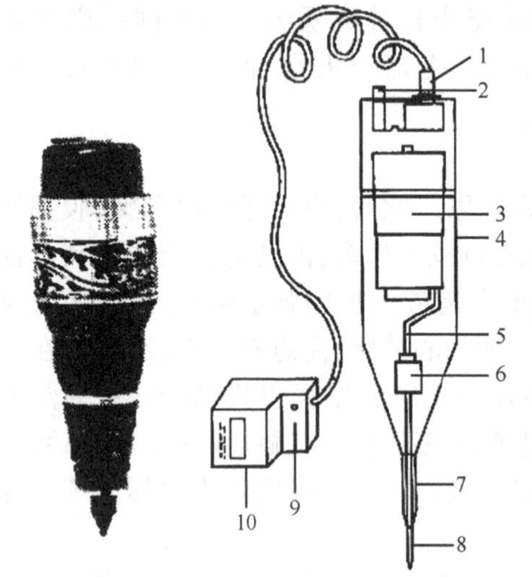

图 3-8　文饰机

1. 电源插头；2. 开关；3. 电动机；4. 机身；5. 连杆；6. 卡针具；7. 针帽；8. 针；9. 档位调节；10. 稳压电源

1. 工作原理　电动文饰机是一种小型电动机器，其外形如同较粗大的圆珠笔，并配有稳压电源。机身内有一微型电动机，其转轴上的连杆与卡针具相连，开启时带动其运动（图 3-8）。使用时，把文饰针插入卡针具的十字孔内，套上针帽，并调整针露出部分的长短，从而控制刺入皮肤的深浅。当电路接通时，调到所需档位，按下开关，文饰机的针被电动机带动着做高速的垂直上下运动以刺破表皮，并将特定的药液文刺到皮肤细胞之间的组织内，使之留下永久的颜色。一般文饰机刺入皮肤的深度应在 0.5~0.7mm 左右，不应超过 1mm。

2. 使用方法

（1）将文饰针插入卡针具的十字孔中，插牢后，套上针帽。

（2）将露出的针尖调整到适当的长度，一般针尖外露 1mm 左右。

（3）选择适当的档位，一共有 1~4 个档位，一般用 4 档。档位越高，发动机转速越快。针尖上下跳动速度越快。

（4）接通电源，打开开关。术者选定手的支点，以 45°角以上或垂直持机在预先设计好的图案上做快速来回划的动作。

3. 注意事项

（1）根据机器的性能、型号及术者的熟练程度，选择适当的档位。

（2）使用前，应先试机。试机时针要插牢，不可将针对着求美者的面部和眼睛，以免出现“飞针”造成意外事故。

（3）持机的手需有支点，以保证文饰动作的稳定。

（4）操作中，最好关机后蘸药水，以防针尖磨损变钝。

(5) 暂停文饰时,需关机且机身勿倒置。

(6) 文饰机盒内配有的黑色色料是试机液,不能作为文饰药液。

(7) 文饰机出现故障时,应及时停机。

(8) 三根针合为一体的称为复合针,为文全唇或走空机洗眉时用。

(9) 文饰完毕,用消毒液擦试机身,卸下针套,清洗后浸泡于消毒液中。文饰针为一次性用品,若再次使用必须经高温高压消毒。

(二) 文饰笔

是用金属或有机玻璃等材料制成的圆柱形或圆锥形笔杆状,笔杆一头配有夹针装置用来固定文饰针和调校文饰针的角度,控制其摆幅大小。为了防止操作时笔杆打滑或减轻操作者握笔杆的疲劳,大多在笔杆表面适当位置制有直纹或斜纹滚花。文饰笔杆一般选用手感沉重、不易生锈、便于消毒且外形美观的材料制作为好。

安放针片时,先将笔杆的夹针装置旋松,再将针片柄部插在夹针槽内,然后调整针片与笔杆之间的角度,最后旋紧螺母将针片牢固固定。经验证明,若将笔杆与针片安装成130°~160°角时,由于笔杆可以大幅摆动,操作时手的活动范围较宽,灵活性增加,同时文绣时容易提针挑起,皮肤损伤小,不容易出血,尤其在采用“后导针”针法时,此种安装角度更有优越性。

二、色　料

(一) 文饰色料

文饰色料是一种经过特制的含有营养素的蛋白质的色素。这是一种不溶性色素,主要成分是碳素,其次是铁、铜等元素的混合物,其性质比较稳定,并经过严格的无菌处理,符合卫生标准,本身对皮肤无毒,无刺激性。在文饰术施行中,文饰制剂是通过文眉机造成局部皮肤组织的机械性损伤,从而使皮肤组织通透性增强,色料渗透并沉积于真皮浅层组织内,达到使表面皮肤呈现颜色之效果。

常见的文饰制剂有:

1. 文眉液　文眉液为深棕色系列和灰色系列。根据求美者的发色、肤色来决定,选择其一系列中的一种或两种以上的颜色,进行调配后使用。

(1) 凯林眉欢:其颜色为深棕色,具有不褪色、不挥发、不易干凝、颜色逼真自然等特点,并与人体皮肤有良好的生物相溶性,深受美容文饰师和求美者的欢迎。主要用于文眉、文胡须、文头发,也可与黑色调配用于文眼线。

(2) 咖啡色:分浅咖啡色和深咖啡色两种,主要用于文眉。特别是适用于肤色较白,头发偏黄的求美者。

(3) 自然灰色:适用于文眉或文眉术后的补色。

2. 文眼线液　文眼线液为黑色系列,一般与棕色系列调配后使用。

(1) 帝王黑:色黑亮,易挥发干凝,一般与凯林眉欢调配后再用于文眼线。比例为2∶1,即帝王黑2滴,凯林眉欢1滴。

(2) 特黑色:色黑亮,液体较稀。用于文眼线,也可与凯林眉欢调配后再用,比例为1∶1。

3. 文唇液　文唇液为红色系列,一般采用两种或两种以上的颜色调配后使用。唇线的颜色略深,全唇的颜色略艳丽、鲜亮。

(1) 深红:为红中带黑,适用于文唇线或与其他浅红色系列调配后文全唇。

(2) 玫瑰红:为红中带蓝,与其他红色系颜色调配后文唇线与全唇。

(3) 朱红:为红中偏黄,主要用于文全唇。

另外,常用的还有桃红、浅红、橙红、胭脂红等浅、淡的红色系色料,需经调配后,用于文全唇。

4. 修补液　修补液常为自然肤色(肉粉色)。此色系列与皮肤颜色接近,用于遮盖文饰后不理想的部位。文饰色料的品牌很多,常用的有美佳娜、富冠、伊吉、新奇、彩艺等等。由于品牌不同,同样一种颜色,会有一定的差异。这要依靠美容文饰师根据购进色料颜色酌情调配,来达到最佳的文饰色彩效果。

文饰色料,使用前要用力摇匀,利于均匀着色。

(二) 柔绣色料

柔绣色料为高密度膏体色料,为纯植物精制而成,安全、无毒,稳定持久。该色料为乳膏状,黏性大,吸附力强,容易随针尖进入皮肤,与皮肤表皮及皮下乳头浅层亲和,但不会渗入皮肤深层,不会转青变蓝。

色料有多种颜色,根据具体情况选用,常用的有:

1. 浅咖啡色　一般用于绣眉,柔绣后的颜色效果非常自然。亦可先用浅咖啡色作底色,然后在眉中部添加一些深咖啡色达到立体自然的效果。

2. 深咖啡色　是绣眉中最受欢迎的颜色,柔绣的效果为深褐色,自然秀丽。

3. 黑色　一般用于绣眼线,也可用于绣眉,适宜皮肤较黑、自身眉毛较黑、要求形象气质较硬朗的人。

4. 橙色　改变眉色时使用。用于原来文刺的颜色过深过黑的眉毛。

5. 皮肤色　用于遮盖眉型过宽、过长、过低、眉峰过高或没有眉峰者,以及文饰过的眉毛。

6. 红色　一般用于绣唇时使用,分大红、桃红、玫瑰红、暗红、朱红等颜色,可根据顾客的唇色选用或调配。

三、文　饰　针

文饰针有单针和多针组成的复合针,可以单独捆在小竹竿上使用,也可以插入文饰机或文饰笔杆内使用。

1. 绣眉针　由12根或更多的不锈钢针以45°角依次排列成“刀片状”,其长度近似于眉毛的长度。绣眉针除用于绣眉外,也可以用于绣全唇。

2. 绣眼线针　用5~8根不锈钢针组成以45°角排列成“刀片状”,主要用于绣眼线。

3. 绣唇针　由7根不锈钢针簇围制成“梅花状”,用于绣全唇。

四、文饰色料杯

色料杯是专为操作时盛放和调制文饰色料用的,亦称药液戒指,材质可以是不锈钢或塑料,操作时将其戴在左手示指上,既不影响左手指固定文饰区域的皮肤,又便于文饰时随时蘸取色料,其优点是清洗、消毒方便,同时又节省色料。用前注意消毒,用后注意清洗干净。

(白　洁)

第4节　文　眉　术

学习目标

1. 掌握文眉机的使用与操作注意事项。
2. 掌握标准眉形的设计、不同脸型眉型的选择与设计。

一、文眉的意义

文眉术(tattooing eyebrow)是在原眉型的基础上,经过精心的设计,修剪多余的眉毛,适当文刺缺损或修饰不理想的部位,从而确立一个全新、自然、真假难辨的眉毛形态。其原理是以文身术的手法,先绘出理想的眉毛形态,再用文眉器械将各种颜色植染于皮肤表层,将长时间不褪色、不消失的色彩装饰于皮肤内的一项技术。所以文眉术对于先天眉型欠美,老龄化引起的眉毛稀疏脱落及需要特殊眉型的人员,确实是一项比较适用的技术。

文眉是一项技术性很强的工作,需要有专门的器具、消毒设备以及训练有素的化妆技巧。文眉术既是医学美容技术,又是艺术造型术。它不仅是给断眉、无眉、眉型不佳者重新文出一条眉来,而是通过精湛的操作、艺术的处理为求美者文出一条"艺术之眉",使其在自然中流露出艺术的加工,在艺术的加工中又有自然天成的展现,使人工修饰与天然自成融为一体。文眉术不仅增加了眉本身的美感效果,更重要的是它通过改变原有的眉型改善颜面的不足,改变人的精神面貌和风度气质,从而提高整体容貌的协调、对称和动态美感。

二、文眉术的种类

1. 自然文眉　在原眉的基础上,设计出最佳眉型,经过适当的描画与修剪,再用适合于求美者发色、眉色及肤色的专业文眉液,均匀而又有层次地文刺于面部的眉区,使之暂时经过补色后长期存留于眉区部。

2. 仿真文眉　在较好原眉基础上,使文刺后的文色与原眉毛融为一体,疏密恰当,在效果上达到仿真,即接近真实。

3. 立体文眉　在文刺的手法上区别于以往的点状文刺,运用"点划法"、"斜划法",沿眉毛的走向划出眉型。其线路有一定的方向性,在视觉上产生立体的效果。

4. 配色文眉　用两种或两种以上的文眉色料,经过一定比例的调配混合后,文刺于眉区,其文色接近于原眉色。

5. 套色文眉　采用两种或两种以上的文眉色料,分别文刺于眉区部,深浅适度,有一定的层次感、真实感。

6. 种"眉"　采用点刺的手法,在毛囊内植染色料,使局部皮肤呈黑点状,如同种植一般。

7. 柔贴绣眉　用8~12根不锈钢针以45°角依次排列成"刀片状",固定在柔绣笔手柄上。在局部皮肤上按眉毛的走势方向,采用"全针导"、"前导针"、"后导针"针法,多点同时绣刺,使线条清晰流畅。

8. 手工文眉　用一根绣花针固定在竹棒上,采用手工点刺皮肤使其着色。

三、眉 型 设 计

眉型的确立和设计是文眉成功的关键。其中蕴藏着美容医生的审美能力、心理学素质和美术功底等因素。因为文眉不仅仅是加重眉毛的色泽,而更重要的是通过文眉的修饰加工,弥补没型的先天欠缺和不足,达到增添容貌美的作用。

美容文饰师在眉型设计时,必须仔细观察求美者的基本条件,并在掌握眉毛的自然形态、结构以及眉毛正常的生理解剖位置、美学参数的基础上,综合个体的脸型、眼型、年龄、职业、气质、性格、肤色、发色、爱好等诸多因素,设计出符合个体特征的新眉型。

(一) 眉型分类及眉的美学参数

现实生活中,眉型多种多样,十分标准的眉型不多见。较普遍存在的常见眉型有以下8种。

1. 标准眉型　以公认美学标准为基础。

2. 向心型眉　两眉头间距过近,眉头进入内眦角垂线,向内较多。显得紧张、压抑、过于严肃。

3. 连心型眉　两眉头眉毛连成一片,眉间距消失。虽有刚毅之气,但往往易给人造成"凶相"的感觉。

4. 离心型眉　两眉头间距过宽,眉头超出内眦角垂线,偏外较多。显得五官布局松散,不协调,甚至有痴呆的感觉。

5. 下斜型眉(八字眉型)　眉梢低于眉头,双侧观看形似八字。容易给人留下滑稽、悲伤的印象。

6. 粗短型眉　给人刚毅、强悍的印象,但不温柔。

7. 散乱眉型　眉毛分布散而无序。显得迟钝、精神不振、无俊秀之气。

8. 残缺型眉　因眉毛缺乏整体感而有碍美观。

也有将眉型命名为与其形状相似的事物,如常见的月牙型眉、剑型眉、卧蚕型眉、小刀型眉等。

(二) 眉的美学参数和形态标志

1. 眉长　成人长 45~59mm。

2. 眉倾角　其内 1/3 与眼水平线呈 75°~80°角,即大致向颞上方向;中央大部分渐之变平 10°~30°角;外侧呈水平,甚至稍向颞下方。

3. 眉毛　属硬质短毛,生长密度为 50~139 根/cm^2。

男性较粗密、平直且较硬,女性较细软、窄弯。

眉毛密度可分三级:

稀少:眉毛不能完全盖住皮肤、眉间无毛。

中密:眉毛几乎完全盖住皮肤,但眉间无毛。

浓密:眉毛几乎完全盖住皮肤,眉间有毛,甚至连成一片。

4. 眉毛排列与长势　眉毛大体上可分为上中下三列交织相互重叠生长。眉头部较宽,眉毛斜向外上方;眉梢部基本一致斜向颞下方生长;眉腰(身)部眉毛较密,大体上上列眉毛向下斜,中列眉毛向颞侧倾斜,下列眉毛向上倾斜生长。

5. 眉间距　两侧眉头之间的距离,大致相当于 1 个睑裂长度。

6. 眉缘距　眉毛中部下缘至上睑缘之间的距离。睁眼平视时约 10~12mm,闭眼时约 15~20mm。

7. 眉梢→眉头→同侧鼻翼→眉梢连线基本成直角三角形。

8. 水平眉　眉头与眉梢基本在同一水平线上。

9. 上升眉　眉梢高于眉头水平线。

10. 下降眉　眉梢低于眉头水平线。

11. 标准型眉峰　眉峰位于眉长中外 1/3 交界处。

12. 靠近型眉峰　眉峰位于眉长中央 1/2 处。

13. 靠外型眉峰　眉峰位于眉长外 1/4 处。

（三）标准眉型的确立（图 3-9）

1. 标准眉型　给人以舒展、大方、优美的感觉，为公认的眉型位置。

（1）眉头：在内眦角上方，位于同侧鼻翼外侧与内眦角连线的延长线上或稍内。

（2）眉梢：在外眦外上方，位于同侧鼻翼外侧与外眦角连线的延长线上，其末端与眉头大致在同一水平线上。

（3）眉峰：位于眉长外 1/3 和内 2/3 交界处，两眼平视时鼻翼外侧与瞳孔外缘连线的延长线上。

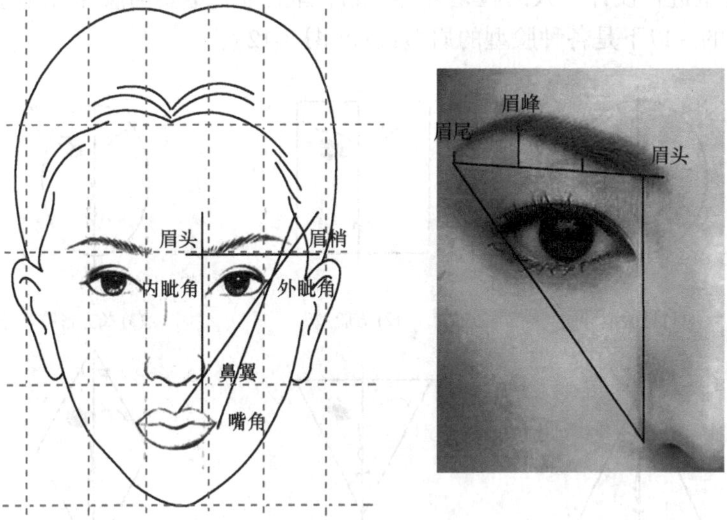

图 3-9　标准眉型的确立

一般认为在具有理想标准眉型的基础上，眉应是浓淡相宜，富有立体感的。其弯度、粗细、长短、稀释得体适中且与其脸型、眼型比例适度、和谐更能显出美感。

2. 眉型与眼、鼻、唇的比例关系（图 3-10、图 3-11）

三等份：眉头至眉腰内 1/3 点 = 眉腰内 1/3 点至眉峰 = 眉峰至眉梢 = 1/3 眉长。

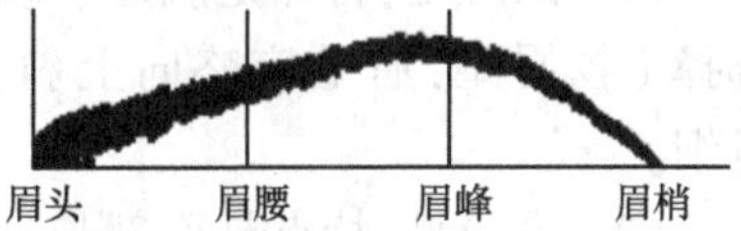

图 3-10　三等份三条线

三条线：①眉头与眉梢基本成一条水平线；②眉头与内眦角和鼻翼在同一垂直线上；③眉梢与外眦角和鼻翼在一条斜线上。

一弧度：眉头与眼睛的弧度基本呈平行关系。

一眼距：两眉头与内眦角之间的距离为一只眼睛的距离。

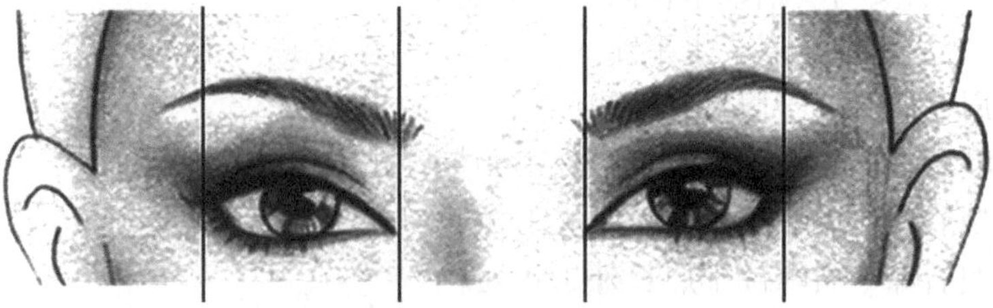

图 3-11　一弧度一眼距

（四）眉型的设计方法

1. 设计时应尊重求美者的意愿　先根据求美者的特征设计出几种眉型方案，并在双方共同商讨的基础上加以认定，这样才能设计出较理想的眉型。然后再行文饰操作。但没人一生绝不能随意附和个别求美者不合理的要求，盲目接受社会上流行的时髦眉型，文出不符合个体特征的眉型。

2. 根据脸型进行设计　人的脸型各异，设计眉型时一定要与脸型相适应，才能达到增添容貌美的目的。以下是各种脸型的眉型设计（图 3-12）：

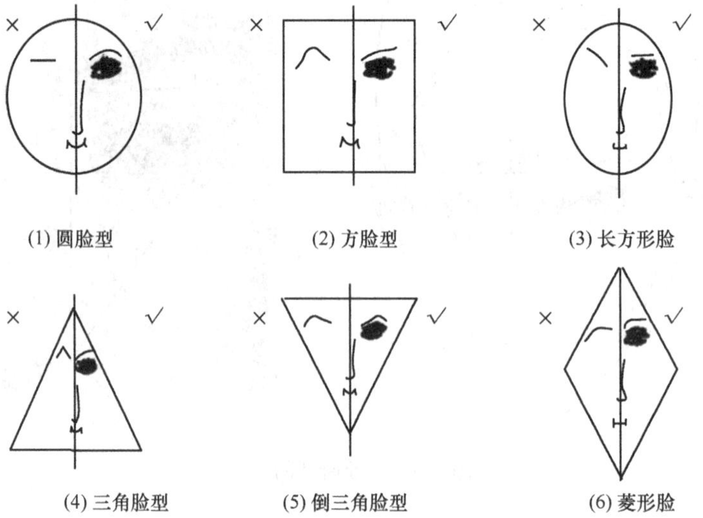

图 3-12　不同脸型眉形的选择

（1）圆脸型：特点是脸短、偏圆、面颊饱满、五官集中。设计重点放在拉长脸形上。应选择上扬眉型，眉毛应略向上斜，稍粗些，长短适宜，眉型呈自然弧度。避免眉型过直、过细。

（2）方脸型：特点是面部长、宽相近，棱角较明显。设计重点放在使面部柔和，眉型宜长，并稍有角度。避免短细平眉。

（3）长方形脸：特点是长度有余，宽度不足。设计重点以缩短脸型为目的，可选择水平眉。避免上扬眉、吊眉。

（4）三角脸型：特点是额部窄、下颏宽大。设计重点放在扩大颞部上，眉峰位置尽量靠外。避免眉峰位置在眉长 1/2 处。

（5）倒三角脸型：特点是脸型额部宽大、下颏窄小，不均衡。设计重点放在缩小颞部上、眉峰上挑，整个眉型可圆滑些。避免眉峰靠外或在眉长 3/4 处。

（6）菱形脸：特点是面颊清瘦、颧骨突出、尖下颏，面上下有收拢趋势，呈枣核形。设计重点放在扩大颞部上，眉峰位置靠外，眉梢水平。避免眉峰位置在眉长 1/2 处，眉梢下滑。

人的脸型不同，具体设计眉型时应灵活掌握，以达到自然、协调、比例适度、恰到好处为宜。

3. 设计时应注意眉头、眉峰、眉梢的位置和形状

（1）眉头是眉型的主导：标准眉头给人的感觉安详和蔼；眉头靠内显得过于严肃紧张，或呈"凶相"或苦象；眉头靠外给人感觉舒展宽厚，但过于靠外，则会给人痴呆的印象。

（2）眉梢的位置和形态：眉梢的位置变化主要有水平、上升、下降三种。水平眉梢有缩短脸型的效果，给人以恬静贤淑、文雅的感觉；上升眉梢有拉长脸型的效果，给人以活泼的感觉，但注意过分上翘又会给人以"愤怒"甚至会出现轻浮的形象；下降眉梢给人以亲切的感觉，但过分下降会给人以滑稽、忧郁、痴呆的感觉。

（3）眉峰的位置、高度和形态：眉峰在眉体外 1/3 交界处，常给人雅致俏丽的感觉；眉峰在 1/2 处，可以拉长脸型，常给人妩媚华丽的感觉；眉峰在眉体外 3/4 处，可使脸型加宽，常给人稳健明朗的感觉。

4. 遵循对称性设计原则　设计眉型是一定要遵循两侧眉要对称的原（图 3-13）则。两侧眉型之长短、高低、宽窄、弯直，色之深浅，眉头、眉峰、眉梢位置务必对称协调一致。尤其是两侧眉头与眉间中心点的距离一定要准确相等。设计眉型时要用分规、量尺操作方能避免误差。

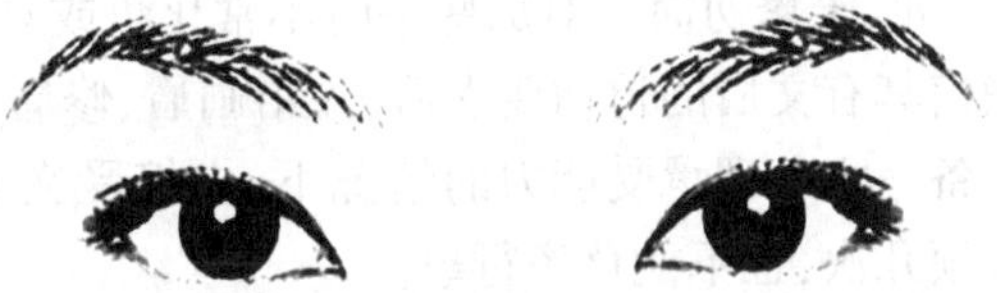

图 3-13　对称性设计原则

5. 设计眉型的注意事项　一般说男生眉毛粗而浓，女性细而淡。年龄大、脸型较宽、性格开朗者，可酌情设计出较宽的眉型。脸盘小、五官紧凑集中，或性格内向者可设计出较细的眉型。而眉间距较近或准备作重睑术者，眉的位置可偏高些。相反眉间距远者可将眉的高度降低些。眉头间距宽、鼻梁低者可加重眉头，使五官集中，鼻梁显得直挺的视觉效果。

（五）修整眉毛

修整眉毛的方法及种类很多，有画眉、梳眉、剪眉、修眉、拔眉、刮眉、粘眉、染眉、文眉等。修眉从狭义上讲，包括拔眉、剪眉、刮眉，即采用小器械来修理；广义上讲，包括画眉、梳眉，即只在画眉和梳理眉毛的基础上进行。

四、文眉色料及配色

原则上应以头发颜色（未染过）为参照色进行配色。因皮肤浅的人往往毛发色（hair color）也淡，反之则深。个别人可做特殊处理。

选出三基色：深咖啡、浅咖啡、自然灰，用这三种色料就足够配出各种理想眉色。

单色：不需配色，直接选一种基色就可文出理想的眉。
双色：自然灰+深咖啡
　　　自然灰+浅咖啡
　　　深咖啡+浅咖啡
三色：自然灰+深咖啡+浅咖啡
如配色后反映效果不理想的可随时调整配色。

五、文眉操作原则

1. 修文并用　为保持眉的立体感、动态感和生理功能，不主张文眉前将眉毛统统剃掉，应在原有眉型基础上边修边画，才能真正做到扬长避短，弥补不足。

2. 宁浅勿深　其中有两种含意，一是刺入皮肤的深度，而是色料的浓度。如果文刺深度超过真皮层，就会造成洇色；色料颜色过深，将影响眉与肤色、发色的协调。

3. 宁窄勿宽，宁短勿长　首次文刺时应掌握“淡、窄、短”的原则，应当留有余地。另一方面因为初文者脱痂期内颜色较重，易产生视觉差，使其看上去比实际眉宽而长，心理上接受不了。因此，第一次文眉时以略窄为宜。

4. 宁繁勿简　对那些平时不常化妆或对文眉没有充分心理准备的人，应暂缓文眉。在确信其有文眉的迫切要求后，先给画眉、修眉，让其适应2~3天，多征求其周围人的意见，在具备一定心理承受能力的情况下，再接受文眉，往往能收到良好效果。宁愿美容文饰师多麻烦几次，也不能草率行事。

5. 宁慢勿快　操作要认真，不能只图速度而不顾质量。由于每个人的皮肤弹性、质地、颜色不同，对色料的吸收程度不同，对部分上色困难者，需反复文刺，切不可急躁。

6. 浓淡相宜，注意整体　在文眉过程中，应时刻注意眉毛的自然生长形态，要根据其长势和色泽规律文出浓淡相宜、富有立体感的眉。应掌握“宜浮不宜实，宜疏不宜密”、“边缘浅，里稍深，头尾轻，中间重”的原则。

六、适应证和禁忌证

（一）适应证

1. 眉毛稀疏、散乱、色淡者。
2. 双侧眉型不对称者。
3. 眉毛残缺不全(如断眉、半截眉)者(图3-14、图3-15)。

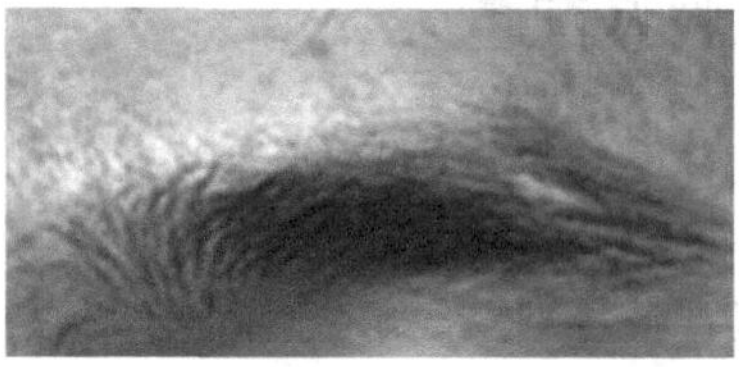

图3-14　断眉

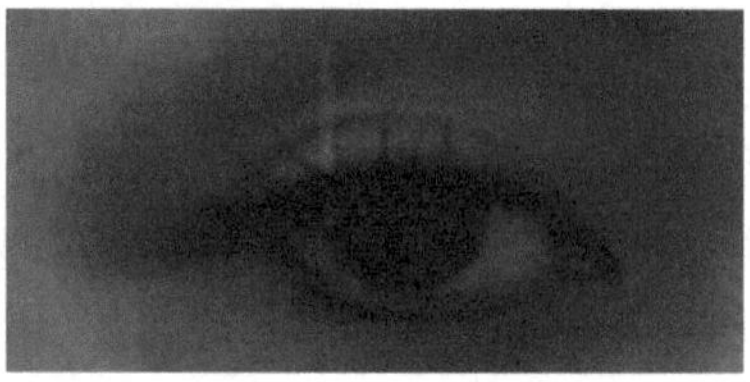

图3-15　半截眉

4. 眉毛发白、脱落，眉中有瘢痕者。
5. 要求美化眉型者。
6. 职业需要、不会化妆或没有时间化妆者。

（二）禁忌证

1. 眉部皮肤有炎症、皮疹或过敏者(图3-16)。
2. 眉部创伤未愈合者。
3. 有传染病或皮肤病者。
4. 瘢痕体质或过敏体质者。
5. 精神、情绪不正常(不配合或期望过高)者。
6. 严重糖尿病、高血压、心脏病者。
7. 面神经麻痹者。
8. 对文眉犹豫、亲属不同意也应列为暂时的禁忌证。

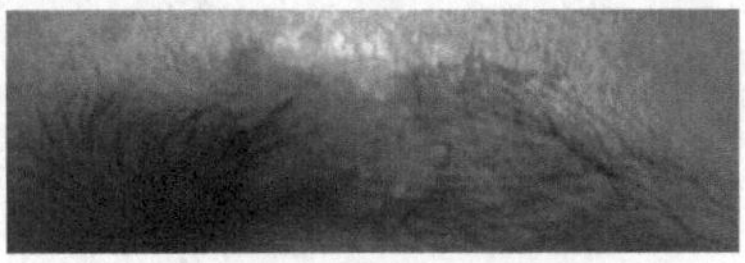
图3-16　眉部皮肤炎症

七、操作程序

美容文饰师根据设计好的眉型,进入具体操作程序:

1. 物品准备。
2. 文饰用品消毒,做到一人一针一杯,文眉术区常规消毒。
3. 美容文饰师戴口罩、一次性乳胶手套,取双侧侧面位(常用)(图3-17),或者单侧对面位(图3-18)。

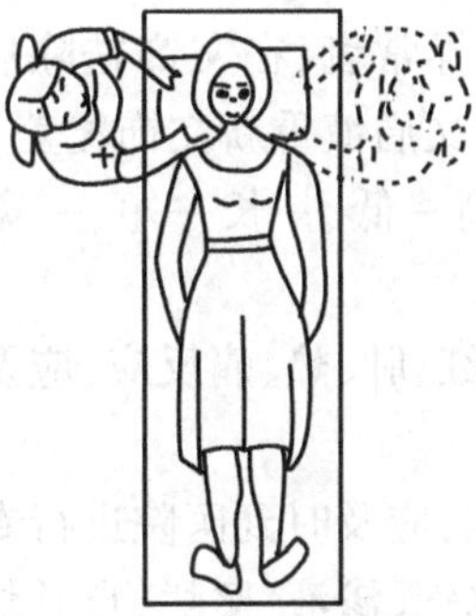
图3-17　双侧侧面位

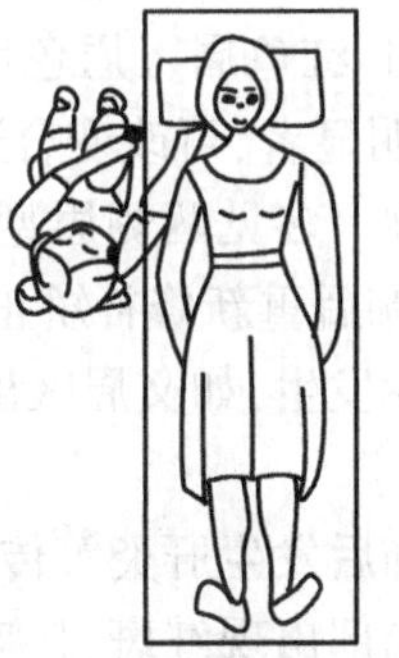
图3-18　单侧对面位

4. 右手垂直持机,蘸取药液(图3-19)。
5. 靠腕力、手中握力和指力三力合一,顺眉毛生长方向从眉头至眉梢快速漂浮式交叉、来回划动2~3遍,不必采用刺的动作,这样文出的线路是由无数个小点组成,针来回划动如“钟”的摆动一样,规律准确。
6. 所画范围内,均匀着色,手要灵活,用力要均。
7. 棉球擦拭术野,观察其着色情况,看清眉毛稀疏部位。
8. 浅色定双眉,是指当一侧眉毛上色3遍左右后,不要急于加色,待另一侧眉型定位,即两侧眉型大致相同后,再加深颜色。
9. 眉毛稀少的部分重点着色,边擦、边文、边观察。
10. 掌握层次,外浅、里梢深,头尾浅、中间深。
11. 求美者满意后,清除浮色,在局部涂擦少许抗生素软膏预防感染。

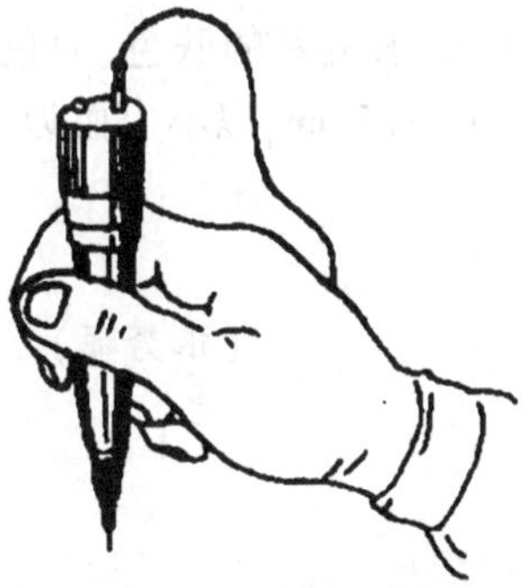
图3-19　右手垂直持机

12. 登记美容卡，记录文刺时间。

八、注 意 事 项

1. 术后 24h 内不沾热水或用肥皂液清洗，以防脱色。
2. 术后 3~7 天局部表面结痂，让其自然脱色，颜色比当时浅淡些。
3. 术后 1 个月左右来补色一次，半年之内可第二次补色(效果满意，无需补色)。
4. 文饰后应经常修眉以保持理想眉型。
5. 设计眉型是应注意观察眉毛的动态形态，如扬眉、皱眉时的对称性。
6. 切忌剃光眉毛，以免影响文饰的效果。
7. 切忌局麻文眉。
8. 切忌画框文眉。
9. 切忌针尖对准求美者眼睛，以防“飞针”。
10. 文饰深度不超过表皮下 1~1. 5mm，以不出血为准。
11. 严格无菌操作，须一人一针，防止交叉感染。

九、术后并发症及处理

1. 脱色　文饰痂皮脱落后，颜色变浅、着色不匀。可在 1 个月后补色。

2. 文后出现蓝色眉、红色眉　眉色明显异常者，在文饰祛除后，待 2~3 周改换文眉液重新文饰；眉色异常不明显者，可改变合适的文眉液重新文饰覆盖。

3. 两侧眉型不对称　多见两侧眉型一高一低、一长一短、一宽一窄、一弯一直、一浓一淡的不对称眉，可在脱痂后重新修补矫正。

4. 局部感染　极少发生，如文眉区出现红、肿、热、痛反应，应及时局部涂抹或外敷抗感染药，口服抗生素。

5. 交叉感染　文饰后发生肝炎等传染病，应及时到医院进行专科治疗。

6. 变态性反应　局部出现红斑、丘疹、水疱、渗液、糜烂，自觉灼痒，严重者出现畏寒、发热、恶心、头痛等全身症状，尽快到医院处理。

文眉术是在原眉型的基础上，综合个体的脸型、眼型、年龄、职业、气质、性格、肤色、发色和爱好等诸多因素，设计出符合个体特征的新眉型。色料要根据求美者的肤色、眉色和发色选择，操作时应注意掌握文饰原则。文饰深度不超过表皮下 1~1. 5mm，以不出血为准；操作中严格执行无菌操作原则，术后及时处理并发症。

(张秀丽)

第 5 节　文 眼 线 术

学习目标

1. 掌握文眼线的意义、适应证及禁忌证。
2. 掌握眼线的设计及文眼线的原则。
3. 掌握文眼线的方法步骤及注意事项。
4. 熟悉文眼线的并发症、效果不佳的原因及其防治。
5. 了解睑缘、睫毛的应用解剖。

一、睑缘、睫毛的应用解剖

（一）睑缘

上下眼睑的游离缘叫睑缘，睑缘宽约2mm，长约25～30mm，表面光滑，可分前后两缘或称前唇、后唇。前唇钝圆，以睑缘皮肤为界。后缘锐利成直角，紧贴眼球，其内侧以睑结膜为界。前后两唇有一灰白色线为界，此线称睑缘灰线或缘间线。睑缘前唇生有睫毛，睑缘后唇的正前方有睑板腺开口，在睑板腺开口和睫毛根部之间正是上睑板灰线所在位置。近内眦部上下睑缘各有一乳头状隆起，中央有一小孔称上下泪小点，为上下泪小管的开口，系泪液排泄路的起点（图 3-20）。

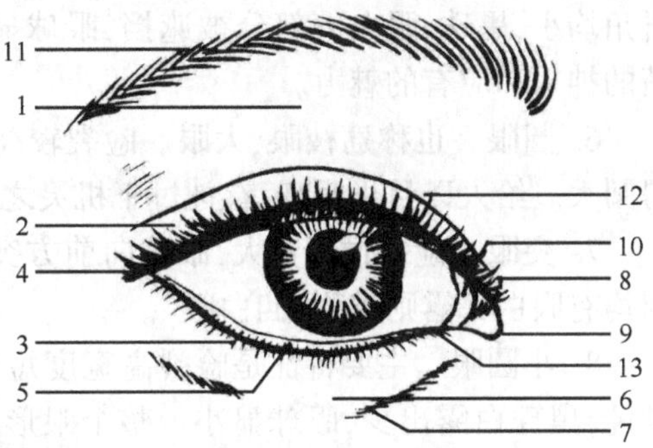

图 3-20　眼睑的外部标志

1. 上睑；2. 上睑缘；3. 睫毛；4. 外眦；5. 下睑缘；6. 下睑；7. 下睑沟；8. 泪阜；9. 内眦；10. 半月状皱襞；11. 眉；12. 上睑沟；13. 泪点

（二）睫毛

睫毛系生长于睑缘前唇，排练成2～3行，短而弯曲的粗毛。上下睑缘的睫毛可遮光，防止灰尘、异物、汗水进入，对角膜，眼球起保护作用。上睑的睫毛多而长，通常有100～150根，长度平均为8～12mm，稍向前上方弯曲生长，下睑睫毛短而少，约有50～80根，长约6～8mm，稍向前下方弯曲。睫毛的倾斜度因人而异，国人睫毛倾斜度睁眼平视时为90°～120°，闭眼时为140°～160°。了解正常睫毛的倾斜度对判断睑内翻、外翻，确定文眼线的部位颇为重要。

在施行文眼线手术时，注意切勿损伤睫毛根部，否则可造成睫毛脱落、睫毛乱生等并发症。

二、眼型的美学分类

（一）常见的眼型

眼睛充满了美学法则，双眼左右对称；眼裂宽窄、高低，眉眼距离及其与五官、面型等遵循一定的比例。眼是表情器官，在人类情感思想交流中具有特殊的重要作用，眼睛还是容貌的中心，是容貌美的重点和主要标志。依据眼睛位置大小、眼睑、睑裂的形态变化，可以有多种分类。国人常见的眼形有以下几种：

1. 标准眼　又称杏眼，眼睛位于标准位置上，睑裂宽度比例适当，较丹凤眼宽，外眦角软钝圆，黑眼珠、眼白露出较多，显英俊俏丽。

2. 丹凤眼　属美眼一种，外眦角大于内眦角，外眦略高于内眦，睑裂细长呈内窄外宽，呈弧形展开。黑珠与眼白露出适中，眼睑皮肤较薄，富有东方情调，形态清秀可爱。无论男女均为标准美型眼之一。

3. 吊眼　也称上斜眼。外眦角高于内眦角，眼轴线向外上倾斜度过高，外眦角呈上挑状。正面观看呈反“八字”形。显得灵敏机智，目光锐利，但有冷淡、严厉之感。

4. 细长眼　又称长眼，睑裂细长，睑缘弧度小，黑珠及眼白露出相对较少。这种眼形往往显得没神。

5. 眯缝眼　如果细长眼的长宽比例均缩小，就成了"眯缝眼"，眯缝眼睑裂小狭短，内外眦角均小，黑珠、眼白大部分被遮挡，眼球显小。显得温柔和气，但有畏光之感。缺乏大眼睛的神采和应有的魅力。

6. 圆眼　也称荔枝眼、大眼。睑裂较高宽，睑缘呈圆弧形，黑珠、眼白露出多，使眼睛显得圆大。给人以目光明亮，有神过于机灵之感，但相对缺乏秀气。

7. 突眼　睑裂过于宽大，眼球向前方突出，黑珠全暴露，眼白暴露范围也多，若黑珠四周均有眼白暴露则俗称"四白眼"。

8. 小圆眼　主要特征是睑裂高宽度短小，但本身比例尚适度。睑缘呈小圆弧形，眼角稍钝，黑珠白露出少，眼球显小。整个眼形呈小圆形态，影响与整体脸型的协调，给人以机灵、执著印象，但缺乏神采和魅力。

9. 垂眼　也称下斜眼。外眦角低于内眦角，眼轴线向下倾斜形成了外眼角下斜的眼型。

10. 三角眼　一般眦角多正常，主要由于上睑皮肤中外侧松弛下垂，外眦角被遮盖显小，使眼裂变成近似三角形，中老年人多见。

11. 深窝眼　主要特征是上睑凹陷不丰满，西方人多见。

12. 肿泡眼　眼睑皮肤显肥厚，皮下脂肪臃肿，鼓突，使眉弓、鼻梁、眼窝之间的立体感减弱，外形不美观。

13. 近心眼　主要特征是内眦间距过窄，两眼过于靠近。

14. 远心眼　主要特征是内眦间距过宽，两眼分开过远。

（二）东方人和西方人的眼型比较（表 3-1）

表 3-1　东方人和西方人的眼型比较

眼部特征	东方人	西方人
睑裂	细长、略带倾斜	宽广，睁眼时，睑裂呈一直线形
内眦角	略低	钝圆
外眦角	略高、角度较锐	锐利
上眼睑	皮肤平整稍厚无松弛，单眼皮者较多，多伴有轻度内眦赘皮	皮肤较薄，多重睑而明显，多无内眦赘皮
角膜	在正中位置被上睑遮盖近 1/5，因虹膜色素多，表现为"黑眼珠"形态	暴露范围较大，由于虹膜色素少，呈现出"蓝眼珠"形态
上睑睫毛	细而黑	长而稍向上翘
眼球	上下左右运动灵活	上下左右活动范围大
眼部表情	有神、庄重、镇定	丰富

案例 3-1

求美者，女性，32 岁，公司文员，皮肤白皙，性格内向，大眼睛双眼皮，但是睫毛稀少、睑缘苍白，每次上班都要描画眼线，比较耗时，因此想要通过文眼线使眼睛变得更加有神，特来咨询。

问题与思考：

1. 作为美容文饰师需要了解求美者哪些情况以确定是否可以为其文眼线？
2. 如果可以为该女性实施文眼线，如何为其设计符合他的眼线，操作时有何技巧？

三、文眼线的意义、适应证及禁忌证

（一）文眼线的意义

文好的眼线，可扩大眼裂改变眼型，并且可使睫毛显得浓密，增添妩媚艳丽之美感。对于大眼睛的人文出眼线会使双眸更加炯炯有神；小眼睛双眼皮的人，可起到扩大眼型的效果。睫毛稀少，双眸暗淡无神者，文过眼线后可赋予神韵，显得精神而有活力。文好的眼线，还可加强眼睑睫毛圈的黑色对比度，使眼睛轮廓更清晰，层次立体感更丰富，映衬得双眸更加黑白分明，充满青春活力。

（二）文眼线的适应证

1. 睫毛稀疏脱落，睑缘苍白，眼睛暗淡无神者。
2. 倒睫术后及眼袋术后为掩饰，遮盖斑痕。
3. 重睑术后过宽，通过文眼线可产生缩小重睑宽度效果。
4. 眼型不佳或为了美化眼型。
5. 求美者的个人要求。

（三）文眼线的禁忌证

1. 患有眼病，尤其是有睑缘炎、结膜炎等眼部疾病。
2. 眼睑有内外翻，眼球外凸明显，上睑皮肤松弛明显、下垂或下睑眼袋明显者。
3. 患有皮肤病、传染病（肝炎）者。
4. 瘢痕体质者、过敏体质者最好不文。
5. 精神状态异常或精神病者。
6. 正在月经期及怀孕的妇女。
7. 期望值过高，或抱有不切实际要求者最好不文。
8. 亲属不同意，本人犹豫不决，心理准备不充分应列为暂时禁忌证。
9. 对于单眼皮者，应劝其先做重睑术后，再行文眼线，才能获得最佳效果。

四、眼线的设计

文眼线前必须依据求美者的眼型、年龄、职业、气质、爱好等诸因素，精心设计，并画出基本形态（图3-21），征求求美者同意后，再操作。

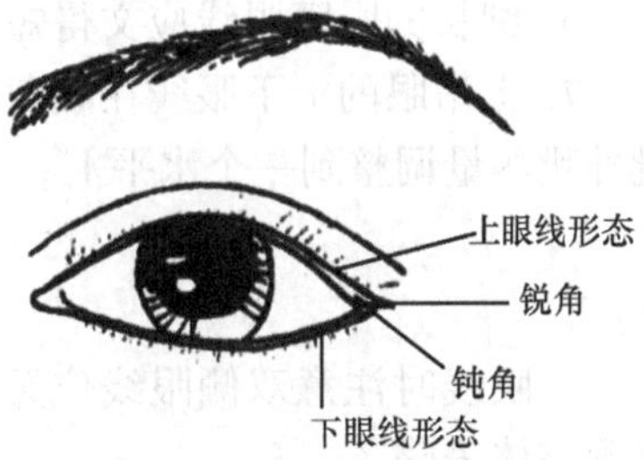

图3-21 眼线的基本形态

（一）标准眼线的确立

1. 上眼线的位置　通常眼线的设计应在睑缘上长出睫毛的位置附近。一般上眼线应文在睫毛部及其稍外侧。

2. 下眼线的位置　应文在睫毛根部的内侧。如此才能显得自然得体。

若求美者睑缘轻度外倾,位置可适当向内调整,但切勿文满上下睑缘及后唇部,以防破坏睑板腺开口而造成睑板腺阻塞合并感染。

若求美者眼睛深凹可将眼线向睫毛外调整,文后达到使眼睛饱满健康的效果。

对于小眼裂者,通常不主张将眼线文得离睑缘睫毛太近,否则文后可使眼裂更显缩小,影响美感。

上下眼线的尾端不可在外眦角外相交,在内眦角不能相连,否则文后,整个眼睛都被眼线框起来,会使眼睛显得缩小而呆板,甚至出现“熊猫眼”,太刺眼,太戏剧化。

(二)眼线的粗细比例

文眼线应采用黑色染料,文时应遵循“宁窄勿宽,宁浅勿深,力求适中”的原则。由于上睑睫毛浓长,因此文上眼线时应文得宽粗一些,颜色深一些;而下睑由于睫毛短而稀疏,就应文得细些淡些,如此才能和谐,浓淡适宜。上下眼线的宽窄一般掌握在 7∶3 比较适宜。上下眼线的内侧应文得细淡些,而外侧应文得稍粗深些。

(三)眼线的形态

眼线的形态原则上应符合正常睫毛的走行规律,上眼线应自内眦部向外眦部逐渐加宽,至尾部微微上翘,尤其对于年龄大,眼睑皮肤有松弛下垂的人更应注意眼线尾部的处理。

下眼线自泪点下缘至外眦可基本一致,表现为细直淡的形态。也可在下眼睑缘外 1/3 处略微加深加宽一些,呈现出前细后粗的形态。

(四)文饰色彩

上眼线色彩略浓厚,下眼线前浅后稍重。

(五)注意调整眼线的修饰作用

文眼线同文眉一样,貌似简单、实则并非如此,眼线的文饰,不只是在上下睑缘处只文出两条黑线,就能达到目的,必须依据求美者的眼型、年龄、职业、气质、爱好等诸因素灵活调整,才能文出理想的眼线来。

1. 年龄轻,经常化妆者,眼线形态可粗深些,使轮廓明显而富有朝气、显得活泼。
2. 年龄大,眼线文得细、淡些,增添稳重成熟之感。
3. 上眼线扩大眼型的效果明显,下眼线使眼位显低,而有温柔甜美之感。
4. 小眼睛最好只文上眼线,上下眼线全文会使眼睛显得更小。
5. 圆眼睛眼线应文得细长,使眼睛显得宽一些。
6. 细长的眼睛眼线应文得短粗一些,可以扬长避短。
7. 上吊眼的上下眼线在收角时可略向下,下垂眼的上下眼线在收角时可略向上。使内眦外眦尽量调整到一个水平上。

五、文眼线的原则

文眼线时注意双侧眼线位置、形态、色泽深浅的设计和文饰必须对称、和谐一致,方能体现整体美感。

1. 在眼线设计上 前向后宽,前浅后重;形随眼变,不离睫毛。
2. 在眼线运笔上 稳而不抖,准而不偏;匀而不乱,畅而不断;线条流畅,着色均匀;先文细线,再略加粗。

3. 在年龄层次上 20~35 岁女性——线条略粗,文色深些;35~45 岁女性——线条略细,文色淡些。

4. 在皮肤性质上 上眼线因文在皮肤上——易着色;下眼线因文在睑缘上——易着色。

5. 在文饰效果上明亮有神,柔美动人。

六、文眼线的操作程序

文眼线原理同文眉一样,只是所文的部位不同,难度更大。此外,文眉可选多种颜色,互相搭配,而文眼线,一般只选黑色,这样会醒目些。

(一) 设计

设计确定眼线造型,并画出眼线,不同年龄灵活掌握,使"色"与"形"适度得体,并征得求美者同意。

(二) 局部消毒

用 0.1%新洁尔灭或洗必泰棉球进行眼睑缘及眼睑部消毒。

(三) 麻醉

用 0.5%~1%地卡因行睑结膜及睑缘部表面麻醉。对于特别敏感耐受力差者可酌情用 2%利多卡因行文饰局部浸润麻醉。

(四) 器械准备

绝对保证一人一针、一人一份色料、针套,文针应事先浸泡在消毒液中。安放文针,安放针套(针尖留出 0.5~1mm 为宜)。接通电源试机调节转速。备好色料(一般应用黑色料)。

(五) 操作

1. 右手垂直持机,蘸少许眼线药液,沿上下眼线的标准位置进行反复多次的文刺,手要稳,边文边擦,先文出细线条,再根据标准逐渐加宽,致使眼线成形。

2. 一般先文两侧下眼线,再文两侧上眼线,便于求美者观察对称情况。

3. 文饰术毕滴眼药水冲洗双眼,并涂以抗生素眼药膏擦拭眼部,最后用棉片把面部擦拭干净。

(六) 术后医嘱

1. 术后 24 小时内间断做冷敷,便于局部消除肿胀。

2. 术后 3 日勿用热水和肥皂水擦洗眼部,并继续用消炎眼药水滴眼 2~3 天。

3. 眼线文后一般 1~2 天内局部可有轻度肿胀、不适现象,不必处理。

4. 术后勿用手揉、搓眼部,5~7 天自然脱痂。

5. 术后出现色泽不匀、脱色明显等现象,1 个月后可再酌情修文补色。

七、文眼线术的技巧和注意事项

1. 文针蘸少许色料,沿眼线造型,依次按先上后下,从内侧向外侧文饰次序进行,文饰可采用点刺、点划手法进行。要求运针有力准确,力度一致,深浅掌握适度。力求文出光洁平滑、均匀、曲线流畅的眼线。

2. 文饰操作开始时应嘱求美者微闭双眼，不要动，配合好，防止求美者突然抬头移动位置或用手接近眼睛，以减少恐惧和防止事故发生。

3. 操作过程中，应随时注意清除多余色料和渗液，以利观察和文饰。

4. 若文饰过程中，求美者疼痛难以忍耐时，可暂停操作并酌情追加麻醉。

5. 操作过程中文针方向，绝不能朝向眼球，以防万一出现“飞针”误伤眼球，造成意外事故。

6. 文饰时切勿文满上下睑缘及后唇部，以防破坏睑缘处的睑板腺开口而造成睑板腺阻塞及合并感染。

八、并发症、效果不佳原因及其防治

（一）眼线颜色变蓝

1. 原因　眼线液质量差，或选择、调配色料不当；文饰过深。

2. 预防　选择质量好的文饰液，在选择、调配文眼线液时，应选用黑棕色，以黑色为主，文饰不应过深，以0.7~1mm为佳，即表皮深层或真皮乳头层，掌握以不出血为度。

3. 处理　文饰术2周后，选择质量好的文饰液再次文饰覆盖，或者将原来的眼线洗去，待1~3个月后再次文眼线。

（二）染料洇色、眼线晕染

洇色、晕染是文饰后色料在皮内向四周扩散、漾开、渗透，是文饰术中较棘手的并发症，一旦发生很难处理。

1. 原因

(1) 文饰太深，达网状层以下。因组织疏松、组织间液过多，不利于色料的吸收，或者刺破真皮下血管，染料随血液扩散。

(2) 眼皮组织疏松，染料容易扩散。特别是眼睑内侧1/3处组织尤为疏松，所以发生洇色的机会较多。而眼睑的中、外部组织相对较致密，所以洇染的机会比内侧少。

(3) 注射麻药过多，或过于靠近睑缘，造成皮肤组织严重水肿；文入的染料混入组织麻药液中，不易被组织吸附，随组织液流动扩散。

(4) 文饰操作不当，文饰过度，组织破坏大。色料过多的进入组织间隙或细胞内，有部分染料不能被组织吸附，随组织液流动扩散。

(5) 求美者凝血机制差，或在月经期文眼线，容易出血，染料容易随出血进入周围组织内。

(6) 注射麻药针头过粗，针眼过大，或睫毛周围皮肤有破损，当文饰时求美者流泪或擦拭色料时，色料通过针眼或皮肤进入组织中，向眼线外组织扩散。

(7) 文饰针过粗，或用手文，力量不均，深浅不一，组织损伤重，色料容易扩散。

(8) 个体差异。有些人眼睑皮肤特别疏松，含水量多，对染料吸附力差。如油性皮肤的人比干性皮肤的人难着色，染料容易扩散。

(9) 文饰术后当天热敷，造成血管扩张，血液流动加快，血管通透性增加，色料可随血液扩散。

(10) 文眼线液质量欠佳，易流动，吸附力差，容易扩散。

2. 预防　注射麻药不宜过多，注射麻药位置因离睑缘稍远一些。文饰应用细针头，操作细心均匀。文饰不易太深，特别在内眦角，组织疏松，更不能太深。文饰前详细询问病史，对有凝血机制障碍者，或月经期，不应文眼线。选择易吸收、不易流动的文眼线液。术后第一天禁止热敷，可以冷敷，减轻肿胀。

3. 处理　可对洇染处用高频电"清洗"处理。面积小者一次全部"清洗"；面积大者，分次"清洗"。若上睑缘处洇色，伴有眼袋者，可行眼袋矫正术同时去除洇色区皮肤。

（三）两侧眼线不对称

两侧眼线有长短、粗细、浓淡、位置等不对称。

1. 原因　美容文饰师审美能力低下，工作粗心，文饰两侧不一致；两侧注射麻药量不等，眼睑肿胀程度不同，虽然文饰时双侧一致，但消肿后则表现出差异。

2. 预防　美容文饰师应提高美学修养和审美能力，以高度负责的精神从业。一边文一边对照两侧。两侧注射麻药量要一致，一般每侧 0.5~1ml 为宜，注射麻药离睑缘稍远一些。

3. 处理　文饰2周后，可对不对称的部位进行修补，对多出部分可用高频电"清洗"褪色。

（四）熊猫眼

1. 原因　美容文饰师技术水平低，文饰原则掌握不当，文饰得过宽、过深，使内外眦角上下眼线连接。

2. 预防　上眼线一般文在睫毛根部及其稍外侧处，眼线可适当宽些，一般宽度为 2~3mm。下眼线文在睫毛根部内侧，眼线细、直、干净、清晰、流畅，不宜宽，一般 0.5~1mm。内外眦角处上下眼线不应连接。

3. 处理　对于过宽的眼线从外侧向内侧用高频电"清洗"，一次"清洗"宽度一般不要超过 2mm。上下眼线相连接处也要进行"清洗"。

（五）"眼睑外翻"

1. 原因　美容文饰师对眼线的位置掌握欠准确，下眼线文得过于靠外，下睑缘外露过多，看上去貌似"眼睑外翻"。

2. 预防　美容文饰师要正确掌握下眼线的文饰位置，文下眼线应沿睫毛根部内侧文。下眼线文好后，求美者站立平视，下睑内侧唇缘看上去似露非露，下睑缘外露宽度不超过 1mm。

3. 处理　补文下眼线内侧。如果下眼线过宽，用高频电把外侧过宽的眼线"清洗"掉。

（六）眼线不流畅

1. 原因　美容文饰师技术水平低，尤其是初学者，文眼线要领没掌握，手的支撑点不稳，文饰深度不等，速度不均上下偏斜。手文比机文更容易出现不流畅。

2. 预防　初学者应熟练掌握文饰要领，反复练习，最好采用文饰机文饰。文饰时找好支撑点，持机要稳，边文边用棉球擦去浮色以观察着色情况。

3. 处理　不流畅者于文饰后2周修补。

（七）"眼裂缩小"

1. 原因　文好的眼线离睑缘太近，小眼睛上下眼线全文，或者上下眼线在内外眦角相连，都有使眼睛变小的感觉。

2. 预防　美容文饰师掌握好文眼线的原则，下眼线应文在下睫毛的内侧，切勿将整个睑缘都文满。上下眼线内细外粗，在内外眦角上下眼线不能相连。小眼睛者最好只文上眼线，不文下眼线。

3. 处理　以预防为主，矫治方法可用高频电沿睑缘后唇轻轻“清洗”，但“清洗”不应过宽过深，以免损伤睑板腺开口而使睑板腺阻塞。

（八）“怪异眼线”

有的在上睑沿重睑皱襞处文一道眼线，有的文所谓的“眼影”，甚至用角膜染色剂沿双眼上下睑缘行皮下注射，致染料在皮下浸润蔓延洇色，使求美者上下眼睑染成深蓝色，造成严重的丑容、毁容事故，给求美者造成极大的痛苦。

1. 原因　少数美容文饰师未经过专门的训练，缺乏美容专业知识和技术，不具备良好的职业道德，凭想象力为求美文出奇怪的眼线。

2. 预防　加强美容专业队伍的管理和建设，对不合格的美容文饰师应停止其工作。

3. 处理　根据情况手术治疗，或用高频电分次“清洗”褪色。

（九）皮下淤血

1. 原因　多由于注射麻药时刺破了血管，造成皮下出血。

2. 预防　注射麻药的针头选择5号细针头，注射部位不应过深，遇到出血时压迫3~5分钟。

3. 处理　已造成皮下淤血者可在文饰2日后热敷，有利于淤血吸收。若出血明显，应暂时放弃，待出血吸收后再文。

（十）眼睑肿胀

1. 原因　由于注射麻药和文饰后组织损伤，反应性组织水肿，一般1~2天后可恢复正常。过敏反应、感染、交叉感染、“飞针”误伤眼球等并发症。

2. 预防　美容文饰师严格掌握文饰要领，多加练习。

3. 处理　数天后可恢复正常，不必特殊处理。

第6节　文　唇　术

学习目标

1. 掌握文唇的意义、文唇线和文全唇的适应证和禁忌证。
2. 掌握标准唇线和唇线种类。
3. 掌握文唇线和文全唇的原则及注意事项。
4. 掌握文唇线和文全唇的方法步骤及文饰技巧。
5. 熟悉文唇线和文全唇的并发症、效果不佳的原因及其防治。
6. 了解唇的位置、分区及组织学结构。
7. 了解唇的形态和美学意义。

一、唇部的应用解剖及美学意义

（一）唇的分区及组织学的结构

口唇部系指上下唇与口裂周围的面部组织。上界为鼻底线，下界达颌唇沟，两侧以唇面沟为界与颊部相邻。口唇分上唇和下唇，两唇之间的横线裂隙称为口裂（俗称口），口裂的两端为口角。

上下唇均可分为三部分：

1. 皮肤部(也称白唇)。

2. 红唇部　为口唇轻闭时，所见到的赤红色口唇部。红唇部皮肤极薄，没有角化层和色素，因而能透过血管中血液颜色形成红唇。红唇区表面为纵行细密的皱纹。

3. 黏膜部　在唇的里面，为光亮粉红色，系口腔黏膜的一部分。由黏膜向齿龈过度的部分，在上下唇各有一条正中位垂直的黏膜褶，分别称为上唇系带和下唇系带。

组织学上，唇部由内外向内主要为皮肤、浅筋膜、肌层、黏膜下层及黏膜等组成。外面皮肤较厚，与浅筋膜及表情肌结合紧密，且富有毛囊、皮脂腺和汗腺。浅筋膜较为疏松，界于皮肤和肌层之间。肌层主要为口轮匝肌，宽约2.5cm，环绕口裂。由几层不同方向的肌束组成。口轮匝肌与附近的面部表情肌一起对开闭口、各种面部表情、吐纳、发音等生理功能具有重要作用。黏膜层，系口腔黏膜延续部分，黏膜下层富有黏液腺，同时有上下唇动脉形成的动脉弓走行其间。口唇部肌肉由面神经支配，唇面部感觉分别由眶下神经和颏神经支配。

(二) 口唇的表面标志(图3-22)

1. 上唇的结构表面标志　人类上唇的形态变化大，形态标志明显，对唇形的影响大。上唇的表面有人中、唇缘弓、唇珠三个重要结构。

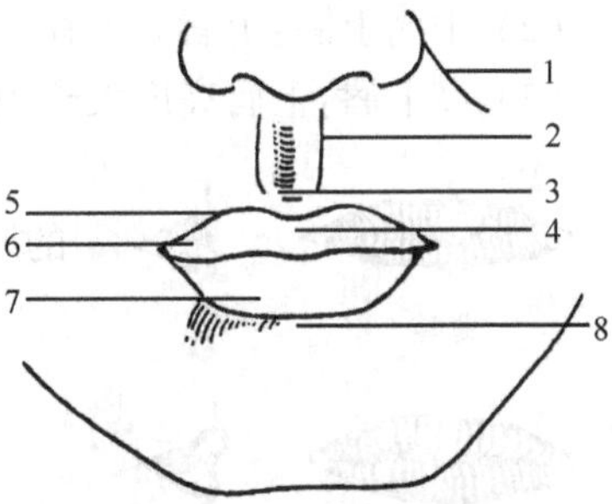

图3-22　口唇的表面标志

1. 鼻唇沟；2. 人中嵴；3. 人中凹；4. 唇珠；5. 上唇缘弓；6. 上唇；7. 下唇；8. 唇颏沟

(1) 人中和人中嵴：上唇皮肤的表面正中为人中，这是人类特有的结构，人中部中央纵行的凹陷为人中凹，人中凹上接鼻小柱，下续唇谷。高度为13～18mm。两侧隆起的边缘是人中嵴，也称人中柱，人中柱的下方正是唇峰的最高点。人中嵴两侧为侧唇区，以唇面沟与面颊部毗邻。

(2) 唇缘弓：也称唇红线，是口唇皮肤部和唇红部交界处呈现出的弓形曲线。上唇唇弓的曲线去起伏变化大，形成了上唇的唇峰(唇弓嵴)和唇谷(唇弓凹)。

1) 唇谷位于唇缘弓的中央的最低凹处，此谷上续人中凹，下与唇珠相毗邻。唇弓中央处形似钝角形，称中央角，国人中央角的角度一般为150°～160°。中央角两边呈弧形曲线，向两侧外上方走行续于唇峰侧边。

2) 唇峰是唇谷两侧的两个高高凸起的部分，位于唇缘弓与人中嵴交界处，构成唇缘弓的最高部。唇峰中央最高凸起部也形似钝角形，称左右外侧角，国人该角度为210°～240°。

3) 两侧唇峰的两边向外续于口角，内侧为唇谷两边，两侧唇峰的最高点比唇谷最低点高出3～5cm。

(3) 唇珠：上唇唇线弓中央唇谷下前方有一结节状突起，有的婴幼儿更为明显，称唇珠，唇珠两侧的红唇欠丰满，而成唇珠旁沟，此沟的存在衬托的唇珠更显突出，为唇形增添了美的魅力。

2. 下唇的结构和表面标志　下唇形态变化较小，形态结构也较上唇简单。下唇唇缘弓(唇红线)微隆起呈弧形，唇红部较上唇稍厚，突度比上唇稍小，高度比上唇略短，与上唇对应协调。下唇与颔部之间形成一沟，名曰唇颔沟，此沟存在与否、过浅或过深对容貌美有直接影响。

（三）唇的形态及美学参数

唇的形态因种族、年龄、性别等不同而有不同的特征，通常以口唇正面观、侧面观、唇的高度、厚度及口裂宽度等来衡量口唇的形态美学特征。

1. 唇的正面观　当上下唇轻轻闭拢时，从正面观，唇形轮廓可分为三型：方型唇、扁平型唇、圆型唇（图3-23）。

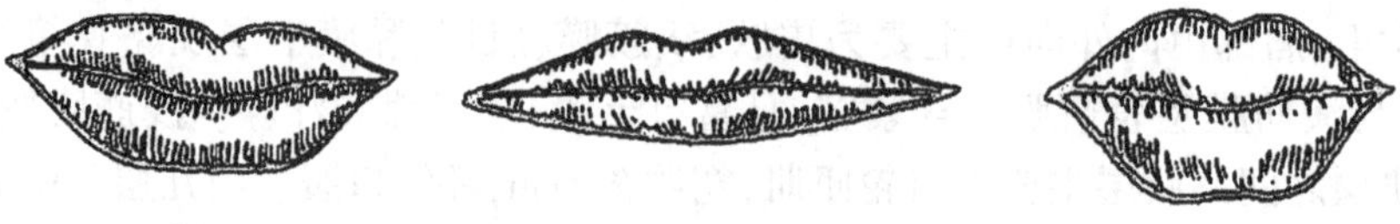

图3-23　唇正面观

2. 上唇高度　为上唇皮肤部的高度（鼻小柱根部至唇峰的距离），不包括唇红部。我国成年人上唇平均高度为13~20mm。

（1）低上唇：上唇高度小于12mm。

（2）中高上唇：上唇高度在12~19mm。

（3）高上唇：上唇高度大于19mm。

3. 唇厚度（图3-24）　指口唇轻闭时，上、下唇红中央部的厚度，分四型：

（1）薄唇：厚度在4mm以下。

（2）中厚唇：厚度在5~8mm之间。

（3）厚唇：厚度在9~12mm之间。

（4）厚凸唇：厚度在12mm之上。

上下唇厚度常不一致，因此在测量中常把上下唇分别记录。黑种人厚唇多，白种人薄唇多，而黄种人居中。中国人上唇部厚度平均为5~8 mm，下唇厚约10~13mm，下唇一般比上唇厚。男性比女性厚2~3mm。

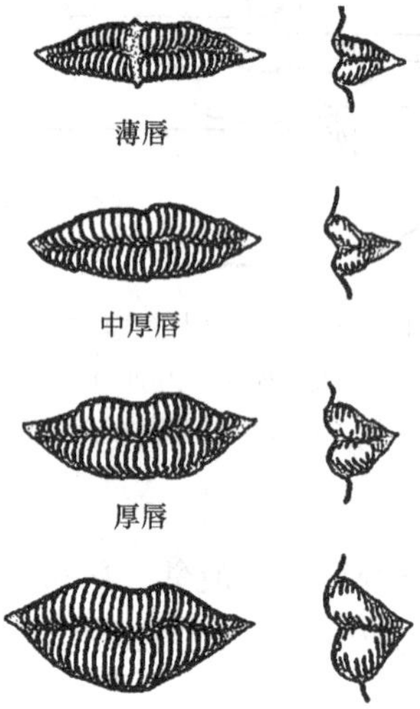

图3-24　唇厚度分型

4. 上唇侧面观　指上唇皮肤部的侧面观察形态，根据前突程度可分为五种类型：

（1）突唇型：上唇皮肤明显前突（图3-25）。

1）突出凹形：占45.5%。

2）突出直型：占24.8%。

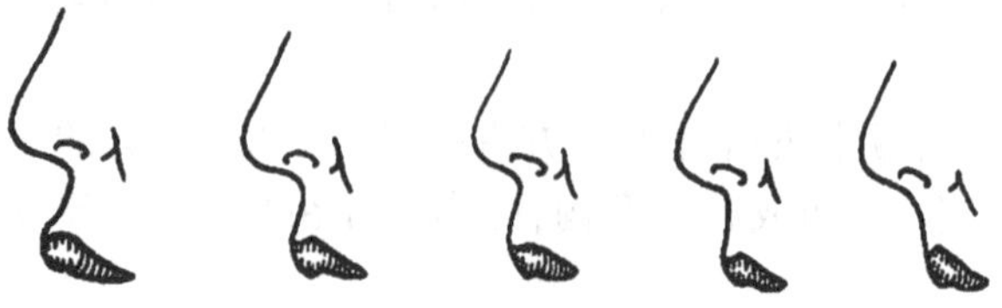

图3-25　上唇侧面观

3）突出凸型：占9.5%。

（2）笔直型：上唇皮肤部大体呈直立形态，占19.3%。

（3）后缩型：上唇皮肤部后缩，占1.0%。

5. 下唇侧面观　分三种类型（图3-26）：

（1）凹型：占59.0%。

（2）直型：占29.0%。

（3）凸型：占12.0%。

唇的侧面形态并不完全取决于面部骨骼的结构和牙齿的生成状态，而且有明显的种族差别。白种人多为直型唇，而黑种人多为凹型唇，黄种人多为轻度凸型唇，某些黄种人唇凸型明显，但却无凸额和门齿前凸征象。唇凸的比例随年龄的增长而减小。

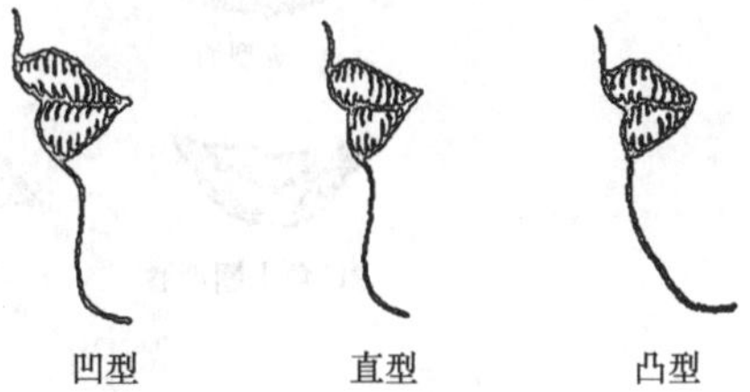

图3-26　下唇侧面观

6. 口裂宽度　指上下唇裂轻闭时，内外口角间距离，可分为三型（图3-27）：

（1）窄小型：宽度在30~35mm之间。

（2）中等型：宽度在36~45mm之间。

（3）宽大型：宽度在46~55mm之间。

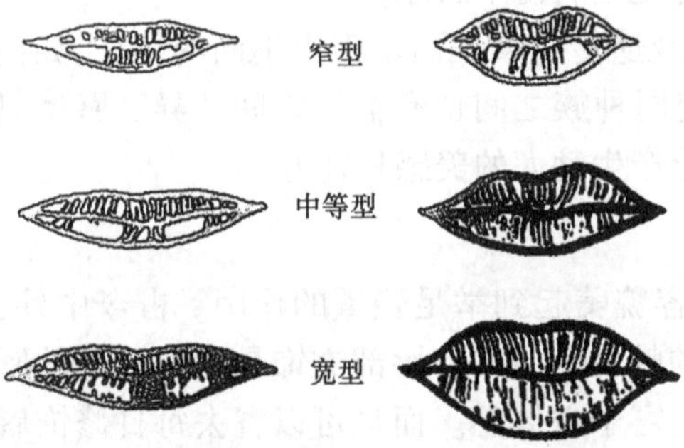

图3-27　口裂宽度

理想的口裂宽度是口角间距和眼内眦间距之比为3∶2，大约相当于两眼平视时两瞳孔的中央线之间的距离。

7. 口唇的美学参数

（1）口唇应符合理想唇形。

（2）上唇厚度：5~8mm（男性比女性厚2~3mm）。

（3）下唇厚度：10~13mm。

（4）口裂宽度：男性45~55mm，女性为40~50mm。

（5）外眦间距、口裂宽、鼻底宽：三者比例符合黄金比例。

（6）口裂宽与瞳孔间距相等，口角向上的垂直线通过瞳孔中央。

（7）从侧面规，在鼻尖和下颌前端划一条直线，以此来判断口唇的前突度，从美学角度看，国人一般以口唇不突出此线为美。

（四）常见的唇型

唇的形态可依据其高度、厚度、前突度、口裂宽度等有不同分类方法。一般生活中常见的唇型大致有七种（图3-28）：

1. 理想唇型　口唇轮廓线清晰，下唇略厚与上唇，大小与鼻型、眼型、脸型相适宜，唇结节明显，口角微翘、整个口唇富有立体感。

2. 厚型唇　口轮匝肌与疏松结缔组织发达，使上下唇肥厚。厚唇的唇峰高，如超过一定的厚度，唇形即有外翻倾向。

3. 薄型唇　口唇的唇红部单薄。

4. 口角上翘型　由上下唇的两端会合而形成的口角上翘，可以产生微笑的感觉。

5. 口角下垂型　突出特征是由上下唇会合形成的口裂两端呈弧线向下垂，给人以愁苦

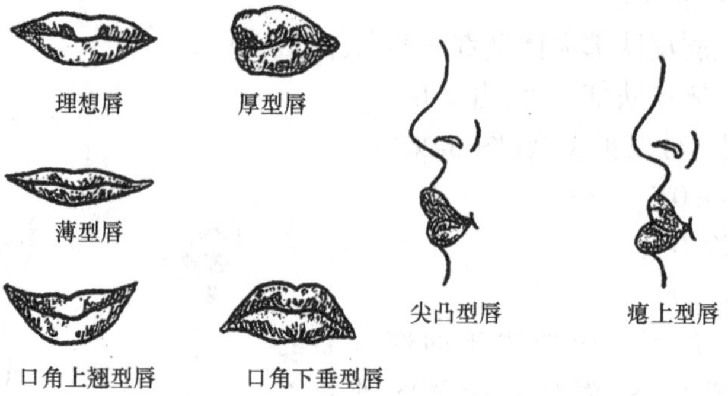

图 3-28　常见唇型

不愉快的感觉。

6. 尖凸型　薄而尖凸的口唇，特征是唇峰高，唇珠小而前突。唇轮廓线不圆润。尖突的口唇往往伴有狭小的鼻子而影响脸型。

7. 瘪上唇　正常情况下，上牙床位于下牙床之前，如上牙床位于下牙床之后时，就会形成上唇后退、下唇突出的形态。这种口唇一般都是上唇薄下唇厚。

口唇的外形因种族、地区、个体、年龄、性别及遗传因素等而呈现出不同的特征，如白种人的口唇较薄，黄种人较厚，黑种人最厚。即使同种族之间也有群体之间差异。唇型只有与脸型相配，与五官协调，与性格气质相符，才能产生动人的美感和魅力。

（五）文唇的意义

口唇是构成容貌的重要部位之一，其对于容貌美起到举足轻重的作用。古今中外，人类尤其是女性千方百计美化双唇，以增添自己的魅力与风采。唇部文饰是在设计好的唇型上进行文饰，可使唇形变得更鲜明，自然，饱满，富于立体感。而且可以省去每日修饰唇形的麻烦，使口唇具有长久的诱人的魅力。

案例 3-2

求美者，女性，51 岁，教师，肤色深，唇部颜色浅淡，唇线不明显，想省去每日修饰唇部的麻烦，希望通过文唇使唇部变得更鲜明、自然、饱满、富有立体感。

问题与思考：

1. 根据该求美者的特点，在文唇过程中如何为其选择配制文唇液？
2. 文唇之后美容文饰师要告知哪些注意事项？

二、文　唇　线

（一）文唇线的适应证

1. 唇部外伤后瘢痕致唇红线不清或错位。

2. 先天性唇裂修补术后唇缘对位不好或留有瘢痕者。

3. 正常人唇红线条不明显、不规则，不整齐，要求加重唇线，使其更有立体感和美感效果者。

4. 凡唇型不美想通过文唇纠正唇厚，唇大，唇小，突型唇，唇型下挂或唇峰不明显者。

（二）文唇线的禁忌证

1. 皮肤病、传染病、过敏体质、瘢痕体质。

2. 唇部有炎症。

3. 上下唇特厚者。

4. 地包天，天包地，畸形不对称者。

5. 孕妇，月经期妇女，肝肾功能不健全者。

6. 精神状态不正常或精神病者。

7. 犹豫不决或要求过高，亲属不同意者等。

（三）唇型线的设计

1. 理想标准的唇型特征　正常完美的唇型，其位置形态、大小、色彩应与鼻眼和脸部匹配协调。侧面观看，下唇中央前缘恰位于鼻尖至颏前点连线（美容线）上（图3-29）。上唇中央前缘则在连线稍后。上唇比下唇稍薄而微微突出于下唇的前方。当双唇闭合时交线笔直，宽度35～40mm，两端的口角线略略向上翘起。上唇唇红中央高10～13mm。上唇的唇谷位于中央，两侧的唇峰对称而等高，距口角距离等长，唇谷、唇峰形成的角度适中，唇弓曲线起伏流畅。下唇唇缘曲线弧度平缓，略呈平舟底状。唇珠位于上唇中央，大小形态与唇型和谐自然。

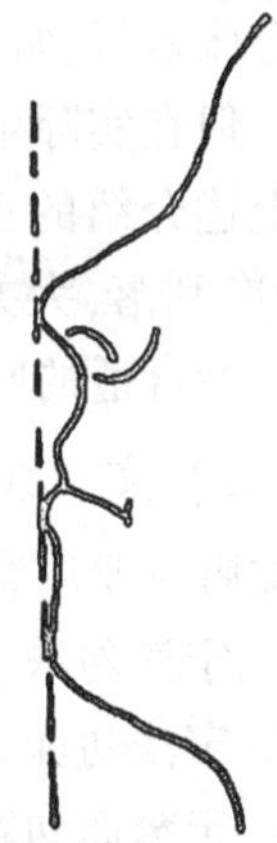

图3-29　美容线

整体口唇轮廓清晰、自然，唇色健康红润，给人以立体感、动态美感，蕴藏着极大的诱人魅力。

然而实际生活中，并非所有的人都具有上述标准的唇型。因此，在文唇之前一定要结合求美者的具体情况做好唇型设计。

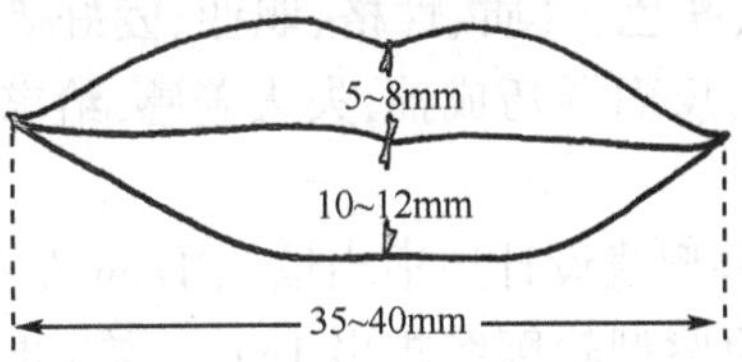

图3-30　标准唇型

2. 标准唇型的画法（图3-30）　首先，自鼻小柱中点，沿上唇人中凹中线，垂直向下，至颏前中央点引垂线。与其上唇唇缘弓交点应为唇谷中央最低点，与下唇交点为下唇缘中点。两唇微闭时，口角位置相当于两眼平视时经瞳孔中点向下延长的垂线上。以此定出上下唇中点和两侧口角端点。其次，定出两鼻孔的中心点。向下沿人中嵴引垂线，其与上唇唇缘弓交点定位左右唇峰的最高点，并将上下唇线交点也画出。最后，将上下唇各点与两端口角按正常唇型标志用自然流畅的弧形曲线连接画出，就基本完成了唇形的轮廓线。如果两端口角点设计在口角外端稍上方，这样勾画出的唇型线，可使口角处稍稍上翘，显得带有笑意，给人以甜美感，更为理想。

在完成上述唇轮廓线设计后，再依求美者的喜好、年龄、性格、气质、职业等综合因素给予评价，并在原有唇型基础做适当调整，直至满意，定型画出。

3. 唇型线的种类　口唇外形因种族、地区、个体、千差万别。优美动人的理想唇型并不是每个人都具有，因此需要修饰美化。随着时代的变迁，人们审美观也随之改变，因此人们所喜爱的唇型也无固定的模式，下面介绍几种主要以唇峰最高点为标准的唇型线类型。

（1）内三分之一型唇型线：这种唇型的特点是唇峰最高点在上唇中部与嘴角之间的内

三分之一处，唇峰最高点比唇谷高出3~5mm，唇峰中央角度适中，唇缘弓曲线起伏大，上唇的两端口角曲线微微向上。下唇较丰满，给人感觉丰满，带有微笑，并具有豪爽大方之感。

（2）二分之一型唇型线：这种唇形的特点是，唇峰最高点位于上唇中部到口角距离的二分之一处，而且峰唇处上唇厚度与下唇厚度基本相同。特征是上下唇轮廓线匀称圆滑，美观，口唇动静状态典雅秀美，比较适合于东方女性，且因唇型大小适宜，既不过分华丽娇艳又不显得小气，显得内向而沉稳，秀美而大众化，是比较理想的唇型。适用于唇型条件较好的人。

（3）外三分之一型唇形线：唇峰的最高点在上唇中部到口角距离的外三分之一处，特点是口角轻微向下，唇部曲线更显圆滑，弧度平缓有宽阔感，显得高傲艳丽。常适用于舞台歌唱演员。因为在舞台灯光照射下，面部易显得平淡，又由于舞台与观众距离远，因此需要浓妆夸张效果，常常在上唇用一种夸张的曲线弧度来弥补，以达到总体上宽大醒目的平衡效果。但在实际生活中很少应用，尤其是文唇线时一般不选择这种唇型。

上述介绍的三种唇形线，最常见的还是混合型，易被大多数人接受，具有线条平衡，柔和，干净利落，大方雅致，轮廓清晰明朗的特点。但是具体操作时，必须根据每个人的情况去设计最合适的唇型，才能达到理想效果。

（四）文唇线的原则

文唇时要注意运针的手法、力度和色彩的运用，应遵循以下原则：

1. 宁淡勿浓。
2. 宁浅勿深。
3. 宁窄而勿宽。
4. 色彩适中。

（五）各种唇型的修饰方法及注意事项

具体文饰时必须结合个体的唇形、脸型、鼻型、眼型、肤色、气质、性格、职业、爱好等因素综合考虑，否则非但达不到增添美感，锦上添花的目的，反而弄巧成拙，失去美感，给求美者带来负担和痛苦。

1. 各种唇型的修饰方法　唇型过厚的为缩小唇型，唇型线设计应适当缩入1mm左右，再进行文饰。唇型过薄的想扩大唇形，唇型线设计应比原唇型轮廓线扩出1mm左右，再文饰。唇型过突的唇型线设计应弧度平缓，唇峰略低，中央部颜色文得深一些为宜。唇型线模糊不清的，应注意唇峰、唇谷形态的修文，使轮廓线变得清晰自然。

2. 注意事项

（1）唇型与脸型相协调：对于脸型宽阔，下巴较长者，就不能文成又短又薄的唇型，相反，一张狭窄、瘦尖的脸型，也不能文成厚而宽阔的唇型。假如在方宽的脸型上，文出一个樱桃小口，或是在瘦窄的脸型上文出一个方圆宽大的唇型，都会显得极不协调。

（2）唇型与体型相协调：体型长、脸型玲珑小巧的人不宜文出较粗宽的线条，高大结实的人最好不要文出细弯唇型，而使口型显小，不协调。

（3）唇型与职业相协调：知识成熟的女性，唇型色彩要文得自然淡雅，以烘托强化原有的高雅气质。

（4）唇型与性格、年龄相协调：性格外向的年轻女性，可适当将色彩文得浓烈而略显夸张。使之更显得活泼而有朝气。老年人文唇要淡而自然，主要突出唇角间的神韵。

（六）文唇线的操作程序

1. 方法　文唇手法以采用点划、斜划或断续文饰法为主。

不论是纠正厚唇、薄唇或一般的文唇，必须紧贴于唇红线，向外或向内文饰，以此来达到加宽或缩小唇型的目的。切记勿文出白线或红线区，而形成双重唇的形态，而影响美感。

2. 步骤

（1）器具准备：安放好文饰针，接通电源，调好转速，试机后再开始文饰。

（2）色料配制：文唇色料的选择应依据肤色和唇色而定，唇底色发白用深色，发黑用亮色。一般大多使用大红、桃红，配添咖啡色。若年轻，皮肤白嫩，可采用大红或桃红色料；若年龄大，皮肤较黑的以桃红、深红加大量咖啡色为宜。此外还可按求美者要求选色文饰，但美容文饰师一定要给予正确指导。

（3）唇型设计：文饰前一定要设计好唇型并用唇笔描画唇线，征得求美者同意。

（4）清洁消毒：局部用新洁尔灭或洗必素等消毒。同时要求求美者刷牙，漱口。

（5）麻醉：一般可采用0.5%~1%的地卡因棉片敷于局部行表面麻醉或用2%利多卡因与盐酸肾上腺素10∶1行局部浸润麻醉。

（6）操作：操作时将文饰针蘸少许色料，左手指放在下颏处，右手小指放在左手食指上，按预先设计好的唇线，先文出一圈淡淡的唇线，以避免在操作过程中将画好的唇线擦掉，失去依据。继而往返文饰、加工，边文边用消毒棉球擦拭，利于观察。直到满意为止。文饰结束时，在唇部涂红霉素眼药膏，保护创面。

3. 文饰深度　因唇部血管丰富，故文唇时一定要掌握好文饰深度，遵循“宁浅勿深”的原则，文饰深度一般不超过1mm，过深易出血，既影响操作观察，又影响着色，甚至导致洇色。

4. 文饰后的护理

（1）术后48小时内局部冷敷，预防和消除局部肿胀。

（2）注意局部护理、卫生，适当口服抗生素预防感染。

（3）3~5日内忌食辛辣或刺激性食物。

（4）术后文饰部位结痂，切勿抓抠，任其自行脱落，对于着色不满意者3个月后补色。

（七）文唇线的并发症、效果不佳原因及其防治

1. 唇线不美

（1）原因：美容文饰师审美水平低，设计不当与唇型、脸型、五官不协调或操作失误。

（2）预防：美容文饰师要提高自身的美容素质和审美观，设计的唇线要与求美者唇型、脸型、五官相协调。设计出唇线后一定要征求求美者意见。操作要仔细认真，避免失误。

（3）处理：能够修补者可于术后两周进行修补，不能修补者可行药水褪色术或手术切除术。

2. 唇线色彩不适宜

（1）原因：美容文饰师缺乏美容基本知识或草率行事，少数情况是求美者不根据自身情况赶时髦，文出黑色或深棕色唇线，与肤色及唇色极不相称，造成丑容、虚假和凶相，给求美者带来极大痛苦。

（2）预防：对每一个文唇线者要慎重，根据求美者肤色和唇色选用大红或浅棕色，东方女性绝大多数应选用大红色，少数肤色和唇色较黑者可选用浅棕色，禁用棕色和黑色。

(3) 处理:药水褪色或手术切除。

3. 唇线左右不对称、露出唇红线或皮肤白线区

(1) 原因:美容文饰师技术不熟练或操作马虎。

(2) 预防:提高美容文饰师的技术水平和工作责任心。文饰唇线必须紧贴原来的唇红线。向外或向内加宽,不能脱离原来的唇红线。杜绝出现双重唇线及两线间出现白线或红线区。

(3) 处理:根据情况,用褪色液洗去或手术切除一条唇线,保留理想的一条唇线。

三、文 全 唇

(一) 文全唇的适应证与禁忌证

1. 文全唇的适应证

(1) 文唇线的适应证都适合于文全唇。

(2) 唇型不佳、左右不对称。

(3) 唇部整形术后遗留瘢痕者。

(4) 唇红部有白斑或色泽不匀者。

(5) 以往唇线文饰过于明显、不美者。

(6) 黑色唇线洗色后除用红色唇线遮盖外,同时应文全唇,以减少唇线与唇红的色彩反差。

2. 文全唇的禁忌证

(1) 皮肤病、传染病、血液病、过敏体质、瘢痕体质。

(2) 唇部有炎症。

(3) 精神状态不正常或精神病者。

(4) 犹豫不决或要求过高,未征得亲属同意者。

(二) 文全唇的原则

文唇线时应遵循的原则都适用于文全唇,另外还需注意以下几点:

1. 文全唇时不可脱离原唇型基础,在此基础上再结合个体特征进行设计。

2. 首先设计出唇形线,先文饰唇线,再文唇红。唇线与唇红要衔接自然,避免出现红线区或白线区,形成双重唇,失去美感。

3. 文全唇时仍要遵循"宁浅勿深、宁淡勿浓、宁窄勿宽"的原则,运针手法要轻、速度适中,深浅以≤0.4mm 为宜,防止文饰过深出血。文唇红区要依次进行,先上唇后下唇,从左向右均匀文饰。

4. 确定好唇线后,填文唇红区不可再随意扩大或缩小唇形线,以防"走形"。如术中遇有不妥之处,待唇部消肿后再次补色时进行调整。

(三) 文全唇的操作程序

1. 器具准备

(1) 文饰机:备好一台文唇专用文饰机,如果非专用文唇机,在文唇前应换成专用文唇针帽,并先在湿棉球上走空针,除去机芯中残留的色料,然后换上新针,调试好露针长度(以开机后露针 1mm 为宜),转速不宜太快。待机器运转正常后开始文饰。

(2) 药液杯:使用文唇专用药液杯,不可与文眉、文眼线药液杯混用。选用戒指杯较为

方便。

2. 色料选择和配制

(1) 选择和配制好文唇液是文好全唇的关键步骤。初次文唇最好填唇红的药液与文唇线的药液颜色相同,补色时能进一步调整唇型。可在补色时加深唇线,以达到突出唇型轮廓的目的,但是唇线颜色与唇红颜色不能反差太大,色调要匹配、接近,由外向内体现由深到浅的过渡才自然。

(2) 颜色的选择要结合唇红底色、年龄、肤色等因素,唇红底色越暗紫的人,应选择鲜亮一些的文唇液,如胭脂红、桃红等;唇红底色淡的人,应选用朱红、玫瑰红等色彩深一些的颜色;肤色白、年轻人,尽量选用鲜艳的颜色,如桃红色、玫瑰红色等;肤色深、年龄大的人,应选用颜色柔和的大红和桃红,或浅红色和朱红色。经验证明,文全唇,一般以胭脂红,或胭脂红与桃红、大红调配文出的唇色效果较好。

(3) 文全唇一般可采用单色药液或两种药液配制文饰。如果两种颜色配制文唇液,可将两种颜色按 1∶1 配制,如果颜色要偏重于哪种药液的色调,即可按 2∶1 配制。配置时将颜色搅拌均匀,色调理想方可使用。

3. 麻醉方法　文全唇选用局部浸润麻醉的方法,用 2% 的利多卡因加适量的肾上腺素作为麻药,一般是先文上唇,再文下唇,麻药注射也应分别进行。应在唇红外皮肤部位进针、可稍深些。注射后 5~10 分钟,皮肤和黏膜区麻醉局部稍肿、发白、此时开始文饰。如果求美者对疼痛不敏感,耐受性强,也可以继续采用表面麻醉的方法。

4. 文饰手法　可采用 W 交叉移动法或旋转法,走针要做到虚而密,速度适中不宜太快,文饰宜浅不宜深,着色要均匀一致。

5. 操作

(1) 唇部清洁消毒:用 0.1% 新洁尔灭或洗必泰棉球反复清洁消毒唇部 2~3 次,如涂有口红,需先卸妆后再行局部消毒。

(2) 设计唇型:根据求美者具体情况设计出理想唇型,并描画出唇型线,征得求美者同意认可。

(3) 安置求美者:嘱其仰卧于美容床上,铺巾于求美者胸前,文饰者戴好帽子、口罩、手套坐于求美者头部右侧。

(4) 麻醉:按照上述方法进行麻醉。

(5) 进行文饰操作

(6) 术毕处理:①将文饰区清洁干净,局部涂抗生素软膏,保护创面。②填好文饰随访卡片,注明文饰液的颜色和配制方法,以备补色参考。③向求美者交代术后注意事项和护理方法,复诊时间等。④整理用物。

(四) 文全唇的技巧和注意事项

1. 设计好唇型、配置好文唇液时文好全唇的关键,填文唇红忌用浅咖啡色。

2. 麻药注射应规范,应从唇红区外皮肤部位进行,不可太表浅、用量不宜过多,以免唇部过于肿胀,待麻药发挥作用后再行文饰。

3. 应先文唇线,再填文唇红部,唇线与唇红部应衔接自然。

4. 文饰应遵循"宁浅勿深"的原则,避免因文饰过深,手法过重造成局部出血、洇色和术后瘢痕形成。

5. 文饰唇红部,针速不宜太快,应按先上唇后下唇,从左到右的顺序依次进行,防止盲目无规律的文饰。

6. 注意两侧口角处的填色，填文口角时应嘱咐求美者张嘴，上下唇口角处要注意对称。

7. 填文全唇时应注意向内侧黏膜部过度，以免张口时文饰过的唇红区和内侧的黏膜之间界线明显、反差大。

8. 术后的清洁、消毒不可省略，以防感染发生。

9. 切记一人一针一份色料，严格术前消毒，预防交叉感染。

10. 用文眉机文唇时，一定要事先清洁干净文眉机芯中残存的文眉液，并换专用的文唇针帽和戒指杯。

（五）文全唇后的护理

1. 术后 24 小时内，文饰部位持续或间断冷敷。

2. 术后 48 小时内，局部不沾热水，禁食烫食。

3. 每天清洁局部，并涂抹抗生素软膏，以防感染。术后如有感染征兆者，可全身使用抗生素、抗病毒及维生素类药物。

4. 一周内禁食辛辣刺激性食物。可多食水果、蔬菜、清淡类食物，并注意保持大便通畅。

5. 术后局部结痂，切勿用手抓抠，一周左右任其自然脱落。

6. 脱痂后局部色泽暂时呈粉白色，半月后颜色逐渐恢复自然。着色不理想者待 2 个月后择期补色。

（六）文全唇的并发症及其预防处理

1. 唇部疱疹　唇部并发疱疹多由病毒感染引起，应及时行抗病毒治疗，可口服病毒灵、维生素 C 及维生素 B_2、牛黄解毒片等药物，并多食水果、蔬菜。

2. 唇部细菌感染　可见局部创面糜烂、红肿、重者化脓，疼痛明显。应及时行全身、局部抗感染治疗。为预防感染发生，术毕应注意唇部的清洁消毒，常规涂抗生素软膏，术后可酌情口服螺旋霉素、利君沙等抗菌药物。并做到进食后及时清洁唇部创面，早晚涂抗生素软膏。

3. 唇色青紫发乌

(1) 若因文饰过深局部淤血所致，术后可逐渐吸收好转，无需特殊治疗。淤血严重者，术后可行理疗或用氦氖激光照射治疗。若无条件，可于术后三天开始行局部湿热敷，以促进淤血吸收。

(2) 若由于文唇液选择不当，造成失色，待局部肿胀消退、脱痂稳定后，择期改色修文。

(3) 有些是由于术后局部冷敷时间过长，血液循环不良所致。因此术后冷敷最好间断进行、每次时间 30 分钟左右，间隔 10 分钟后再进行。一般术后冷敷 2~3 天即可，三天后若局部仍有淤血，则可改成湿热敷，以加强血液循环促进淤血吸收。

4. 过敏反应　过敏反应可因消毒液、麻药或文唇液引起，一般多由文唇液引起。主要表现为文唇术后局部渗液多，唇周潮红、发痒，有苔藓样改变。可用庆大霉素加地塞米松局部涂擦或湿敷，也可用可的松眼膏外涂。同时可口服扑尔敏、息斯敏等抗过敏药物。局部反应严重者，应同时给予抗生素药物治疗，以预防并发细菌感染。为减少和预防过敏反应的发生，术前一定要询问以往有无药物过敏史，同时要注意文唇药液的质量，禁用伪劣、质量不合格的产品。

（刘君丽）

第7节　柔绣美容技术

学习目标

1. 掌握柔绣文饰的方法和技巧。
2. 掌握绣眉技术。
3. 掌握绣眼线和绣唇技术。
4. 熟悉柔绣文饰的主要用品。
5. 熟悉柔绣文饰的针法和针片安装。
6. 了解柔绣文饰的概念、原理和目的。
7. 了解柔绣文饰的特点。

现代眉眼唇美容文饰技术，从初期的单针手工操作到电动文饰机的使用。从侧重于“形”的文饰到追求“形、质、色”立方仿真美，经历了一个从初级向高级，不断完善的发展过程。柔绣美容文饰技术就是在这种形式下形成的一种新的文饰技术。由于该技术在文饰工具、操作技巧及色料配比等方面，对以往文饰技术既有继承吸取，又有立意创新，因而迅速引起美容界的关注，并逐渐在临床中得到应用和推广。

一、柔绣文饰的概述

（一）柔绣的概念、原理和目的

柔绣美容文饰技术包含有绣眉、绣眼线、绣唇三种技术。

柔绣文饰是用特别的绣针采用手工刺绣的手法，将亲肤力较强的色料植刺于皮内，为皮肤持久着色。整个过程由于采用多点同时绣刺的方法，因此非常轻柔，如同绣花一样轻柔灵巧，故此称为柔绣。

柔绣文饰技术具有简单灵活、容易掌握、着色均匀、不易出血、损伤小等特点。柔绣技术中最具特色的是绣眉，绣出的眉毛线条清晰流畅、立体感强、逼真而自然。整个过程求美者一般不会感到疼痛，感觉像“拔眉毛”一样，从而乐于接受。绣眼线、绣唇也同样轻柔，效果逼真自然。

柔绣文饰的原理与以往眉眼唇文饰技术一样，实质上也是一种创伤性皮肤着色术，只是在工具和手法上面有所不同和改进。其目的也是在眉眼唇原有形态基础上，利用文饰技术掩饰瑕疵、祛除缺陷、扬长避短、修饰美化，文饰出更理想的眉眼唇形态，以达到增强其局部美感和整体容貌之美。

（二）柔绣文饰的主要用品

1. 柔绣笔杆　笔杆呈圆柱形或圆锥形，类似笔状，多用钢质、铝制或有机玻璃等材料制成。笔杆一头配有夹针装置，用来固定绣针和调校绣针的角度，控制其摆幅大小。

为了防止操作时笔杆打滑或减轻操作者握笔杆的疲劳，大多在笔杆表面一定位置制有直纹或斜纹滚花。柔绣笔杆一般选用手感沉重、不易生锈、便于消毒且外形美观的材料制作为好。

2. 绣针　绣针共有以下三种类型。

(1) 绣眉针：由12根或更多的不锈钢针以45°角依次排列成“刀片状”，其针排列的长度近似于眉毛的长度。绣眉针除用于绣眉外，也可用于绣全唇。

(2) 绣眼线针：由5~8根不锈钢针组成，同样以45°角排列成“刀片状”，主要用于绣眼线。

(3) 绣唇针：由7根不锈钢针簇围制成“梅花状”，或用不锈钢针一排或两排制成“针片”使用，用于绣唇线或全唇。

各种类型的绣针在制造时对针尖长度均施以严格控制，一般约为0.2~0.3mm。这样在绣刺时由于针片整体受阻的关系，只是针尖部分刺入皮肤，可以有效限定刺入深度，避免因文饰过深导致术后变色和洇色现象发生。

3. 色料　色料为高密度膏体色料，由100%天然植物精制而成，安全无毒。该色料为乳膏状，黏性大，吸附力大，容易随针尖进入皮肤，与皮肤表皮及皮下乳头浅层亲和，但不会渗入皮肤深层，文刺后颜色不会转青变蓝。

色料有多种颜色，根据具体情况选用，常用的有：

(1) 浅咖啡色：适宜于皮肤较白、眉毛稀疏、追求自然美、喜欢淡妆的人，柔绣后效果非常自然。淡淡的咖啡色是目前流行的眉色，亦可先用浅咖啡色作底色，然后在眉中部添加一些深咖啡色达到立体自然的效果。

(2) 深咖啡色：适用于皮肤较黄、自身眉毛较黑、喜欢稍浓妆的人，柔绣的效果为深褐色，自然秀丽，是绣眉中最受欢迎的颜色。

(3) 黑色：适宜于皮肤较黑、自身眉毛较黑或较蓝、喜欢浓妆、形象气质较硬朗的人。柔绣后的颜色为黑色，绣眼线时最适宜选用该颜色。

(4) 橙色：改变眉色时使用。用于原来文刺的颜色过深过黑的眉毛。

(5) 皮肤色：改变眉型时使用。适宜于遮盖眉型过宽、过长、过低、眉峰过高或没有眉峰者，以及文饰过的眉毛。

(6) 红色：分大红、桃红、玫瑰红、暗红、朱红等颜色，用于柔绣唇部，可根据求美者的肤色、唇色选用或调配，红色还可在绣眉时用于调配颜色。

（三）柔绣文饰的针法和针片安装

1. 针法　针法是绣绘灵魂之所在，绣绘的神韵通过不同针法的演绎来体现。共有以下七种针法(细分为十一种)：

(1) 全导针：操作要点是“摆、推、提、弹、还原、撤退”(图3-31)。全部的针以平均的力度推向皮肤，笔尾向下压，针片向上缓慢推升。注意最后一支或两支针不可提。用于绣眉框、下唇线、下眼线等具有浮凸感的线条。按照力度的大小又可分为重度全导针、中度全导针、轻度全导针。

1) 轻度全导针：推向皮肤力度最小，翻手腕幅度小，针片弹起皮肤程度小。用于绣上眉框前区。

2) 中度全导针：推向皮肤力度稍大，翻手腕幅度中等，针片弹起皮肤程度高。用于绣上眉框中后区。

3）重度全导针：推向皮肤力度最大，翻手腕幅度大，针片弹起皮肤程度高，能清脆地听到针片“嘣、嘣、嘣”的声音。用于绣眼线、唇线。

（2）点针：操作要点是“推、提、撤”。将针片斜摆在皮肤上，利用后面的三只针作点状的提升（图 3-32），用于绣眉峰、唇峰及其他细微部分。

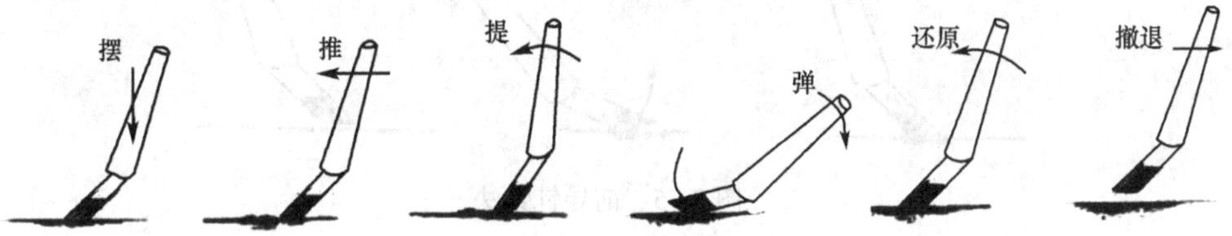

图 3-31　全导针针法

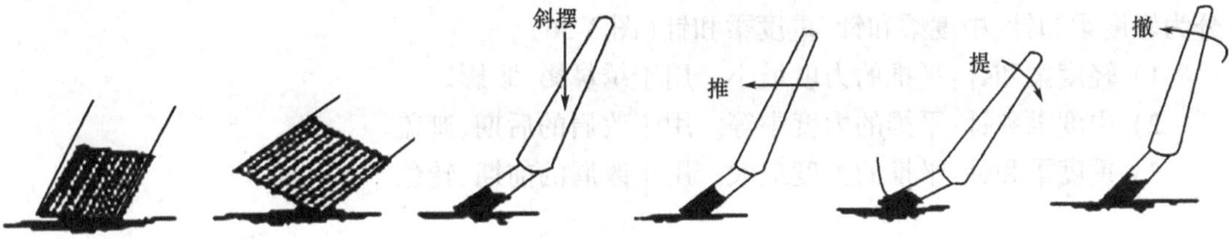

图 3-32　点针针法

（3）后导针：操作要点是“后、前、推、提”。后面的针先放在皮肤上，向后拉紧皮肤，前面的针跟着放在皮肤上，向前推动的同时向上作全面提升，制造出后重前轻的线条，呈现从眉头到眉梢立体的效果（图 3-33）。后导针用于绣眉头和眉梢部分。

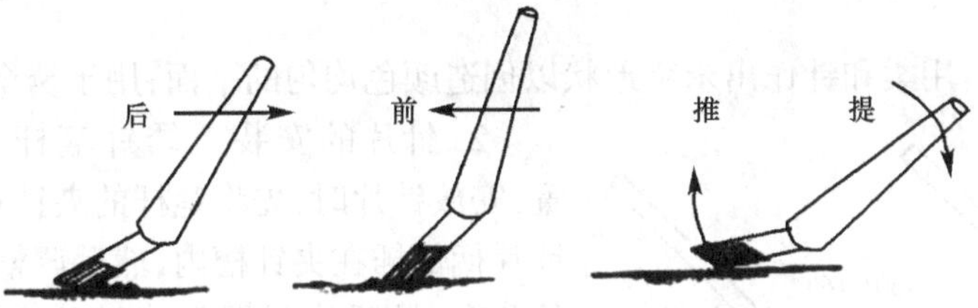

图 3-33　后导针针法

（4）旋转针：操作要点是“推、提、转”。利用后面的六支针在皮肤上作推、提、转的提升，形成弧形浮凸线条（图 3-34），用于眉中、眉尾及唇线的位置。

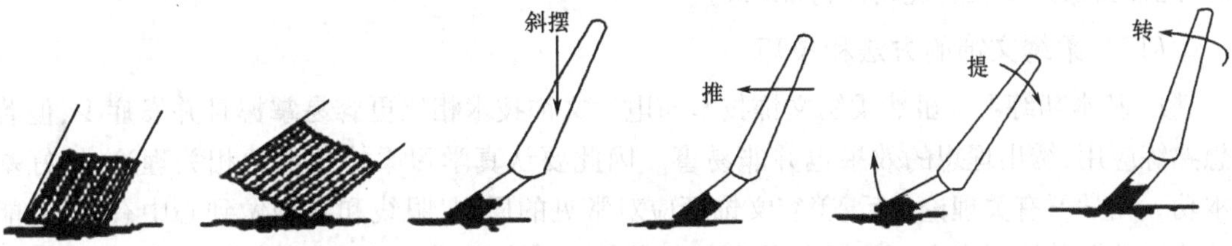

图 3-34　旋转针针法

（5）前导针：操作要点是“推、提、撤”。前面的针先放在皮肤上，后面的针跟着放在皮肤上，向前推且向上作提升，一边向上提升，一边向后撤退，造成前重后轻的效果（图 3-35）。

前导针用于绣眉头和眉梢。

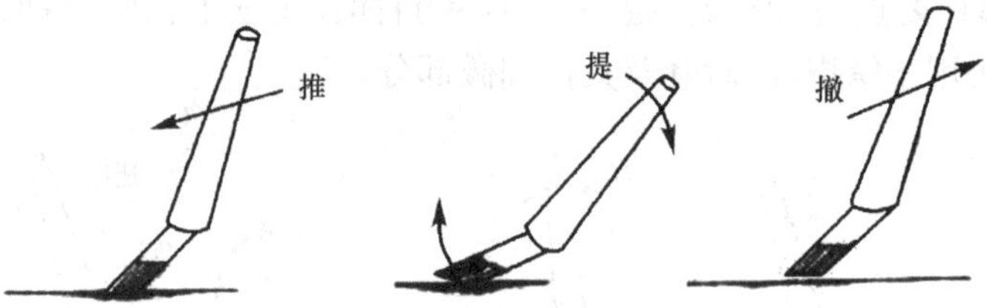

图 3-35　前导针针法

（6）柔和针：操作要点是“推、揉、撤”。全部的针以平均的力度在皮肤上作打圈状的揉动，制造紧贴皮肤的效果。用于遮盖眉型、眼线以及绣鼻影、眼影等。按照力度的大小又可分为轻度柔和针、中度柔和针、重度柔和针（图 3-36）。

1）轻度柔和针：平推的力度最小。用于绣鼻影、眼影。

2）中度柔和针：平推的力度中等。用于改眉的后期、遮盖。

3）重度柔和针：平推的力度最大。用于改眉的前期、转色。

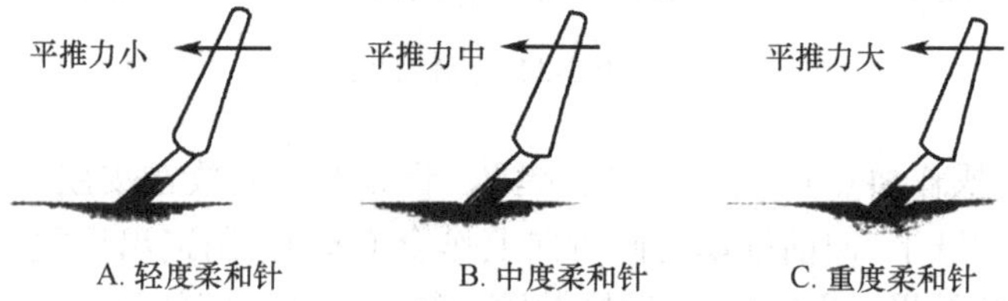

图 3-36　柔和针针法

（7）米字针：用柔和针作出米字形状以创造颜色均匀的平面，用于绣全唇。

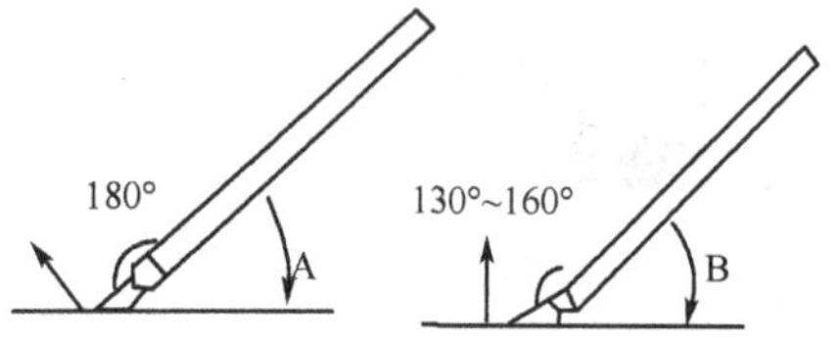

图 3-37　针片安装

2. 针片的安装　绣针笔杆一端有夹针片装置，安放针片时，先将笔杆的夹针片装置旋松，再将针片柄部插在夹针槽内，然后调整针片与笔杆之间的角度，最后旋紧螺母将针片牢固固定。经验证明，若将笔杆与针片安装成 130°～160°角时，由于笔杆可以大幅摆动，操作时手的活动范围较宽，灵活性增加，同时文绣时容易提针挑起，皮肤损伤小，不容易出血，尤其在采用“后导针”针法时，此种安装角度更有优越性（图 3-37）。

（四）柔绣文饰的方法和技巧

1. 基本功练习　虽然柔绣文饰技术与电动文饰技术相比更容易掌握且并发症少，但若想熟练应用，绣出理想的效果也并非易事。因此要认真学习柔绣技术的相关理论、练好基本功。在学习有关理论之后，美容文饰师应对常见的眉型、眼线和唇型做到心中有数，并能熟练地掌握并绘画出来。并要在人造皮上认真模拟练习，掌握各种柔绣手法和技巧。在此基础上方可在老师指导下慎重地开展柔绣文饰工作。

2. 掌握正确的柔绣方法和要领　柔绣时用右手三指如握钢笔一样紧握绣针笔杆；使笔杆呈 45°倾斜，并调整绣针使之与皮肤保持平行。

按习惯用左手任意两指(如用中指和食指)将文饰部位皮肤撑开绷紧、固定,利于绣针针尖准确、顺利地刺入皮肤。

右手持绣笔,用绣针前段蘸取色料,依需要选择针法,以一定的力度进针和一定的角度提针,依次进行绣刺。

绣刺时注意进针的力度应适中,无需太强,提针力度一定要轻柔,提针角度不要太大,否则易造成损伤大、疼痛、出血以及术后结痂厚大、容易掉色。

进针的密度须依具体情况而定,绣眉时应依据眉毛的稀疏程度、不同部位来决定绣文密度;绣唇和眼线时原则上应密度均匀一致,不应有间隙;而改眉修正时要用“轻、柔、密”的针法,才能将原有的颜色盖住。

具体操作时,在同一位置可多次绣文,直到上色满意为止,但应注意防止绣文过深。为了保证进针位置的准确,随时观察着色情况,应边绣边用棉球擦去残留在绣区的色料,始终保持绣文部位的洁净。

如绣文时有出血,多由手法过重或绣针针尖已钝所致,应及时找出原因予以纠正。

最常用的文绣针法有全导针、前导针、后导针三种。绣眉、绣眼线、绣全唇时应用全导针针法;绣眉头、眉梢和修整完善整个眉型时常用前导针和后导针针法。各种针法的应用都要掌握好;应牢记进针果断、位置准确、力度适中、提针轻柔的要领。

3. 掌握柔绣的最佳深度　柔绣的绣针由于设计制作的独特,有效地控制和限制了刺入皮肤的深度,使之不易刺入真皮层,这就保证了着色均匀,不易洇色、变色,术后不留瘢痕、上色持久。

绣刺的最佳深度应在表皮下端与真皮乳头层之间。在眉、眼、唇部位大约在0.15～0.3mm。唇部尤其是唇红部较浅,0.1～0.2mm;眉部、眼线部约0.2mm;个别人较厚,0.3～0.5mm。这个层面的皮肤相对稳定,有适量的黑色素,血管及淋巴管相对较少,被刺入的色素很快被胶原蛋白所包围,并相互融合聚集成较大颗粒,不易被吞噬细胞带走,从而形成较为稳定的着色标记,可维持几年甚至几十年。

因此文饰中掌握进针深度对文饰效果至关重要,是一门特殊的技巧,美容文饰师需要不断实践、体会才能掌握。

二、绣眉技术

眉是柔绣文饰技术中效果最为突出,最能体现出柔绣特色的一种。眉毛是由几百根细短的毛发按一定规律生长排列而成,绣眉就是用特制的由12根连续排列的“刀片状排针”,像绣花一样以适当的力度、一定的针法、轻柔地多点同时刺入皮肤,形成大小一致、深度相等的一排着色针点,酷似一根毛发的形状,再按眉毛生长规律和方向一一绣文,最后达到形象自然、以假乱真的效果。

绣眉的适应证、禁忌证、应遵循的原则及眉型设计、色料选配等要求,均与以往采用电动文眉机文饰一样。

(一)设计出理想眉型

绣眉前要进行眉型设计,美容文饰师应根据求美者的年龄、职业、性格、爱好及要求,并依据其脸型、眼型、眉型、气质结合分析,迅速构思出最适合求美者的眉型,并用眉笔在原眉型基础上描绘出来、反复修正,待求美者满意后确定眉型方案。在眉型设计好后应修掉眉型以外多余的眉毛,再开始文绣。

(二)色料的选配

绣眉色料应采用100%天然植物精制而成的膏状色料。此种色料安全无毒,黏附性强,容易上色。具体应用时应根据受术者的眉色、肤色、年龄、发色、爱好等选配合适的颜色,调配使用。色料使用前应根据用量一次取出,放入消毒过的容器中备用。

(三)清洁与消毒

操作前美容文饰师应做好自身的清洁,双手的消毒,并佩戴口罩、帽子和无菌手套,绣眉工具使用前应常规消毒处理。所用绣眉针片应做到一人一片,用后即弃,防止交叉感染。用0.1%新洁尔灭棉球或酒精棉球在眉部清洁消毒。

(四)麻醉

绣眉采用的是"排式绣针"多点同时绣刺,由于着力点多使力得到分散,操作轻柔,因此组织损伤小,求美者感觉像修拔眉一样,疼痛非常轻微。所以绣眉时一般可不需要麻醉。如果个别求美者紧张,对疼痛敏感,可施用局部表面麻醉后再进行操作。

(五)选择安装好针片

绣眉针片一定要选择针尖锋利、排列平行牢固、绣针外露长短一致者,若发现针尖外露不齐或尖锋不利者应废弃不用。用时将针片妥善牢固的安装在绣眉笔杆前端。安装针片时笔杆与针片可在同一轴线上,也可将针片与笔杆安装成130°~160°夹角。操作时可按需要灵活调整。

(六)绣眉方法与具体操作

按习惯用左手任意两指将眉部皮肤撑拉绷紧固定,右手握持绣眉笔杆,针片前端蘸取色料,依需要选择合适针法即可进行绣刺。

绣眉时根据部位不同,可灵活交替运用全导针、前导针、后导针三种针法。通常眉腰部绣刺时多采用全导针针法密文,眉头、眉梢及修饰整体眉型时可采用后导针或前导针针法文饰。

文绣时进针要顺着眉毛的生长方向一一绣刺。深度一般在0.2~0.3mm。进针、提针的角度依针法而不同(详见柔绣针法中介绍),力度应轻柔适中,无需过重,以防损伤重而造成出血和术后结痂厚而脱色。文绣密度和着色程度依眉毛不同部位而有所不同。一般眉头部位密度要稀些,颜色要淡些;眉腰部位要密些,颜色要浓些;眉梢部位由于眉毛稀少,应适当文绣密些,但颜色要淡。操作时要注意各部位疏密、颜色浓淡要衔接自然,不要出现阶梯现象。

为保证进针位置准确,便于观察着色情况,操作中应及时使用湿棉片拭去残留在皮肤上的多余色料,始终保持文绣部位的洁净。在同一位置可反复柔绣多遍,并观察上色情况,直到满意为止。

一侧文好后,同法文绣另一侧,双侧文绣结束应仔细观察眉型、高低、长短、形状、色泽是否对称,若不对称应马上修整。

(七)术毕处理

待确定绣眉满意后,应行眉区清洁,并涂少许抗生素药膏以保护创面。

(八)术后护理

与文眉术相同。

（九）绣眉技巧和注意事项

1. 绣眉程序和方法　具体绣眉的程序和方法的运用依据美容文饰师经验、习惯不同而有所不同。

第一种是固定已设计好的眉型，可首先轻绣出眉型轮廓或以三点定位（即眉头、眉峰、眉梢定位）方法固定眉位后，再依次进行绣刺。

第二种是先在画好的眉型区内稀疏绣出眉型形态（先文不擦，如果边文边擦，画好的眉型便被擦掉，眉型范围难以把握），而后再在各部位继续加工绣文。

第三种是不必按上述方法，是按设计好的眉型直接先从眉腰处开始绣纹，但要注意一定要按设计好的眉型要求进行绣文，防止“走型”。

无论采用哪种程序进行绣文，其原则是一定要依眉毛生长规律、方向和疏密程度按一定顺序、一定针法一一均匀绣刺，并要注意眉头、眉腰、眉峰、眉梢、上下边缘，有浓有淡，衔接自然。最后文绣出的线条清晰，深浅适宜的“眉毛”，有方向、有间隙，排列有序并与原有眉毛混成一体，形成一个自然逼真的新眉型。

2. 绣眉的密度问题　眉毛的眉头、眉腰、眉峰以及眉尾的生长密度和颜色的浓淡程度是不一样的，大部分人的眉头部位的眉毛都长得比较粗黑浓密（除了眉头的前端）。所以在绣刺这段眉毛时颜色应浅一些、淡一些，刺绣密度只需 20% 即可。

连接眉头与眉腰中段的这段眉毛虽然尚属浓密，但与眉头相比稍淡一些，因此这段眉区的刺绣密度以 40% ~60% 为宜。

眉腰中段的眉毛已开始变得稀疏，因此在这段眉区的刺绣密度应增大至 60% ~80% 左右。

眉腰后段的眉毛非常稀少，此段眉毛的刺绣密度应增加至 90%。

大部分人的眉梢部位眉毛稀少或者没有眉毛，为塑造出完美的眉型，此段应以 100% 的密度刺绣，并以此来增加眉的长度。

只有按上述分段掌握刺绣密度的方法绣眉，才会绣出浓淡自然、与原眉和谐统一的新眉型。

3. 绣眉的用色问题　绣眉的目的除了塑造完美的眉型外，自然和谐的眉色也是美容文饰师和求美者共同追求的目标。绣眉用色的技巧同样也是绣眉质量优劣的重要因素之一。

要绣出一条立体而富有质感的眉毛最少应有三种颜色。一般粗硬的毛质呈黑色，细绒的眉毛呈灰色，眉毛的阴影部分呈棕色。在绣眉时可根据眉毛不同部位的毛质，正确选配色料。

绣眉色料的选配应遵循以下原则：

（1）眉头部位的眉毛一般生长得都比较粗硬，长势也较随意自然，眉毛既茂密颜色又深，用土黄色绣刺这段眉毛会产生透明而朦胧的感觉，可以使这段又粗又黑的眉毛变得柔和细腻。

（2）眉尾部位的眉毛一般都比较稀少、柔弱，这段眉区需以较深颜色的线条绣刺，这样会使眉尾与眉头协调统一，增强绣眉的质感。

（3）眉峰与眉腰部位是眉毛最多的部位，在这段眉区绣刺时只需轻轻地绣出淡淡的毛感即可。选用灰色绣刺这段眉毛可以使眉头与眉尾有一个和谐与自然过渡的连接。

（4）对平时习惯浓妆的求美者，在选绣眉用色时可偏深一些。

（5）对平时不常化妆的求美者，应以淡淡的颜色绣出毛茸茸的感觉即可。

（6）绣眉色料的选择还应注意求美者的职业、年龄、肤色以及发色等因素，使眉色与之协调。

4. 绣眉上色和脱色问题　目前,绣眉时最常见的是术中不易上色、术后脱色问题。因此在绣文时,除一定要用针尖锋利的新绣眉针片外,特别要注意皮肤的类型。一般中性、干性皮肤均容易上色,且不易脱色。而油性皮肤及角质层粗厚的皮肤因油脂分泌旺盛,易将文入皮肤内的水溶性色料排挤,使之无法与组织细胞结合,因此不易上色。术后因皮肤结痂厚、脱落多而易出现脱色。

对上述现象,预防的方法是:在绣眉之前应先用75%酒精棉球将皮肤擦拭几次,脱去油脂;同时一定要采用针尖锋利的绣眉针进行绣刺。若针不锋利,刺入的12个点深浅不一、着色不均,易造成上色困难。再者术中由于着色不均,经验不足者见皮肤不上色,往往加重力量刺文,结果造成创伤大,术后结痂厚,脱色则更明显。

案例3-3

求美者,女性,28岁,商场售货员,皮肤白皙,头发偏黄,性格外向,圆脸,大眼睛双眼皮,但是眉毛稀疏,有眉头,无眉尾,希望通过绣眉为容貌增添风采。

问题与思考:

1. 作为美容文饰师根据该求美者特点应该为其设计何种眉型?
2. 在绣眉过程中如何选色?
3. 为了使眉毛更加立体、逼真,绣眉过程中应该采用何种针法?

三、绣　眼　线

1. 采用柔绣文饰技术绣眼线应选用特殊的绣眼线针片,针法上采用全导针针法,以135°角向前上方提针绣文的手法操作效果甚佳。

2. 绣刺眼线的适应证、禁忌证、眼线设计、绣刺原则、程序、注意事项、绣毕及术后处理均与电动文饰眼线相同。可参阅相关内容。

四、绣　　唇

人类的口唇尤其唇红区是人体的一个特殊部位,其表皮层极薄,没有角质层和色素,真皮内有丰富的毛细血管等组织,而且神经丰富、感觉灵敏,表面多细密纵行的皱纹,由于上述特点,文唇上色一直是文饰美容的难题之一。

若采用电动文饰工具,术中由于针速快、损伤大,多导致创面出血;术后脱痂导致留色少;而且有局部起疱疹等弊病。柔绣技术文唇则损伤相对减轻,而且膏状色料与唇红部组织亲和附着作用强、上色均匀,因此绣唇技术的应用在改善唇型、唇色方面有独特的优势。

绣唇技术包括绣唇线和绣全唇两部分。

绣唇的适应证、禁忌证、唇型设计、绣刺原则、程序、注意事项、绣毕及术后处理均与电动文唇相同,可参阅相关内容。

以下重点介绍采用柔绣技术绣唇操作时应掌握和注意的问题。

(一) 色料选配

绣唇色料也应采用100%天然植物精制而成的膏状色料,由于其黏性大,吸附力强,性质稳定,因此容易上色。应用时根据求美者的唇色、肤色、年龄、喜好等综合因素,选配合适的颜色。

一般绣唇时采用胭脂红单色或胭脂红与桃红、大红调配效果较好。绣唇时最忌用咖啡色。否则文出的唇色发乌或呈猪肝色，显得不洁净、不健康，影响气质和整体效果。

（二）操作技巧与注意事项

1. 绣唇针可用绣眉针一排或两排制成的针片，或用七根不锈钢针簇围制成的梅花状绣针。绣唇线时可采用绣眉针运用全导针手法操作。唇线绣好后再用梅花状绣针或两排针片制成的绣眉针绣刺唇红部。

2. 绣针尖端蘸取色料后可先从嘴角处唇红开始绣起，分为若干个小块面积进行文绣。绣完一处再依次往前绣，绣时运用全导针手法，45°进针，提针略直上，每次下针均匀、着色面大，做到密度均匀、力度轻柔，绣刺深度为0.1~0.2mm。进针力度过大、过深则容易造成出血，不但影响上色，而且术后因结痂厚，会使色料随脱痂而脱掉。每绣文一遍后先用棉片轻压局部，再擦去多余的色料，观察上色效果，若上色不佳，可用辅助液涂唇部帮助上色，反复多次绣刺，直到效果满意为止。

3. 整唇绣好后，再将色料均匀涂于唇部，保持10分钟左右，以增强上色效果。最后清洁唇区，并观察唇型两侧是否对称，色调是否一致、均匀。若发现不对称、不满意之处应立即修整，待确定绣唇满意后于唇区涂消毒药膏保护创面、预防感染。

4. 为提高文唇效果，目前不少美容文饰师综合了电动文饰机和柔绣技术的操作优点，并将两种技术灵活交替地运用在文唇中，取得了良好效果。如采用电动文饰机（单针）以滑针的手法文饰唇线，唇红部则先用柔绣针法进行绣文，最后再用带三针的电动文饰机运用旋转针法均匀补文。

由此可见，各种美容文饰方法和技巧的运用并不是一成不变的，在遵循一定原则的基础上，美容文饰师通过实践，完全可以总结出一套适合自己的操作方法，甚至探索和创造出更完善的美容文饰技巧，从而推动文饰事业的发展。

（三）绣唇时麻醉问题

虽然柔绣技术具有创伤小、疼痛轻微的特点，但由于唇部的神经分布丰富、疼痛敏感的特点，我们仍主张在绣唇时采用表面麻醉或穴位按压等方法止痛为好，以便使求美者安静地配合绣文操作。应用表面麻醉时，在操作前可将浸有表面麻醉的药物（含一定比例肾上腺素）的棉片敷贴在唇红区15~20分钟，待发挥作用后再开始操作。若施术过程中手术者有疼痛和渗血，可随时涂敷应用。

五、柔绣文饰技术的特点及评价

柔绣文饰技术是在以往文饰美容技术基础上演化而成的一种新技术，都是将色料植入皮肤，造成皮肤永久性着色，要达到自然仿真的艺术效果。但是柔绣技术有其本身的特点。

（一）文饰工具不同

柔绣文饰采用的工具是专门设计、经特殊工艺制成的“刀状排针”（其中又分绣眉针、绣眼线针和绣唇针），它既不同于文饰美容发展初期采用的手工单针工具，也不同于当前普遍采用的电动文饰工具。

1. 手工单针点刺操作，速度慢，进针深度、力度难掌握，文饰时力度重不但求美者疼痛明显，而且极易造成皮肤损伤。

2. 电动文饰机速度快、力度大、针尖锐长，一旦掌握不好，很容易将色料带入皮肤深层与液体混合，导致文色变青变蓝。文眼线时也容易刺伤皮下毛细血管，造成术后洇色。而且操作时，若机器在自身运转过程中其转速、针压系统或针尖摆动一旦出现问题，不但影响文饰效果，而且容易发生意外损伤。

3. 柔绣文饰技术，由于采用的是特制的“刀状排针”，操作时以一定手法多点同步刺入皮肤，着力点多使力度分散，因此求美者疼痛轻或几乎无疼痛，由于运针位置准确、进针力度均匀，因此柔绣时不易刺入皮肤过深，上色深浅适度，对皮肤的损伤轻，不易出血，术后恢复快，不易发生变色现象。对初学者来说更容易掌握，且安全可靠。

（二）文饰色料不同

以往文饰采用的是水状色料，相对不稳定、密度不均匀，用前需摇晃均匀才能使用，且黏性不好、不易上色、容易渗入真皮层，导致术后变色和洇色。

而柔绣文饰采用的是高密度100%天然植物精制而成的无毒色膏，该色料为乳膏状，黏性强，膏体稳定，不会渗入皮肤深层，文色不会转青变蓝，色彩更趋于自然逼真。

（三）操作手法不同

以往文饰常规操作多由单针文饰，力度重，进针深，以线成面或以点成面，反复文饰时皮肤创伤重。用电动文饰机速度快，相对不易掌握，出错的机会较多。易着色但不易修改。

而柔绣文饰采用的是“刀状排针”，45°入针，90°左右提针，采用特殊的针法手工操作，力度轻柔，以多点成线或以多点成面，皮肤创伤轻，容易使皮肤浅表层着色。而且美容文饰师在操作时可仔细看准位置后才动手，不易出错。万一不理想，因为着色表浅，也容易修改。

最后需要指出的是，柔绣文饰技术虽然在工具、色料、工艺尤其是绣针的设计和操作手法上有很大的改进，效果上特别是在眉的绣文上显出独特的优势。但此种技术也存在一些不足之处，如着色浅、术后易脱色等问题，还需要通过实践的锤炼不断完善提高。

第8节　不良文饰的修复技术

学习目标

1. 掌握各种修复不良文饰技术的操作方法和注意事项。
2. 熟悉各种修复不良文饰技术的适应证。
3. 了解各种修复不良文饰技术的原理。

眉眼唇美容文饰是一种永久化的美化眉形，眼型，唇形的方法。文的好能增添容貌美；文的不好，则适得其反，起不到美容效果，反而照成毁容。眉、眼线、唇线文饰失败褪色修复术，是一种不得已的补救方法，它既给求美者带来精神和肉体的痛苦，效果又十分不理想。所以美容文饰师在进行美容文饰时一定力求成功，尽量避免因文饰失败而选用褪色术。因为褪色术一旦使用不当容易造成局部瘢痕、毛囊损伤、感染等新的并发症。因此，一定要严格掌握适应证。

去除不理想的文眉，眼线、唇线，应首先重新设计眉型、眼线、唇线，根据新的设计，将原来不理想的眉型、眼线、唇线加以修整或去除，重新加工补救，使形与色达到理想满意的程度。临床上褪色修复的方法很多，本章重点介绍常用的几种方法。

案例 3-4

求美者,女性,42岁,公务员,曾经于10年前文过眉毛,但是目前眉色泛蓝,前来咨询如何处理变色的眉毛。

问题与思考:

1. 作为美容文饰师如何为求美者解释眉色变蓝的原因?
2. 可以选择哪些方法为求美者解决问题?

一、空针密文褪色法

(一)原理

空针密文,是使用文饰机不蘸任何色料,在原有的不理想的文饰部位,空针往返划动,人为造成皮肤表层机械损伤,待数日后,局部皮肤表层结痂自然脱落后,使局部颜色变浅变淡。

(二)适应证

1. 眉型尚可,但颜色过浓过深者。
2. 文饰术后发现眉型、眼线、唇线的某一局部不理想、不满意者。

(三)操作方法及注意事项

1. 局部常规消毒。
2. 文饰机安放一枚新针不蘸色料,在要褪色改形的局部皮肤上空针往返运针数遍,密集走针,深度掌握在0.5~0.8mm,以局部有轻微的渗液为度,边文边用消毒棉球擦试干净。
3. 术毕清洁创面,局部涂一层抗生素软膏以保护创面,或干燥暴露创面。
4. 术后,保持皮肤创面绝对清洁、干燥。待1~2周后结痂自然脱落,颜色变淡变浅。复诊时,视褪色情况可择期再行褪色,原则上应分次进行,使其逐渐褪色。

二、药液褪色法

(一)原理

在空针密文造成的损伤表皮上,涂用脱色剂褪色,术后表皮结痂,待自然脱痂后局部颜色变浅变淡。

(二)适应证

1. 眉形尚可,颜色浓黑或变蓝者。
2. 眼线过宽,形态、颜色欠佳者。
3. 唇线过宽,形态、颜色欠佳者。

(三)操作方法及注意事项

1. 将文饰区常规清洁后,设计出新的理想眉型、眼线、唇线,用细眉笔或唇线笔修饰定型,在所要消除的不理想部位做出标记。
2. 消毒准备褪色的部位,采用局部表面麻醉或视情况采用浸润麻醉。
3. 对要褪色的部位,用文饰针采用空针文饰的方法,反复走空针数遍,局部有少许渗液、渗血为正常现象，但不可文饰过深。将需褪色部位全部文好。

4. 用棉签蘸褪色液（商售洗眉液A剂）反复均匀涂擦创面2～3遍，此时求美者会有疼痛感。3～5分钟后，局部会变白色。在处理眉、眼线部位时，应嘱咐求美者闭上眼睛，防止褪色液流入眼内，造成意外损伤。

5. 5分钟左右，用棉签蘸生理盐水（或商售洗眉液B剂），清洗去除褪色液。

6. 术毕清洁创面，局部涂一层抗生素软膏以保护创面，或干燥暴露创面。

7. 术后，保持皮肤创面绝对清洁、干燥。待1～2周后结痂自然脱落，颜色变淡变浅。复诊后视褪色情况可择期再行褪色，原则上应分次进行，使其逐渐褪色，比较稳妥。

8. 待原来不理想的文饰部位褪色修复2～3个月后，再根据情况重新设计文饰。

三、遮盖褪色修复法

（一）原理

遮盖法又称覆盖法，其原理是用肤色文饰液在要修正的部位进行文饰，使原来的文色被掩盖、变浅，形成与肤色相同的颜色，达到修复目的。

（二）适应证

1. 某一部分文饰不理想者，颜色浓黑或变蓝者。

2. 原文饰部位整体颜色不佳，需重新盖色修复者。

（三）操作方法及注意事项

遮盖法多用于不理想文眉后的修复，所选用色料多为肤色+土黄色。

1. 按常规文眉方法进行术前各项准备。

2. 用所备好的色料文饰覆盖整个眉区或部分不理想眉区。每次文饰覆盖时，药液不宜太浓，色浓易在皮肤形成堆积，外观上有瘢痕样感觉。故色料稍淡些。

3. 一次覆盖后若依旧不满意。待自然脱痂2～3个月后，待色料在皮肤内融合、聚集的比较稳定后再进行补色修饰。

4. 此法可将原文眉区局部或全部颜色掩盖或变浅，而后可依据具体情况重新设计眉型，再择期进行文饰。

5. 覆盖文饰后处理的注意事项同常规文眉术。

四、电灼褪色法

（一）原理

用直径0.1～0.5mm的电针与皮肤表面接触，针尖部放电局部产生针尖大小火花。在高温下使电针周围组织气化、碳化、凝固变性，达到清除组织、清除眉、眼线、唇线不理想部分，达到使局部颜色变浅的目的。

（二）适应证

1. 双侧眉不对称，颜色过重，发蓝者。

2. 眉型过粗，过方，眉型呆板，不自然者。

3. 眼线形态不佳、不整齐，位置偏离睫毛根部者。

4. 眼线颜色过重、夸张洇色、边缘不整齐出现毛刺者。

5. 唇线形态不佳、颜色发黑者。

6. 原则上眉型、唇线、眼线不理想不美观者，求美者有要求，无禁忌证都可实施。

（三）操作方法

目前电灼法临床上常用的机器有多功能电离子治疗仪、高频电刀、扫斑机，超高频美容仪器等，其原理、操作大同小异，各有优缺点，以下介绍多功能电离子治疗机的操作方法。

1. 局部常规消毒，可选用 2% 的利多卡因或 0.5% 布比卡因局麻。

2. 检查多功能电离子治疗机，接通电源，调好电压及输出电流，打开长火或短火开关，手持笔式治疗头，按一定顺序点烧褪色区，边点烧边用棉球擦拭，同时观察烧灼气化、碳化深度和褪色情况，直到满意为止。

3. 术毕清洁创面，涂抗生素软膏保护创面。

4. 术后注意保持创面清洁干燥，3～5 天结痂，1～2 周后任其自然脱落。

5. 脱痂后若褪色不理想，可在 2～3 个月后再择期予以褪色。如原本文色太深、范围过大，需要分次进行，一般需要 2～3 次褪色才能完成。

（四）注意事项

1. 由于操作有一定的难度和危险性，因此要求操作时一定要精力集中，准确无误，宁慢勿快。

2. 烧灼深度要适中，宁浅勿深，不要超过真皮乳头层，否则术后遗留瘢痕。

3. 眉区褪色后若需重新文饰，应在 2～3 个月后，在原眉型基础上重新设计，再行文饰。

4. 眼线褪色应由外向里渐行褪色，一次不要太宽，一般为 1～2mm，术后创面两侧表皮向术区生长，1～2 周后可将术区覆盖，不留瘢痕。若一次褪色太宽，正常表皮则很难将其覆盖。若为洇色眼线，面积较大，应采取分次点状烧灼法，待灼烧区被正常皮肤覆盖后，再烧灼剩余部分，直到全部清除完毕为止。

5. 烧灼时应调节好放电量，不宜过弱、过强。过强烧灼创伤太深，易造成瘢痕；过弱则达不到目的。

6. 应选择粗细适宜的电针针头，褪眉色时可选用粗针头，褪眼线、唇线可选用细针头。

7. 操作时要严格遵守无菌操作原则，以预防术后感染。术后如有感染迹象或感染发生则应该及时采取抗感染治疗。

8. 术后结痂不可硬性揭掉，任其自然脱痂，以免留疤。

五、再文饰法

再文饰法是指在原文饰基础上再行文色，或在文饰失败修整后再行文色。

（一）适应证

1. 原文饰部位形态较细，较短者。

2. 原文饰部位颜色浅或颜色不佳者。

3. 部分颜色去除后，需再次文饰者。

4. 完全褪去原文饰后，需要再次文饰者。

（二）操作方法及注意事项

1. 无论是再文饰眉、眼线、唇线，其方法步骤及注意事项基本上同常规文饰。对于原文饰部位颜色较浅、不匀者或形态较细、较短者，需补充文饰者，可在第一次文饰术后 4～6 周进行。若原文饰部位行褪色处理后需再次文饰，一般应在 2～3 个月后再依情况考虑文饰。

2. 对于文眉失败褪色处理后,需再次文饰者应重新设计眉型再进行文饰,要求既不能与原文饰痕迹差距太大,又要符合新设计的眉型要求。

3. 对于文眼线失败褪色后,需再次文饰者,应在新设计的标准眼线位置上进行文饰,并尽量将原文眼线部位掩饰遮盖。

4. 对唇线文饰失败褪色处理后,也需要重新设计唇线再行文饰。

六、激光褪色法

激光是指受激发的辐射光放大而产生的光束。激光有单色性强、相干性强和方向性强的特点。医用激光器以其工作物质不同,可分为固体、气体、半导体、液体、染料等激光器。近年来应用固体激光器治疗文身(包括文眉、文眼线、文唇)取得非常满意的疗效。

(一)原理

激光类型很多,目前以 Q 开关 Nd:YAG1064nm 激光治疗仪祛除不良文饰最为有效,且副作用和并发症最少。激光 Q 开关好像一个高速快门,可将激光能量在很短时间内释放出来,形成能量密度很高的巨脉冲。当激光巨脉冲被病变的色素颗粒吸收后,会形成局部的冲击波,将色素颗粒击碎,被人体吸收。由于激光能量与生物组织的作用时间很短,从而避免了热效应对周围组织的损伤。利用各种不同的色素颗粒的最佳的吸收波长不同,选择与其吸收峰相对应的激光波长就会最有效地祛除色素病变组织,而不会影响周围临近的正常组织,这一原理在激光医学上称为选择光破坏。

其治疗原理与高频电针、冷冻、化学剥脱等方法有着本质的区别,以往的治疗方法必须先破坏正常表皮才能祛除色素颗粒,然而正常表皮一旦被破坏便会留下瘢痕,而激光的特点是可以在不破坏正常表皮的情况下,直接将激光能量作用于深部,击碎色素颗粒,然后经机体吸收排出体外,因此手术后不会留瘢痕,深受求美者青睐,故而在临床上得到了广泛应用。

(二)适应证

1. 各种不理想文眉、眼线、唇线(包括颜色、形状不满意者)。

2. 仅颜色不满意,需局部祛除修改者。

3. 文饰术后洇色。

(三)操作程序

1. 术前准备

(1)照相:要求在同一条件下做治疗前后的照片对比。

(2)局部准备:治疗前最好剃去眉毛和剪短睫毛,以免妨碍激光光束的准确性。因治疗后创面不能沾水,故术前应嘱求美者洗澡。

(3)麻醉:治疗前在患部涂麻醉药膏或口服止痛药,或局部注射阵痛药物。

(4)体位:求美者平卧于手术床上,用 0.1% 新洁尔灭或 75% 乙醇在患处消毒,求美者及施术者均戴防护眼镜。

(5)选择相应的波长:如 532nm 波长对红色文身最有效,可去除不满意的唇线。1064nm 波长对黑蓝色文身最有效,可去除不满意的眉型、眼线。

2. 手术操作

(1)祛除文眉:可根据不同颜色,采用 1064nm,755nm,694nm 波长治疗,治疗时,先用激光脉冲测试求美者对治疗的承受能力及组织的反应，再调节合适的能量治疗，治疗后皮肤即刻变白伴点状出血为正常反应。一般从眉尾开始治疗，并逐渐向眉头移动。因为文眉颜色眉尾比眉头重，先在眉尾发射激光，可根据光斑的颜色调节合适能量，且一般人眉尾对疼痛的耐受性较眉头强。先从眉尾开始治疗求美者也有一个适应过程。当然，如果情况相反，也可从眉头开始治疗。

(2) 祛除文眼线：可采用1064nm、755nm的波长治疗。置角膜保护器于眼部，以防激光损伤角膜，一般先从外眦开始，激光垂直于治疗的部位，逐渐向内眦移动。外眦部分眼线较粗，定位可有一定偏差的余地，且外眦对疼痛的敏感性较低，当往内眼角移动时，求美者对疼痛也逐渐耐受，就会平稳地接受治疗。

(3) 祛除唇线(或全唇)：选择532nm的波长，如果文饰颜色发黑发乌，也可用1064nm或755nm波长治疗。根据颜色深浅调节合适能量，一般治疗时可先从唇外侧开始，逐渐向唇峰方向移动。因唇部的血运非常丰富，治疗速度宜快，治疗完毕须立即压迫止血。

3. 术后处理

(1) 术后压迫止血，并用冰袋冷敷患处24~48小时，以减轻术后疼痛和肿胀。

(2) 创面涂抗生素药膏，伤口可暴露或用敷料覆盖，嘱咐求美者保持创面清洁和干燥。

(3) 祛除唇线及全唇求美者，需用吸管进流食3天，避免辛辣饮食，保持口腔清洁，以免污染伤口，引起感染。

(四) 注意事项

1. 避免晒太阳。

2. 治疗后10天内不参加剧烈活动，以免出汗引起感染。

3. 不要摩擦或随意剥脱痂皮，应任其自然脱痂。

4. 根据病变的深浅、程度、部位的不同，可能需要多次治疗，才能达到目的。

5. 激光法褪色后，如需重新补色修文，应在局部稳定2~3个月后再择期文饰。

(五) 并发症及其防治

1. 出血　多为创伤渗血，尤其是唇部，由于血运丰富，出血比较明显，一般需按压数分钟即可止血。因此术前需要详细询问病史，如有无牙龈出血、紫斑，必要时查出凝血时间、血小板计数等，确定求美者有无凝血功能障碍，避免治疗后出血不止。

2. 肿胀　一般去眼线及唇线者，局部肿胀明显，系因手术局部创伤或反应性肿胀所致，多在治疗后3天内出现，为可逆性反应，一周左右即可消退。可在治疗后24~48小时内给予患部冷敷，可减轻局部肿胀。

3. 感染　由于眉部、上下眼睑、唇部血运丰富，抗感染力强，所以治疗后感染者不多见，但是应注意汗液及灰尘污染伤口而引起感染。当发现感染时，局部用75%酒精或0.1%的新洁尔灭清洁创面，每日数次，同时口服抗生素。

4. 瘢痕　多出现在个别瘢痕体质或创面严重感染的求美者，当激光能量太大或同一部位重复治疗次数太多，也可能留下轻微瘢痕。其比例为2%左右。故用激光治疗时也需要注意预防瘢痕的发生。

七、手术切除加柔绣法

对于文饰过深、洗眉后留有增生性或萎缩性瘢痕者，可采用手术切除加柔绣的方法进行修改。

（一）切除眉毛

手术切除失败文眉的同时也切除了部分松弛的皮肤，可矫正外眼角下垂，减轻鱼尾纹。

1. 适应证

（1）文眉形态不佳，过宽、过直、过低或眉梢下垂明显者。

（2）文眉颜色过深、泛蓝、用激光清洗不彻底者。

（3）眉型低平，眼睑皮肤松弛，两者可同时矫正。

（4）眉睑距离过近或过远。

（5）激光褪色后效果不满意者。

（6）用其他方法洗眉后留有增生性或萎缩性瘢痕者。

（7）要求彻底清除原来所文之眉者。

2. 操作程序

（1）先绣后切法：①照相，便于治疗前后对比。②设计新眉型，新眉型与原眉型不可脱离过宽，以免张力太大造成术后瘢痕明显。上眼皮松弛者，可同时设计出准备切除的皮肤量。③按设计的新眉型用柔绣法绣好。④常规消毒、铺无菌单、局麻。⑤切除多余皮肤，术中彻底止血，避免形成死腔和血肿。用6-0可吸收缝合线缝合皮肤内层，再用7-0缝合线缝合表皮。⑥术后切口处涂抹抗生素软膏，无需包扎，7天后缝线自行脱落。

（2）先切后绣法：①照相。②设计新眉型和准备切除的部分。③按上述方法行切除术。④3个月后行柔绣眉。

3. 切除部分的设计方法

（1）眉上切除法：对于眉毛自然生长状况良好，不存在文眉或所文颜色太深的情况，但是眉型低平、下垂，眉睑距离较近，需要将眉向上提，挑起眉峰。因此切除部位在原眉上方。

（2）眉下切除法：所文之眉颜色太深，无法用其他方法彻底去除，但眉头部分尚可保留者，可采用此方法。

4. 注意事项

（1）设计的新眉型要征得求美者的同意，在其满意后方可实施。

（2）严格执行无菌操作，避免感染造成瘢痕。

（3）眉头、眉腰与原眉型不要脱离太多，可以隐蔽切口瘢痕，眉梢不能偏离太宽，以免瘢痕明显。

（4）缝合时采用3×10或4×10角针，6-0或7-0无创缝合针，切口对合整齐，避免瘢痕明显。

（5）切开后行切口上缘内固定，可将眼睑皮肤向上拉，而不会将眉毛向下拉。

（6）设计切除部分时最好保留些眉头的眉毛，再进行柔绣眉会很自然。保留的眉头如果文色过深，可以先用激光将颜色洗浅后再柔绣。

（二）切除眼线

1. 适应证

（1）文饰的眼线洇色。

（2）文饰的眼线过宽。

（3）眼线文饰位置异常。

(4) 眼线文饰形状异常。

2. 操作方法

(1) 手术设计:上眼线切除的上界为上眼线的上缘,切除下界为睫毛根部上约 0.3~0.9mm,上下界之间为切除范围,下眼线切除的上界在睫毛根下 0.3mm,下界视情况而定,以术后下睑缘不外翻为度。

(2) 手术方法:常规消毒铺巾,局部浸润麻醉。按预先的设计进行切除缝合。术毕,切口处涂抗生素软膏,不包扎,保持伤口干燥、不污染,4~5 天拆线。

(3) 注意事项:①如果洇色面积过大,可分次切除,以免造成眼睑外翻。②对于外眦角晕染、洇色面积较小,皮肤松弛者,一次性切除不影响眼型者,可做一次性切除;而对洇色面积较大者,切除后会造成眼型改变,可沿上下睑汇合处,切开皮肤,进行皮下分离,皮下减掉晕染组织,使外眦角洇色变浅。③手术时,最好用刀切除,一次切到位,而不用剪刀剪除,以减少瘢痕。④缝合切口时可将 5-0 的丝线分成三份,用一份缝合切口,或用 8-0 尼龙线缝合。若皮肤有张力,可在两侧皮缘下分离,分层缝合。⑤眼线文在重睑的皱襞上,可在切除的同时行美容重睑术。若文在皱襞上的眼线距睑缘太远或太紧,可先行切除,6 个月后再行美容重睑术。

(康晓琳)

目 标 检 测

一、名词解释

美容文饰技术、文色、着色、洇色、填色、浮色、补色、脱色、灭菌、消毒、柔绣文饰技术、空针密文褪色法、再文饰法

二、简答题

1. 简述文饰术的原理。
2. 文饰术的基本原则有哪些?
3. 简述美容文饰的一般操作规范。
4. 简述文眼线术中表面麻醉的操作方法。
5. 简述文饰机使用时的注意事项。
6. 如何确立标准眉型? 眉型与眼、鼻、唇的比例关系如何?
7. 如何设计眉型?
8. 文眉术的操作原则、适应证、禁忌证是什么?
9. 简述文眼线的适应证和禁忌证。
10. 简述文眼线常见的并发症。
11. 简述文唇线的适应证和禁忌证。
12. 简述理想标准的唇型特征。
13. 简述文唇术后的护理。
14. 简述柔绣文饰常用的针法。
15. 简述绣唇的术后护理。
16. 简述药液褪色法的适应证。
17. 简述遮盖褪色修复法的操作方法及注意事项。
18. 简述电灼褪色法的适应证。
19. 简述激光褪色法的注意事项。

第 4 章
理化美容技术

第 1 节　激光美容技术

学习目标

1. 掌握各类损美性皮肤病的激光美容原理。
2. 掌握激光治疗损美皮肤病的适应证和禁忌证。
3. 理解激光的生物学效应及理解激光参数的意义。
4. 熟悉常见损美皮肤病激光器的选择应用及方法。
5. 了解激光产生的原理和条件。
6. 了解激光器的分类。

激光的英文名称 Laser 是受激辐射光放大(light amplification by stimulated emission of radiation)每个单词的第一个字母的缩写。1917 年,爱因斯坦(Albert Einstein)提出:“当受激发状态的原子,用一个能量相适应的光子激发时,能使该原子释放另一个能量与激发光子相同的光子”,基于这一理论的系列实验研究,美国科学家于 20 世纪 60 年代研制诞生了世界上第一台红宝石激光器。激光和普通光一样也是由光子组成,与普通光不同的是激光在时间、空间和单位频宽内高度集中的光能量,即具有单色性好、相干性好、方向性好、亮度高的物理特性。经过半个多世纪的不断发展和电脑技术的应用,目前激光器种类繁多,已经广泛应用于医学临床,尤其在皮肤美容领域,激光治疗则大显身手,取得良好的美容治疗效果。新型激光或光子治疗技术最大特点是具有微创性或无创性。

一、激光产生的原理和条件

1. 粒子数反转(population inversion)　在一个物质体系中,大量的粒子(原子、分子或离子)在运动中相互碰撞接触并交换能量,有些由低能级跃迁到高能级,有些则由高能级返回到低能级。根据玻耳兹曼分布律,热平衡状态下,处于低能级的粒子数总是多于高能级的离子数,要产生能形成激光的足够数量且具备一定能量级的光子,就必须使特定的工作媒质在外来光子的刺激下使低能级的粒子跃迁到高能级(受激吸收),且高能级的粒子数多于低能级的粒子数,即实现粒子数反转。高能级的粒子在外来的光子或能量激发后跃迁到低能级,同时释放一个与外来光子频率、相位完全一样的光子即受激辐射,这种粒子数反转和受激辐射是产生激光的必要条件。

2. 激光的工作物质　能实现粒子数反转的物质称之为激光的工作物质或工作介质。并非各种物质都能形成粒子数反转,即使有一定量的高能级粒子,但很不稳定,很快迅速返回到低能级,“寿命”极短,不能形成一定数量和规模且具备一定“寿命” 的粒子数反转,这种物质则不能成为激光的工作介质。激光的工作物质必须具备亚稳态能级的性质,尤其 Q 开关激光对高能级的粒子“寿命” 有更高的要求。

3. 激励源 使激光工作物质实现粒子数反转的外界能源称之为激励源,也称为泵浦源。目前激光器最常用的激励方式是光抽运和电抽运,光抽运几乎全部用于固体和液体激光器,电抽运则主要用于气体激光器,另外还有化学抽运、热抽运等。

4. 光学谐振腔 将具有粒子数反转的物质填充在特制的装置内,做成一个光放大器。通常使用光学谐振腔,如图 4-1 所示在工作物质两端加上一对互相平行且垂直于工作物质轴线的反射镜,构成一个光学谐振腔,前反射镜为部分反射镜,后反射镜为全反射镜。反射镜可以是平面、凹面或一平一凹。

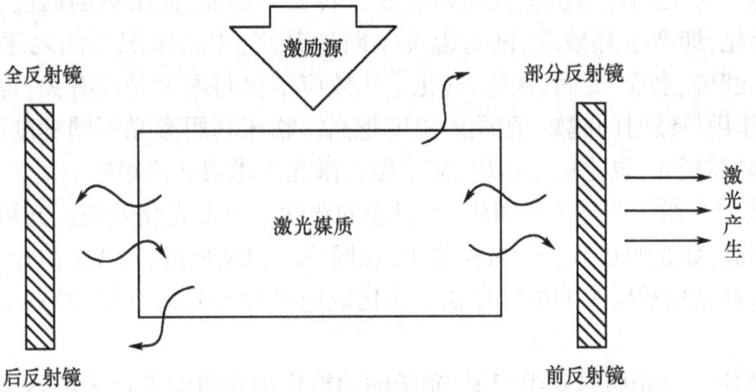

图 4-1 光学谐振腔及激光产生示意图

5. 激光的发生 谐振腔内的工作物质被激励后会辐射产生光子,这种光子的方向是任意的,偏离轴线方向的光子就会溢出腔外,沿轴线方向的光子在腔内两反射镜面间反复振荡,振荡过程中与其他粒子作用产生受激辐射,这种受激辐射达到一定程度时,沿轴线的光子将雪崩式的猛增放大,最终由部分反射镜发射出一束频率、方向相同,单一波长,亮度高的光——激光。

二、激光的特性

激光与自然光相比,是一束具有特殊性质的光束,具有单色性好、相干性好、方向性和高亮度的特点。

1. 单色性好 是指某种类型的激光发射出特定的单一波长的光。激光的单色性使得它作用的组织上能够被特定的组织的靶基团(靶基)选择性地吸收,产生一系列生物学效应,使其被破坏或改变其生理功能,但对临近的组织和细胞影响极小,甚至无影响。激光的单色性为临床治疗和美容提供了选择。一般激光的单色性以气体最好,固体次之,半导体较差。

2. 相干性好 激光的相干性是指特定光源发出的光在传播中保持恒定的位相关系不变,即频率相同、振动方向相同、位相差恒定,在特定的时间点上是完全一致的。

3. 方向性好 是指激光光波在传播的过程中在时间和空间保持高度的集中,发散角小,几乎是一束平行的光线。激光的方向性好意味着激光束传播很远的距离仍能保持较小的光斑和强度。

4. 高亮度　激光的亮度比普通光源高出 $10^{12} \sim 10^{19}$ 倍，激光的单色性和方向性好，在医学上应用主要是激光的能量在空间和时间的高度集中，产生很强的辐射强度和高能量。临床上利用激光的高能量可做成激光刀，用来切割组织。强激光可产生上亿度的高温，应用于工业和军事等领域。

三、激光的生物学效应

激光的生物学效应应是指激光作用于生物组织后产生的一系列物理、化学和生物学变化都称为激光的生物学效应。激光的生物学效应是激光用于治疗的理论基础。激光生物学效应的强弱既与激光的性能有关，又与生物组织的性质有关，有以下几种效应：

1. 热效应　激光的能量被生物组织吸收后转变为热能，使组织的温度升高，组织性质发生相应的变化，即产生热效应，随着温度不断地升高，生物组织会随之逐渐产生温热感觉、血管扩张、红斑、水疱、凝固、炭化、气化。热效应不仅与温度升高有关，也与作用时持续时间相关，热作用持续时间越短，耐受的温度越高。临床利用激光不同程度的热效应，用于热刺激理疗，局部凝固、炭化病变组织，甚至做成激光手术刀切割组织。

2. 光化效应　激光照射生物组织后，引起的化学反应及光化效应。光可刺激活组织分子中的化学反应，如光照皮肤合成维生素 D，视网膜的视觉反应，PUVA 治疗白癜风，光动力治疗肿瘤等均有光化学反应的机制存在。光化效应可分为光致分解、光致聚合、光致氧化、光致敏等。

3. 压强效应　当光照射到组织上，光子的动能作用在组织上产生的压强，称一次压强。另外激光作用到组织，瞬间使组织气化，产生的气泡、组织热膨胀，可产生气流反冲压强和热膨胀压强及超生压强等，称为二次压强。激光对组织的压缩、瞬间热膨胀，可产生机械性破坏和“爆破效应”，达到治疗靶组织的效果。

4. 电磁场效应　激光是电磁波，以电磁场的形式作用于生物组织，电磁波辐射具有波粒二相性，不同的振荡频率的波长，所产生的能量不同，当形成强的电磁场时，可发生组织电离、核分解，组织细胞的结构和功能被破坏，达到治疗的目的。

5. 刺激效应　当弱激光照射生物组织时，不会对生物组织直接造成不可逆的损伤，而是产生像超声波、低功率微波等理疗的作用效果。弱激光的刺激效应机制还不十分清楚，可能是生物组织吸收了光子的能量和光波的作用，组织发生了理化反应和生物反应。刺激效应可起到改善血液循环、促进细胞的新陈代谢、调节免疫功能、促进组织的更新修复等作用。

四、激光的美容原理

现代激光美容治疗，既强调美容疗效，更注重安全。激光美容技术分为强激光美容技术、弱激光美容技术和激光光动力学美容技术。

（一）强激光的美容原理

强激光是指能对生物组织造成不可逆损伤的激光。1983 年 Anderson RP 和 Parrish JA 提出了选择性光热作用理论，即根据不同组织的生物学特性，只要选择合适的激光参数（波长、脉冲持续时间和能量），就可以保证在最有效治疗病变部位的同时，对周围正常组织的损害最小。该理论实现了激光治疗的有效性和安全性的完美统一，是现代新型激光诞生的理论基础,也是激光医学发展史上的里程碑。

选择性光热作用理论在治疗实践过程中,实现了“光热分离”。传统的连续激光在作用于靶组织后,靶组织吸收了激光的能量,被破坏,达到了去除病变组织的目的,但在治疗的过程中,靶组织吸收的热能会向周围正常组织传递,损伤周围正常组织。“光热分离作用”即是通过控制特定波长的激光脉冲,使得靶组织吸收一定强度的光能为间断性的,转化为热能也为间断性,若脉冲持续时间短于靶组织的热传导释放时间,就能使热能仅限作用于靶组织,而不引起邻近组织的损伤,即达到了治疗的选择性作用。因此要实现选择性光热作用必须要具备合适的激光参数。

根据选择性光热作用原理,必须选择合适的激光参数才能达到安全有效的治疗。实现选择性光热作用必须满足三个条件:即波长、脉冲脉宽和能量。

1. 波长　通常情况下激光的波长和其穿透组织的深度成正比,不同组织对激光波长的吸收具有选择性。黑色素吸收激光波长的范围在 280nm~1200nm;氧合血红蛋白吸收激光波长的峰值有三个,即 418nm、542nm 和 577nm,;组织中的水对大于 2μm 的红外线波段吸收较好。因此,在激光治疗时要选择能作用到靶组织深度并被靶组织强烈吸收的激光波长。

2. 脉冲脉宽　简称脉宽,即一个脉冲输出的持续时间,常用毫秒(ms)、微妙(μs)、纳秒(ns)表示,脉宽要小于或等于治疗靶组织的热弛豫时间(thermal relaxation time,TRT),以防止引起周围组织的损伤。热弛豫时间是指激光作用于靶组织产生的热量向周围组织传导,使温度降低 50% 所需的时间。皮肤组织的 TRT 为 1ms,色素颗粒直径较小,为几个至几十个纳米,毛囊的体积较大 TRT 为几毫秒到 100ms,而血管根据管径的粗细 TRT 为几毫秒至几十毫秒,所以治疗色素性病变选用 ns 级激光,治疗血管性病变、脱毛选择 ms 级激光。脉宽是激光治疗安全性的根本保证,治疗中要精确控制脉宽,以保证靶组织得到破坏,而周围组织不受损伤。

3. 能量　激光能量是决定治疗效果的前提。治疗时选择的能量过低,达不到治疗效果,选择的能量过高则有形成瘢痕的危险,所以治疗时要选择能在靶组织上产生足够温度,并将其破坏的合适能量。在临床实际应用过程中要根据靶组织的性质、颜色、大小、厚薄和治疗当时的反应来确定能量密度。能量的单位是焦耳(J),能量密度是指单位面积上能量的大小,用 J/cm^2。治疗中随时调整和修正能量密度,以达到有效性和安全性的统一。

(二) 弱激光的美容原理

弱激光是指不能对组织造成不可逆损伤的激光。当弱激光被生物组织吸收后,会引起相应的生物效应。这种效应的作用主要是:能加强血液循环、调整功能,促进细胞生长,进行组织修复,在临床上主要用于激光理疗、激光针灸和激光血管内照射。

五、常用激光美容仪器的分类

能发射激光的装置称之为激光器。激光器虽然种类繁多,特点和适应证也不同,但其基本结构主要都是由激光介质、光学谐振腔、激励源、和导光输出系统四部分组成。

仪器简介:

(一) 激光的倍频、调 Q 技术

激光的倍频、调 Q 技术是激光束控制技术的重要组成部分。激光的倍频技术是指频率

v 的激光通过倍频晶体后变成频率为 2v 或 3v 的激光，由于光波的频率与波长呈反比关系，因此利用倍频技术可拓展范围更宽的激光波长，如波长 1064nm 的激光通过 KTP 倍频晶体后可获得 532nm 的激光，扩大了激光器的适用范围。激光器的调 Q 技术，即是在计算机的控制下使激光的脉宽压缩到极短，只有几纳秒（10^{-9}秒）至几百纳秒，在瞬间输出高强度的峰值激光能量，从而提高激光的输出功率。

（二）激光仪器分类

1. 根据激光的工作物质分类

（1）固体激光：常用特殊的人工晶体作为激光介质，如红宝石激光（692nm，694nm）翠绿宝石激光（755nm）、掺钕钇铝石榴石激光（1064nm）等。特点是输出功率大而稳定、效率高、耗材少。

（2）气体激光：常用的美容激光器有 CO_2 连续激光（10600nm）、氦氖激光（604nm）、氩离子激光（488nm，514nm）等。气体激光功率较大，使用方便，易消耗。

（3）液体激光：液体激光包括各种染料激光，其工作物质是若丹明、碳化菁等染料溶于乙醇或三氯甲烷等溶剂中形成的激光介质。如 PLTL-1 Q 开关激光（510nm）、SPTL-1b Q 开关激光（585nm）等。特点是工作物质多、输出功率大、光学性质好，缺点是需不断更换染料、耗材较多、保养复杂。

（4）半导体激光：是用半导体材料作为工作物质的一类激光器，如 LightSheer 半导体激光（800nm）、MeDioStar 半导体激光（810nm）等。其优点是效率高、寿命长、价格低。

2. 按激光释放能量的运转方式和输出方式分类

（1）连续激光：是以稳定、连续的光束释放激光能量，如 CO_2 连续激光、氩离子激光等。

（2）脉冲激光：是以脉冲的形式释放激光能量，即在一个固定的时间内释放出几个脉冲，脉冲的个数是可调的，使得脉冲的间隔得到可调。根据其脉冲宽度又可分为长脉冲激光和短脉冲激光，前者为 ms 级，后者为 ns 级。短脉冲激光包含各种 Q 开关激光，如 Q 开关倍频激光（532nm，4～10ns）、Q 开关翠绿宝石激光（755nm，50ns）；长脉冲激光如 Sinon 红宝石激光（694nm，3ms）、冰点半导体激光（810nm，1～400ms）等。

（3）半连续激光：也是以脉冲形式释放能量，所不同的是各个脉冲之间的间隔时间非常短，不可调节，激光能量以紧密连接的脉冲形式释放，也称准连续激光。

3. 根据激光波长的范围分类　可分为紫外线、红外线和可见光激光器等。

不同用途的美容激光仪器分类和特点见表 4-1。

表 4-1　不同用途常用皮肤美容激光器的种类、特点

用途	激光器名称	介质种类	运转方式	波长（nm）	波段（颜色）	脉冲宽度
皮肤良性肿瘤、病毒性疣等	CO_2 连续激光	气体	连续	10600	中红外	<1ms，电脑扫描，连续
色素性疾病	倍频 Nd：YAG	固体	Q 开关	1064/532	近红外/绿色	4～10ns
	Sinon 红宝石激光	固体	Q 开关	694	红色	10ns
	AlexLazr 翠绿宝石激光	固体	Q 开关	755	近红外	50ns
	AlexLazr 翠绿宝石激光	固体	Q 开关	755	近红外	70～150μs
	PLTL-1	染料	Q 开关	510	绿色	400ns

续表

用途	激光器名称	介质种类	运转方式	波长(nm)	波段(颜色)	脉冲宽度
血管性疾病	倍频 Nd:YAG	固体	Q 开关 长脉冲	532	绿色	2~100ms
	铜蒸汽激光	气体	半连续	578	黄色	
	Sclero PLUS 激光	染料	长脉冲	585	黄色	1.5ms
	Vbeam	染料	长脉冲	595	黄色	1.5~40 ms
	Nd:YAG 激光	固体	长脉冲	1064	近红外	0.25~300 ms/ 2~00 ms
除皱或气化	UltraPulse CO_2 点阵激光	气体	超脉冲/连续激光	10600	中红外	>1ms,电脑扫描,连续
	三维点阵铒激光	固体	脉冲	2940	中红外	100~1000μs
	MCL30 铒激光	固体	点阵模式/气化模式	2940	中红外	
	Affim 点阵激光	固体	长脉冲	1320/1440	近红外	3ms
	Pixel CO_2 像束激光	气体	超脉冲/连续激光	10600	中红外	200~500μs/连续
	GentleYAG 激光	固体	长脉冲	1064	近红外	0.25~300 ms
脱毛	冰点半导体激光	半导体	长脉冲	810	近红外	1~400 ms
	GentleYAG 激光	固体	长脉冲	1064	近红外	0.25~300 ms
	LightSheer 激光	半导体	长脉冲	800	近红外	30~400 ms
	Sinon 红宝石激光	固体	长脉冲	694	红色	3ms
	GentleLase 翠绿宝石激光	固体	Q 开关	755	近红外	3ms

六、适应证和禁忌证

(一) 适应证

1. 弱激光美容技术　通常作为激光针灸照射穴位或病变部位,治疗皮肤细小皱纹、斑秃、白癜风、酒渣鼻、冻疮、痤疮、增生性瘢痕、带状疱疹等病。

2. 强激光美容技术

(1) 连续、半连续激光:常用有连续波 CO_2 激光、Nd:YAG 激光、氩激光、铜蒸汽和溴化铜激光等。

1) 损美性良性病变,包括各种疣、色素痣、血管瘤、脂溢性角化病(老年疣)、皮赘及皮肤囊肿等。

2) 异物去除,包括不良文饰(不良文眉、文眼线、文唇,文身)等。

3) 作为"光刀"进行切割,用于毛发移植、重睑、去眼袋等各种美容手术。

4) 腋臭、穿耳孔等。

(2) 脉冲激光

1) 长脉冲激光

A. 多毛症:常用翠绿宝石激光、半导体激光和红宝石激光。

B. 血管增生性病变,如毛细血管扩张、鲜红斑痣、蜘蛛痣、浅表血管瘤,常用 Nd:YAG 激光的倍频 532nm 波长,染料激光 585nm 或 595nm 波长。

C. 各种美容手术切割及皮肤磨削、去皱,常用超脉冲 CO_2激光、铒激光。

2）短脉冲激光(Q开关激光)

A. 浅表色素增生性病变,如雀斑、雀斑样痣、咖啡斑、色素沉着等,常用Q开关Nd:YAG激光倍频532nm波长或Q开关红宝石激光。

B. 较深部色素增生性病变,可用Q开关翠绿宝石激光。

C. 深部色素增生性病变,如各种色素斑痣、太田痣、颧部褐青色痣、各种文刺去除等。可用Q并关Nd:YAG激光1064nm波长。

（二）禁忌证

1. 弱激光美容技术　对光敏感者慎用。

2. 强激光美容技术

（1）连续、半连续激光

1）瘢痕体质。

2）凝血机制障碍、免疫功能低下、全身或局部有感染病灶和慢性消耗性疾病者。

3）各种精神及心理异常者慎用。

（2）长脉冲激光、短脉冲激光(Q开关激光)

1）超脉冲CO_2激光和铒激光磨皮去皱时慎用于内分泌及免疫功能紊乱者,如阿狄森氏征、红斑狼疮、进行期白癜风及1个月内用激素类、水杨酸类、光敏性药物者。

2）其他同连续、半连续激光的禁忌证。

七、操作方法及术后护理

（一）激光术前准备

1. 治疗前和求美者交流沟通,说明治疗方法、预期效果及可能出现的情况,并签署知情同意书。

2. 排除有禁忌证者。

3. 脱毛者要备皮,以防治疗时损伤表皮。

4. 治疗前照相,以便治疗前后对比。

5. 建立治疗档案。

（二）治疗操作方法

1. 弱激光

（1）接通电源,调试激光器至工作状态。

（2）选择适当的体位和穴位,暴露治疗部位,必要时求美者戴眼罩或防护镜。

（3）选用合适的光斑和距离垂直照射皮损及穴位。

（4）根据不同病种、部位及面积大小选择激光的波长、照射功率密度、照射时间和疗程。通常每次照射10~20min,每日1次,10~15次为1疗程,每疗程间隔5~7天。

（5）连续照射超过17~20次后可能会产生抑制作用。一般应遵循小剂量、短疗程的原则。

2. 强激光

（1）连续、半连续激光

1）常规消毒,根据求美者具体情况选择麻醉方式。

2）操作者戴防护镜,保护眼睛,必要时给求美者戴眼罩或置眶内保护器。

3）接通电源，调试激光器至工作状态。先在纸板上试验调整合适的治疗参数。

4）治疗时应要求求美者高度配合，并对治疗部位周围正常组织采取保护措施。

5）及时清除炭化组织，必要时可用生理盐水反复清洗创面，确认病变组织被彻底清除为止。

（2）脉冲激光

1）长脉冲激光

A. 术前准备：脱毛应剃毛备皮，磨皮去皱术前 2 周最好外用 0.025% 的维 A 酸霜及广谱遮阳霜，必要时可于术前 1～3 日口服抗生素及阿昔洛韦等抗病毒制剂，并根据求美者具体情况决定是否需要体检或化验检查。

B. 常规消毒，根据求美者具体情况选用麻醉方式。

C. 接通电源预热激光器，调试合适参数先在病变处试验 1～2 个光斑观察反应，尤其应注意脉宽时间。

D. 染料激光应遵循能量由小到大，光斑重叠不超过 10%～30%，并根据个体反应情况及时调整参数。

E. 治疗间隔时间一般脱毛不短于 1.5 个月，其他不短于 2 个月，或根据求美者的具体情况而定。

2）短脉冲激光

A. 常规消毒，根据求美者具体情况选择麻醉方式。

B. 操作者戴防护镜，保护眼睛。必要时给求美者戴眼罩或眼内放保护器。

C. 接通电源预热激光器，调节合适能量参数。

D. 根据病变部位、颜色深浅、选择能量密度。通常病变组织变白即可。光斑应全部覆盖病变区域，重叠部分不超过 10%，避免在同一部位反复照射。

E. 对头面部、颈部皮肤较薄的部位，尽可能采用大光斑治疗。

（三）激光术后护理

1. 弱激光　术后一般无需护理。

2. 强激光

（1）连续、半连续激光

1）保持创面干燥清洁，避免水及化妆品污染伤口。

2）避免剧烈运动，以防伤口牵拉裂开。

3）痂皮应自然脱落，不得提前揭去，以防瘢痕增生。

（2）脉冲激光

1）长脉冲激光

A. 血管增生性病变术后冰袋冷敷创面，以防发生水疱、血疱、紫癜。

B. 磨皮去皱、切割术后全身应用抗生素和抗病毒制剂不少于 1 周。

2）短脉冲激光（Q 开关激光）：创面术后冷敷以减轻水肿和疼痛，外涂抗生素软膏，通常暴露或无菌纱布包扎。

九、激光的安全防护

激光的临床应用日益广泛，应注意安全地使用，防止发生对人体的辐射危害和意外事故的发生。激光的安全防护主要包括：人员的安全防护，机器的安全使用及工作场所的安全设置。

1. 人员的安全防护　激光对人体的伤害主要是眼和皮肤。

(1) 眼睛对光损害极为敏感，不同的波长及不同的发射方式对眼睛的不同部位产生不同程度的伤害。紫外和中、近红外激光主要损害角膜，轻者有眼部不适，异物感等角膜刺激症状，重者发生角膜炎，角膜上皮脱落，畏光、流泪。近紫外线可损伤晶体，可引起白内障；可见光及近红外光伤害视网膜，可发生眼底白色凝固斑，菊花形出血、水肿，重者视网膜脱离。因此，为防止操作者眼部的伤害，治疗过程均需佩戴针对相应波长的特定防护镜。求美者可用不透光眼罩及浸湿的多层纱布防护。

(2) 激光对皮肤的损害：额外的激光辐射可使皮肤色素增加，皮肤变暗、变黑，重者出现血管扩张、充血及光敏性皮炎等；高功率激光如连续性 CO_2性激光可使皮肤烧伤、凝固、炭化甚至是溃疡。防护措施是工作人员穿长袖工作服，激光治疗头不能对准操作者和求美者的非患区。

2. 激光治疗器的安全使用　激光治疗仪是高精密仪器，只允许经过专门训练的人员操作；关机后拔出钥匙开关，由专人保管，以防他人误操作损坏机器或发生事故。

3. 工作间的安全设置　激光治疗间必须有排气设备；禁止在治疗室内存放挥发性、可燃性气体；激光室内尽可能减少如金属、玻璃等反光界面的设施和工具等，以防止激光在室内反射造成意外伤害。

九、常见损美性皮肤病的激光治疗应用

(一) 色素障碍性皮肤病

色素障碍性皮肤病是由于黑素细胞合成和分泌黑素颗粒异常造成，可由遗传及环境因素引起，它是皮肤病中的一类常见疾病，可分为色素细胞增加和脱失两大类。

1. 适应证

(1) 色素增加性皮肤病：①表皮色素增加性皮肤病：雀斑、咖啡斑、雀斑样痣(黑子)、老年斑(老年性黑子)等；②真皮色素增加性皮肤病：太田痣、伊藤痣、蒙古痣、黑色文身等。

(2) 色素脱失性皮肤病：白癜风。

2. 原理及应用

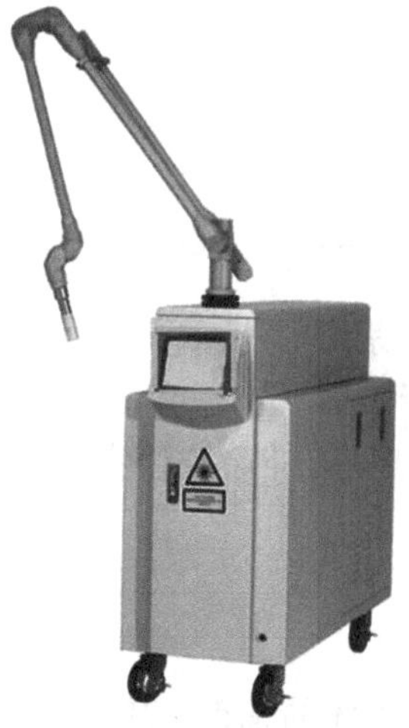

图 4-2　Nd:YAG 固体倍频激光

(1) 色素增加性皮肤病：黑色素可吸收的波长范围在280~1200nm，随着波长的增加穿透深度增加。黑素颗粒的TRT在纳秒范围，因此色素增加性皮肤病可选择纳秒级的Q开关激光器。机制是：黑色素在瞬间吸收了激光的峰值能量后发生爆破，位于表皮的色素经表皮细胞的增殖代谢经皮排出，而位于真皮的被爆破后形成更加细小的黑素颗粒被周围的吞噬细胞吞噬，经淋巴系统转用进入血循环经肾脏代谢排出。表皮色素增加性皮肤病，可选择波长较短的Q开关510nm染料激光、Q开关倍频532nm Na:YAG激光(图 4-2)，也可使用Q开关694nm红宝石和755nm深宝石激光；真皮色素增加性皮肤病选择波长较长的Q开关694nm，755nm及1064nm Na:YAG激光，治疗间隔4~16周。现代激光器是目前治疗色素性疾病最有效，副作用最小的方法。太田痣、伊藤

痣治疗3~8次,雀斑,黑子,黑色文身等经过1~3次治疗,治愈率几乎接近百分之百。咖啡斑的复发率约为50%。黄褐斑与内分泌等因素有关,治疗可能使色素加重,可尝试用Q开关低能量、大光斑治疗,部分有一定的效果,其激光治疗的安全性有待进一步验证。黑色文身疗效良好,但专业的彩色文身治疗困难。根据颜色互补原理,红色文身可选用Q开关532nm绿色激光治疗,绿色文身可使用Q开关694nm红宝石激光治疗,有相当一部分是不能完全去除的。

(2) 色素脱失性皮肤病:目前激光用于色素脱失性皮肤病治疗,主要是针对白癜风的治疗。所用激光器是308nm,310nm准分子激光,其治疗机制是来自窄谱中波紫外线(NB-UVB)的治疗研究理论,机制是NB-UVB有局部免疫抑制作用,通过刺激毛囊外毛根鞘残留的黑素细胞产生黑素。治疗采用最小红斑量照射,每周2~3次,根据求美者的反应性逐渐增加治疗剂量。治疗过程中应避免严重的红斑和水疱的发生,需20~40次的治疗。也可使用波长为632.8nm的氦氖激光,其机制可能是改善病变区的血液循环,修复局部损伤的神经,刺激和诱导黑素细胞的增殖和迁移,产生黑素。

(二) 血管性皮肤病

血管性皮肤病是指原发于皮肤血管管壁的一类炎症性疾病。自1963年以来,大量的临床观察已证明了激光对血管性皮肤病的显著疗效及较少副作用。

1. 适应证

(1) 先天性的血管瘤、鲜红斑痣、草莓状血管瘤、海绵状血管瘤。

(2) 后天获得性的血管疾病,各种原因引起的毛细血管扩张症、蜘蛛痣,化脓性肉芽肿等。

2. 原理及应用 现代激光治疗血管性疾病的机制在于氧合血红蛋白可选择性吸收一定波长的激光,血红蛋白在瞬间吸收大量的能量,凝固变性,形成血栓,并破坏血管壁的完整性,使其萎缩,达到治疗血管性疾病的目的。氧合血红蛋白的吸收峰有三个波长,分别是418nm、542nm及577nm,因418nm波长的激光穿透组织深度有限,因此治疗血管性疾病的最佳波长是靠近542nm和577nm的波长;血管的TRT为几毫秒至几十毫秒,应选择毫秒级的激光器,同时为避免表皮的损伤、瘢痕形成和色素改变,现在治疗血管性病变的新型激光都配置有同步冷却系统,可较安全的提高能量密度,减轻表皮损伤达到最大的治疗效果。目前常用的激光器有倍频Nd:YAG激光,波长532nm,脉宽2~50ms,可调;闪光灯泵浦染料激光(FPDL),波长585nm,脉宽450μs,治疗深度达1.2mm;Vbeam脉冲染料激光,波长595nm,脉宽1.5~40ms,可调,配有动态冷却装置;强脉冲光(IPL)其治疗光谱是515~1200nm的连续光谱,配有可选择的滤光片:515、550、570、596、615等,管径较小较浅的血管性病变,可选用较短的波长(570nm以下),对于管径较粗的则选用较长的波长(590nm以上),脉宽3~5ms,间隔15~30ms。还可选用铜蒸汽激光,波长511nm、578nm,配有动态冷却装置;钬激光波长2100nm,可用于治疗化脓性肉芽肿。

现代激光治疗血管性疾病,对于较浅表的、管径较细的、毛细血管增生、扩张疗效好,治愈率高;对于损害较肥厚的,管径较粗的血管性疾病,如较大的海绵状血管瘤则疗效较差,部分求美者即使多达十几次的治疗也难消退,需采用光动力学等治疗,可使治愈率提高。

(三) 激光除皱术

传统的除皱方法常采用磨削法和化学剥脱法,这些方法虽能使术后新生的上皮达到了一定的改观，但术中操作繁琐，出血多，术后炎症反应及色素沉着明显，使其应用受到限制。随着选择性光热作用理论的提出，新型激光器的问世，特别是超脉冲和点阵激光技术的成功应用，使皮肤除皱紧肤得到了安全的、精准的、无痛苦的实现，而风靡西方世界，东方人种由于色素沉着问题，应用尚有一定的局限性。

1. 适应证　自然老化或光老化导致的皮肤松弛，较细小皱纹，浅表的色斑，痤疮、水痘等浅表的瘢痕，与肌肉活动有关的动性皱纹无改善效果。

2. 磨削除皱原理及应用

（1）原理：①特定波长（>2μm）的高能量、极短脉冲的激光被皮肤组织的水分吸收，瞬间气化、蒸发、消除掉不平整的表皮层和浅表的色斑；②激光作用到真皮层组织的水分或真皮中的血管组织产生热效应，刺激胶原蛋白再生和重新排列，恢复弹性及胶原纤维收缩，使皮肤提紧，达到去除皮肤皱纹，使皮肤光滑细嫩，并改善如水痘、痤疮残留的浅表的瘢痕。

近年来使用的点阵激光技术，除皱效果更进一步，术后恢复快，并发症少。其治疗机理是：局灶性光热作用技术，即将一束激光分为若干激光束，并规律排列成矩阵，当其穿透表皮到达真皮后，每一条微光束在经过的组织产生热变性或直接形成孔径刺激损伤，形成多个三维立体柱状的微治疗区带，每个微治疗区带直径 50～150μm，深度为 500～1500μm，周围被存活的正常组织包绕，这种矩阵式的损伤，启动组织损伤修复程序，导致包括表皮和真皮的修复重建，达到治疗目的。此种技术 24 小时表皮再生，创伤愈合非常快，显著减少并发症和缩短工期。

根据激光除皱的特点，分为剥脱性和非剥脱性两类。

（2）应用：常用的剥脱性磨削除皱激光器有：①超脉冲 CO_2激光，波长 10600nm，能严格控制热损伤的深度。②Silk Touch 激光器是在连续波 CO_2激光的基础上，使用微处理器控制，能使聚焦的激光束在组织上扫描，并保持光线在任何特定部位的停留时间均在 1 毫秒之内；可重复扫描两次。CO_2激光磨削除皱术疗效确切，恢复快，对白种人只产生较长时间红斑，无其他副作用，对黄种人，大部分求美者治疗后存在明显色素沉着，限制了黄种人使用。③固体掺铒石榴石激光（Erbium；YAG），波长 2940nm，接近水的吸收峰波长，比 10600nm CO_2激光吸收高 10 倍，对皮肤组织的气化更加精确，对周围组织损伤更小，术后炎症反应和色素沉着更轻、恢复更快，适合于黄种人皮肤。④还有 Dermak 激光系统，将铒激光和 CO_2激光合成在同一装置中，兼具有铒激光和 CO_2激光的优点，既有精密可控的组织剥脱深度，又能达到最小组织坏死的热损伤效应，并发症少，恢复时间短等优点。⑤另外还有超脉冲 10600nm CO_2点阵激光和 2940nm 的铒点阵激光等。

非剥脱性激光除皱常用的激光器有：①Nliee 染料激光，波长 585nm，脉宽 350ms，光斑 5mm，该激光能穿透表皮，能量作用于真皮血管，刺激胶原再生，治疗中无烧灼刺痛感，不需麻醉，适合所有类型的皮肤，但需多次治疗。②Cool Touch 新一代无损伤除皱嫩肤系统，波长 1320nm 的固体 Na：YAG 激光，脉宽 50ms，光斑大小 10mm，作用于真皮上部的胶原蛋白中的水分，使胶原蛋白再生，有序排列，增加皮肤弹性。此激光系统带有动态冷却和热传感装置，有效保护表皮达到无损伤除皱嫩肤效果。术后可发生暂时性红斑，不结痂，不引起色素沉着。③另外还有波长 1400～1600nm 波长的近红外点阵激光系统，Smooth Beam 波长 1450nm 的半导体激光等。

（四）脱毛

根据选择性光热作用原理，现在临床使用的激光脱毛仪，可达到永久性脱毛效果，效率高,副作用小,已广泛应用于美容脱毛。

1. 适应证

(1) 毛发增多症:是非雄激素依赖部位出现毛发过多,包括先天性或者后天性的,泛发的或局限的。

(2) 多毛症:是指发生在雄激素依赖部位,如:女性体毛粗重,唇毛粗黑明显等。

(3) 特殊需要的部位脱毛或修饰性脱毛:络腮胡须,胸毛,腋毛,比基尼区毛,发际过低等。

2. 原理　激光脱毛的原理仍然是选择性光热作用理论。毛囊,毛根及毛球中的毛母质中含有黑素,黑素吸收激光的能量后温度急剧升高,导致毛囊、毛母质及毛隆突的毛发生长干细胞热损伤变性,失去毛发再生长的基础,达到脱毛的效果。浅色或白色毛发因黑素含量少,则效果差或起不到脱毛的效果。

由于整个毛囊及毛球的位置较深,要使用波长较长、穿透较深的激光治疗,才能使激光的能量贯穿损伤整个毛囊并达到毛球。激光脱毛的波长以695~1064nm为佳。毛囊的直径为200~300μm,热弛豫时间为40~100ms,理论上激光的脉宽应接近毛囊的热弛豫时间,可提高脱毛效果,因此脱毛的激光脉宽应为10~100ms。

为增强毛囊的破坏或颜色不太深的毛发脱毛效果,可使用外源性的色素颗粒作为吸收激光的靶基,常用含微小颗粒的碳霜涂抹脱毛区,使碳颗粒沿毛孔进入到毛囊,照射激光,碳颗粒吸收激光的能量传递作用到毛囊、毛球及毛隆突的干细胞,达到脱毛或增强脱毛效果。另外,碳颗粒吸收激光产生的震动冲击波也会加剧毛囊的破坏,但有时碳颗粒难以达到毛球深处,会影响脱毛的效果。

3. 毛发生长周期与脱毛的关系　毛发生长周期分为生长期、退行期和静止期。生长期毛母质细胞分裂活跃,此期黑素最多,能最大程度的吸收激光能量,处于此期的毛囊对激光敏感;退行期、静止期毛母质退化,毛乳头萎缩,毛发与毛囊分离,此两期激光脱毛无明显效果,因此只有在毛发处于生长期时激光才能起到脱毛的作用,需多次治疗才能达到理想的效果;不同部位的毛发生长期不同,治疗的间隔不同。头面部的生长周期较短,治疗间隔仅需要一个月,四肢,比基尼区的毛发则需2~3个月;不同部位的毛囊深度不同,较深的毛囊选择较长的波长,反之深度较浅,可用较短波长的激光治疗;毛发的颜色深浅粗细也会影响治疗效果,一般较深色的粗毛发,如腋毛、男性体毛,脱毛效果好,而部分女性的唇毛和色较淡的毛发则效果差;某部位的毛发密度大,粗黑,则能量密度应适当减小,色浅则能量密度应适当增加。

4. 应用

(1) 术前准备:应尽可能采取防晒措施,避免日光照射,肤色较深者应用氢醌或壬二酸霜等2~3个月,肤色变浅后方可治疗;治疗区刮除毛发,可避免毛干吸收激光焦化引起不适及散发难闻的气味;根据求美者疼痛敏感性,决定是否采取表面麻醉,若需麻醉可使用5% EMLA霜,外覆保鲜膜1~2小时即可治疗。

(2) 治疗常用的激光器有:①Lighe Sheer 半导体激光:波长800nm,光斑面积9mm×9mm,脉宽有30ms,100ms,频率1~2Hz。激光治疗头有接触式同步冷却系统,是目前最常用激光系统;②翠绿宝石激光:波长755nm 脉宽10~40ms;③长脉宽 Gentle YAG 激光:波长1064nm,脉宽15~30ms,脱毛效果不理想,现已少用。

(3) 操作:治疗时激光手柄应与皮肤平行,紧贴皮肤,光斑重叠小于10%,避免重复照射。治疗时剂量要根据求美者的肤色，治疗部位，选择合适的能量密度。一般先从低能量密度开始，并逐渐增高，以治疗后求美者有轻度的烧灼感，治疗部位数分钟后部分毛囊周围出现水肿性小丘疹为度，若出现皮肤快速变白，明显红肿，水疱则为能量过大，应适当降低。治疗过程中，必须持续使用冷却措施，是防治表皮损伤的关键。肤色较深者可选择脉宽较长的激光治疗，可使副作用有所降低。

（4）术后副作用及处理：正常情况下，术后的轻度烧灼感，经2~3小时可消失，局部的轻微红肿2~3天即可恢复。治疗区无需包扎，术后涂抗生素软膏，必要时口服抗生素。术后保持治疗区清洁，避免阳光照射。治疗后的不良反应与治疗部位、黑素对光的反应程度、所用仪器的类型、能量密度是否合适、有无冷却措施、个体差异等有关。

5. 激光脱毛评价　激光脱毛虽是目前所有脱毛术中最先进，治疗肯定，副作用小的脱毛方法，但基于激光脱毛的原理及组织学的研究结果显示，激光并不能一次将所有的毛囊摧毁，而是一种缓慢，有限，有选择性的破坏。对于较粗、较黑的毛发，激光治疗后会发生较大的损伤，导致部分毛囊细胞的变性、坏死，从而长期有效地阻止毛发再生；对于较细色浅的毛发，激光只能引起毛囊的部分破坏，导致毛囊变性缩小并加速其由生长期向退行期转变，结果使毛发变得更细，色更淡，生长速度更慢。激光脱毛的机制还需进一步的探明，并开发有效的激光脱毛仪。

（五）皮肤肿瘤及局限增生性皮肤病

一些皮肤良性肿瘤，如汗管瘤、睑黄瘤、较多的色素痣等影响美观，传统的治疗方法，如冷冻、高频电离子、化学剥脱、手术等也具有较好的治疗效果，激光治疗，尤其是新型激光器，如超脉冲 CO_2 激光。具有创面出血少、深度可控、视野清晰、瘢痕发生率低等优点，且美容效果好，求美者易于接受，但治疗费用高使其影响其广泛使用。

1. 适应证　黑素细胞痣、蓝痣、汗管瘤、睑黄瘤、毛发上皮瘤、软纤维瘤、粟丘疹、各种病毒性疣、脂溢性角化病等局部增生性皮肤病。

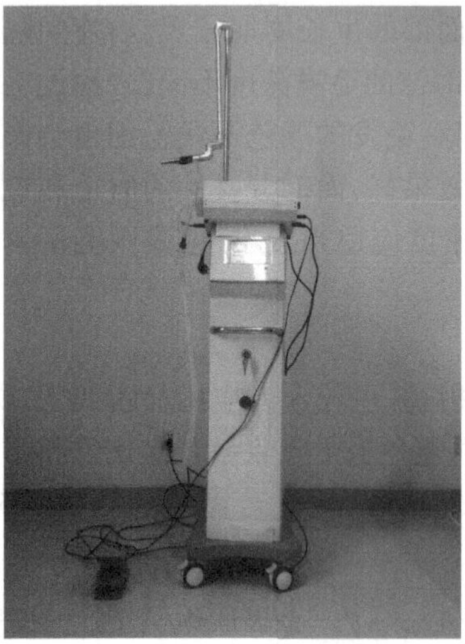

图 4-3　普通 CO_2 气体激光

2. 原理及应用

（1）原理：①利用普通 CO_2 激光（图 4-3）的高功率热能使病变组织凝固，炭化达到直接去除病变的效果。②利用新型超脉冲 CO_2 激光对病变组织逐层气化，逐渐去除病变组织。

（2）应用：各种局限增生性病变均可使用波长10600nm的 CO_2 连续激光烧灼、炭化去除，但治疗过程中根据病变的深浅、大小控制好输出的功率及烧灼的深度，边烧灼炭化、边用生理盐水棉签擦拭，观察术野情况，直至整个病变组织完全清除。病毒性疣烧灼疣体后并清理疣体边缘0.5~1mm的正常组织，以防残留病毒复发。CO_2 连续激光操作简便，去除病变组织效果好，治疗费用低是其优点，缺点是对于较浅表的病变组织，烧灼、炭化深度不易控制。

对于脂溢性角化，睑黄瘤，浅表的疣等也可使用新型的超脉冲 CO_2 激光，逐层氧化，每气化一层，用生理盐水棉签擦去表面的碎屑，避免再次扫射造成不必要的深层正常组织热损伤。色素痣的激光治疗也应遵循：不治则已，治必彻底。发现残留及时再次清理，疑有恶变应手术切除。

(3) 术后涂抗生素软膏或必要时口服抗生素，避免治疗区域着水，结痂后任其自行脱落，避免强行剥落。

案例 4-1

求美者，女性，35 岁，银行职员。

主诉：自幼右侧额部、眼周，颞部、颧骨部逐渐出现淡灰褐色斑片，随年龄增长颜色渐加深，小学时面部其余部位出现散在淡褐色小斑点，渐增多，未进行过任何治疗，均无自觉症状。

检查：右侧额、颞部、眼睑、眶周、颧骨部青灰色斑片，面积约 12cm^2，右眼球巩膜外侧呈灰蓝色斑。面部其余部位散在米粒大小的淡褐色斑疹。

诊断：①太田痣；②雀斑。

治疗方法：选择 Q 开关 Nd：YAG1064nm 倍频 532nm 激光治疗仪，脉宽 4～7ns，分别治疗太田痣和雀斑。太田痣选用 1064nm，能量密度 350mJ，脉冲个数 5Hz，光斑大小 1～2mm，照射时光斑重叠不超 10%，上下眼睑处能量设置 300mJ，治疗过程中有轻微点状渗血，太田痣区治疗完毕后将参数设置为波长 532nm，能量 250mJ，2Hz 频率，逐个照射雀斑，术后所有治疗区涂红霉素软膏，并嘱求美者术后注意事项，3 个月后求美者行太田痣第二次治疗。

治疗效果分析及评价：雀斑经一次治疗全部消退，太田痣经过 3 次治疗后色素明显减轻，第四次能量密度增加至 400mJ，6 次后基本消退，接近正常肤色，皮肤表面光滑无瘢痕，仅留有巩膜灰蓝色斑点。本病历从治疗角度看雀斑一次治愈，太田痣经 6 次治疗达到了满意的治愈程度；从美容角度评价，效果显著，求美者非常满意。在激光美容治疗时要根据适应证选择激光器，控制好激光器能量，治疗次数增加，可根据色素变浅情况，调整增加能量，效果显著提高。

第 2 节 强脉冲光美容技术

学习目标

1. 掌握强脉冲光美容原理。
2. 掌握强脉冲光适应证和禁忌证。
3. 熟悉强脉冲光参数设置及能量调整原则。
4. 熟悉强脉冲光术后反应和并发症及其处理。

强脉冲光(Intense Pulsed Light，IPL)是滤过性非相干性强光，是 20 世纪 90 年代中期发展起来的一种低能量密度下非介入性、非剥脱性治疗技术，其在血管性病变、色素性病变、脱毛、瘢痕及光子嫩肤取得了满意的美容治疗效果。该项技术具有微创性、安全、有效的特点。治疗后不需要休息，可立刻上班工作。未见因创伤性而不可处理的并发症。

一、强脉冲光的产生原理

强脉冲光是强度很高的光源(常用氙灯作为光源),经过聚焦并初步滤光后发出的波长在500~1200nm的连续性波段强光,是普通光而非激光,这种波段强光可同时被色素基团、血红蛋白、水基吸收,因此同时具有去除色斑、毛细血管扩长、皱纹等多种美容治疗作用(图4-4、图4-5)。目前使用的强脉冲光治疗仪在此基础上,使用了能够产生多个波段的滤光片,主要有515nm、550nm、560nm、590nm、615nm、645nm、695nm、755nm等,如若用590nm滤光片则输出的滤光波段为590~1200nm。这样可以发射出多种波段的区间光,应用时有多种选择,可便于解决皮肤偏重于某一问题的治疗。

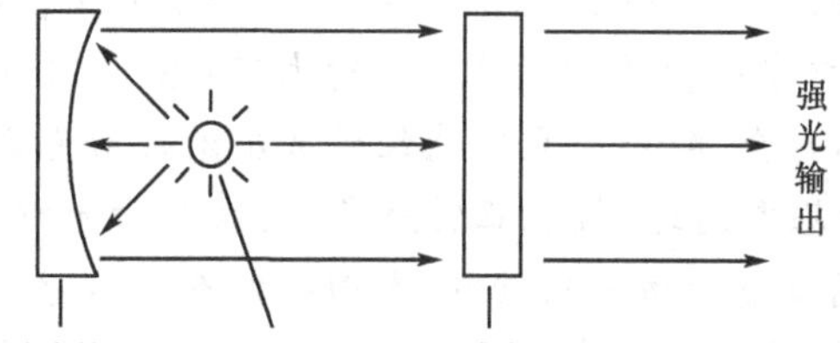

图4-4 强脉冲光产生示意图

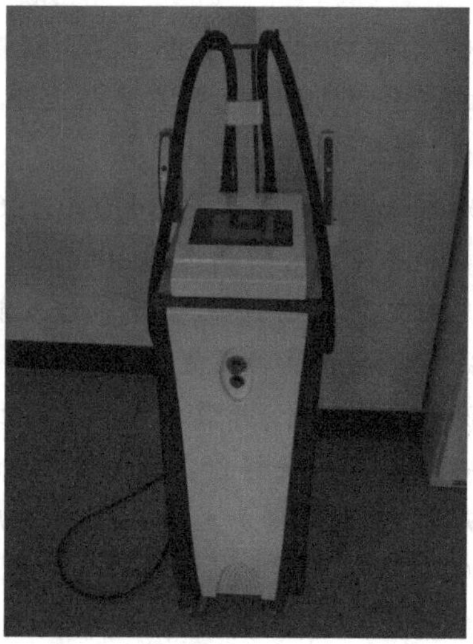
图4-5 光子嫩肤仪

表4-2 强脉冲光设备与激光设备的比较

	强脉冲光子设备	激光设备
方向性	好	好
单色性	波段光,可调(500~1200nm)	波长难以调节
能量	高	高
脉宽	连续可调	一般不可调
脉冲个数	可选择1~3个脉冲	单个
光斑大小	35mm×8 mm	直径一般为2~9 mm
故障率	相对较低	相对较高

强脉冲光虽然不是激光,但其治疗原理仍然遵循选择性光热作用理论。通过计算机控制,每次可选择激发1~3脉冲,每个脉冲的脉宽、脉冲间隔、能量密度可调。首脉冲宽度:指第一个脉冲的宽度。首脉冲间隔:指第一个脉冲和第二个脉冲的时间间隔。子脉冲宽度:指第一个脉冲之外的各个脉冲的宽度。子脉冲间隔:指第一个脉冲之外的各个脉冲之间的时间间隔。采用脉冲方式释放能量,能使靶组织持续升温,脉冲间隔则能让表皮充分散热,配合有同步冷却系统,极大地保证了治疗的安全性。强脉冲光治疗技术与激光治疗在解决某些问题有异曲同工之效,但也存在一定的差别(表4-2)。

二、强脉冲光的美容原理

1. 选择性光热作用原理　输出的IPL中波长较短的波长被皮肤组织的色素基团和毛细

血管中的血红蛋白选择性地吸收,使色素基团或色素细胞被破坏分解,血红蛋白变性、凝固使毛细血管闭塞、退化,在不损伤正常组织的前提下达到去除色斑和毛细血管扩张的效果。

毛根、毛囊、毛球中含有大量的黑素细胞,IPL中特定的波长的光子能量被其黑色素吸收,使毛囊、毛球热凝固、破坏,达到永久性脱毛的效果。

2. 生物刺激作用　输出的IPL中波长较长的光,可穿过表皮深达真皮,其光热作用和光化学作用可刺激成纤维细胞合成新的胶原纤维和弹力纤维,并使其重新排列、收缩,达到皮肤提紧、恢复弹性、消除皱纹、收缩毛孔的治疗效果。

因此可以认为IPL具有同时去除色斑、治疗毛细血管扩张、收缩毛孔、增强皮肤弹性、改善皮肤纹理、消除皮肤皱纹的嫩肤效应,所以强脉冲光技术也被称为光子嫩肤技术。

三、强脉冲光治疗仪

强脉冲治疗仪经过十几年的发展,从最初的全波长强脉冲光治疗仪到现在常用的可有多波段强脉冲光选择的治疗仪,技术不断的成熟,为临床美容治疗提供了多种选择,即既可解决同时存在的多种皮肤问题,又可通过调整滤光片针对偏重于某一方面问题的治疗。

1. 无配置滤光片的IPL治疗仪　一般有两个治疗手柄,一个是输出540(或560)~1200nm,用于嫩肤去皱及色素,另一个输出640~1200nm,用于脱毛。输出光斑8mm×34mm,1~3个脉冲,脉宽在2~25ms,能量密度10~50J/cm^2,脉冲间隔1~20ms,均可调,配置有冷却系统。

2. PhotoDem　可以发出515~1200nm的连续光谱,通过使用不同滤光片可获得多个波段的强脉冲光,使用的滤光片有主要有515nm、550nm、570nm、590nm、615nm、645nm、695nm、755nm等,1~3个脉冲,脉宽0.5~50ms,能量密度3~90J/cm^2,可调,光斑8mm×15/35mm。

3. QuantumHR　可选择的滤光片有615nm、645nm、755nm,脉宽15~100ms,能量密度25~45J/cm^2,可调,光斑8mm×15/35mm,用于脱毛。

4. QuantumSR　常用的滤光片有560mm、640mm,脉宽2~7ms,能量密度25~45J/cm^2,光斑8mm×34mm,配置0℃的冷却系统,用于嫩肤。

四、适应证和禁忌证

(一) 适应证

1. 老化的皮肤　使老化的皮肤年轻化。如经强脉冲光治疗后使皮肤真皮层增厚,胶原增加,皮肤弹性增强,变白,粗大毛孔变小,粗糙的皮肤变得细腻,消除微细的皱纹等。

2. 治疗色素性疾病　如老年斑、点状色斑、色素沉着、雀斑等。

3. 良性血管性疾病　毛细血管扩张(酒渣鼻,面部红血丝,面部潮红)皮肤异色症,其他红斑等。

4. 脱毛　任何类型的毛发异常增多或多毛症,但对色浅的毛发无明显作用。

(二) 禁忌证

1. 近期接受阳光暴晒及打算在阳光下度假的人群。

2. 妊娠期妇女。

3. 由于光照射引起的疾病,如日光性皮疹等。

4. 光敏性皮肤及使用维A酸等光敏性药物的人群。

5. 糖尿病者。

6. 瘢痕体质者。

7. 怀疑患有皮肤癌者。

8. 有期望值过高者或精神疾病者。

五、强脉冲光治疗

强脉冲光的适应证很广泛，常用于治疗色素性、血管性疾病，脱毛，瘢痕及多种手术或非手术美容后的辅助治疗。目前仍然主要用于治疗光老化。

光老化是皮肤发生多种改变的综合征，除外观可见的皱纹、色斑、毛细血管扩张等问题外，真皮中的多种组织结构和成分也发生了变化，如胶原粗大、弹力纤维变性断裂等。光子嫩肤(IPL)以其宽光谱的特点，使得它在光老化治疗上具有得天独厚的优势。现介绍 IPL 的治疗及参数设置。

（一）术前准备

术前常规照相，填写知情同意书。对于肤色较深的脱毛者需提前 2~8 周防晒，外用氢醌类漂白霜。清洁治疗区，去除佩戴的金属装饰品等。

（二）治疗操作

1. 根据皮肤类型选择滤光片

(1) 老化皮肤类型选择波长较长的 640nm、645nm、695nm、755nm 等滤光片；脱毛亦可选择 640~755nm 的滤光片。

(2) 色素性及毛细血管扩张性皮肤类型选择 515nm、550nm 或 570nm 的滤光片（根据相应光子嫩肤仪的配置选择）。

2. 参数的设置调整原则

(1) 脉宽：病变部位越深，皮肤越厚，脉宽调长，采用 3 次脉冲时，最后的脉宽最长，脉宽延长时，能量可当提高。

(2) 脉冲间隔：皮肤颜色越深越薄，脉冲间隔越长，采用 3 次脉冲时，第二个间隔应调长。

(3) 能量密度：从底能量密度开始，皮肤越黑越薄，反应越重，能量密度调小。

3. 操作　将专用冷凝胶涂在皮肤上，将治疗头滤光晶体与皮肤平行并接触冷凝胶，使晶体与皮肤保持1~2mm 距离，对于眼睑等敏感压可适当再提高些距离。治疗从耳旁区开始渐行扩展至整个面部皮肤。治疗开始前需在耳旁区进行皮肤即刻反应测试，能量合适时，求美者皮肤会有微热感觉，但持续时间不会超过 30 秒，照射后 1~2 分，出现轻微发红，色素斑轻微加深。其能量调整原则是：①如果皮肤无反应，说明能量密度不够，相反皮肤重度发红，则能量密度过大，应及时调整，每次调整 1~2J/cm^2；②对于皮肤较深者，可能会发生延迟反应，不能因为即刻反应不明显，就贸然增加能量；③对于病变较重区可进行 2 次扫描，即刻反应较重的部位禁用 2 次扫描；④对于皮下组织较薄的部位，治疗头抬高，能量降低 10%；⑤对于每一次治疗，要根据上一次治疗的结果，调整治疗参数，随着治疗次数的增加，能量密度根据情况可提高 1~2J/cm^2；⑥对于每一位求美者，参数的设置应个体化。

4. 治疗间隔和次数　4 周治疗一次；脱毛则根据不同区域的毛发生长周期的长短，1 个月或 2 个月治疗 1 次。获得理想的效果平均需 3~6 次。

（三）术后反应及护理

术后烧灼感会持续0.5~2小时，轻微的发红会持续数小时，可用冷敷袋冷敷15~30分钟，直到热敏消退。术后几天避免热水洗脸，保持清洁，防晒，防色素沉着。

（四）术后并发症及处理

IPL参数设置适当，操作正确细致，冷却系统保持正常状态，一般不会发生并发症。但若能量设置过高或操作失误等情况下，可出现不同程度的并发症。常见的并发症有：

（1）显著水肿：提示求美者可能使用了光敏药物或食用了致光敏性皮炎的蔬菜，野菜或中草药。可服用抗组胺药或小剂量糖皮质激素，也可同时用3%硼酸液冷湿敷。

（2）暂时性紫癜、水疱：可能的原因是能量设置过高或治疗头与皮肤没有保持足够的间距，或冷却系统故障等。可外用氢化可的松等温和的药膏，水疱破溃渗出时，可用3%硼酸液冷敷，外涂呋喃西林氧化锌油。

（3）色素沉着或色素减退：色素沉着可能发生在肤色较深者或术后日光暴晒者。可使用氢醌霜或壬二酸衍生物霜外用4~8周；色素脱失发生率低，尽量准确地个体化设置参数，避免发生。

（五）疗效及特点

强脉冲光治疗仪是“面部年轻化”的一种全新的美容理念，与激光相比，最大的优点是，一种治疗可同时改善多种皮肤问题，疗效肯定，副作用小，已得到广大美容工作者的认可和越来越多求美者的接受。光子嫩肤是一种低能量密度下非介入、非剥脱性的美容技术，术后基本不影响求美者的工作与生活，适合现代人的快节奏生活方式。相信随着科学的发展及科学家的努力，疗效更好，副作用更小的光子嫩肤技术会进一步得到发展、提升，会给人们带更多的微笑和自信。

案例4-2

求美者，女性，38岁，邮局职员。

主诉：面部毛细血管扩张伴色素沉着10余年，遇热后面颊涨、红明显。

查体：双面颊颧骨部毛细血管扩张、管径0.05~1mm，双颧骨部对称性不规则淡褐色斑，皮肤表面略粗糙。

初步诊断：毛细血管扩张症伴色素沉着

治疗方法：强脉冲光治疗，选择515nm滤光片，先于耳后皮肤作能量密度测试，采取3脉冲，脉宽分别为3.0ms/4ms/4.5ms，能量密度28J/cm^2，脉冲间隔为20ms/25 ms，每4周治疗1次，每次增加1J/cm^2，共3次。

术后情况：经2次治疗后，大部分毛细血管消退，色素明显变淡，3次治疗后毛细血管、色素较第二次更淡，但未完全消退，求美者自感皮肤光滑，较治疗前皮肤变得有弹性，非常满意。

效果评价：本病例毛细血管扩张明显，伴少量不规则色素沉着，适合采用光子嫩肤技术治疗，经3个疗程，毛细血管消退，色沉均明显变淡，达到理想的去红效果，同时求美者述治疗区皮肤质地明显改善。本例只做了3次脉冲光谱治疗，若增加治疗次数，色沉消退可能会更完全。光子嫩肤技术虽针对性不强，但同时解决皮肤多种问题是其他技术无可比拟的优点。

第3节　光动力学美容技术

学习目标

1. 掌握光动力学美容技术的概念。
2. 掌握光动力学的适应证、禁忌证。
3. 了解常用光敏剂的特点。

光动力学美容(photodynamic therapy,PDT),是指利用光敏剂进入机体组织或细胞后,在相应波长激光或特定的波段光(非激光)照射下,使靶组织的细胞形态或功能发生改变或杀死病变细胞,达到治疗或去除病变组织的目的。利用光动力学的治疗原理治疗血管瘤、肿瘤等损容性疾病,即称为光动力学美容技术。

一、光动力学美容原理

外源性的光敏剂(photosensitizer)被机体的组织、细胞吸收后,或内源性的光敏剂,在特定波长的激光或某一特定波段光照射,吸收的光能可使其处于激发状态,与氧分子作用后产生具有细胞毒作用的单态氧和自由基,杀伤病变组织、细胞达到治疗损美性皮肤病的目的。

(一) 光敏剂

目前用于皮肤肿瘤及皮肤美容治疗常用的光敏剂是5-氨基酮戊酸(5-aminamic acid,ALA),是一种血卟啉前体,在酶的作用下生成具有强光敏作用的原卟啉Ⅸ(PpIX),可静注或外用。另外还有应用于治疗鲜红斑痣等血管组织的血卟啉单甲醚(HMME)等。临床中使用的光敏剂种类较多,有口服、静注、外用光敏剂。临床上理想的光敏剂应具备以下条件:

1. 具有国家批准使用的市售产品。
2. 化学纯度高,毒性低。
3. 能产生大量的细胞毒性产物,即光毒性高。
4. 对靶组织的选择性、亲和性高,即靶组织对光敏剂的吸收比正常组织更快、浓度更高。
5. 能被穿透靶组织的对应波长的光激发。
6. 能快速从正常组织中清除。

(二) 治疗光源

光动力学的治疗光源必须能发射出和光敏剂吸收谱波长一致的光,且需根据靶组织的性质、深浅选择合适的波长,才能既能保证靶组织最大限度地吸收光能量,同时又能达到一定的照射深度。卟啉类光敏剂有几个吸收峰:410nm、505nm、540nm、580nm和630nm,其中410nm吸收峰最强。波长越长,穿透组织的深度越深。用于美容皮肤治疗常用有氦氖激光(632.8nm)、氩离子激光(630nm)、铜蒸汽激光(578nm)脉冲染料激光(585nm、595nm)等。目前590~1200nm的强脉冲光应用于皮肤光动力学治疗也取得了良好的效果。

二、适应证和禁忌证

（一）适应证

1. 体表血管增生性病变，如鲜红斑痣、草莓状血管瘤，日光角化、脂溢性角化、光老化、痤疮等。

2. 各种体表良性肿瘤等。

（二）禁忌证

1. 对光敏感者慎用。

2. 对光敏剂皮试阳性者。

3. 凝血机制障碍者。

4. 患较严重的心、脑、肝、肺、肾疾病者，体弱或年龄较大者。

三、治疗方法

根据不同的治疗目的常选用外用或静注。

（一）外用法

对于浅表的损容性皮损如日光角化、光老化、基底细胞癌、Bowen 病等可采用外用药法。常用 20%5-ALA 乳膏或溶液，3～4 小时或更长时间后照射相应能量密度的激光或强脉冲光，不同的皮损间隔治疗时间 2～4 周。

（二）注射法

常用于鲜红斑痣、血管瘤等。

1. 光敏剂选择　目前光敏剂常用血卟啉衍生物（HpD），剂量通常为 2.5～5mg/kg。

2. 光敏剂做皮肤过敏试验（皮肤划痕），阴性者方可接受治疗。

3. 血卟啉 3～5mg/kg，20 分钟内缓慢均匀静脉推注。

4. 光源选择　常用 400～630nm 的红光谱，如氦氖激光（632.8nm）、氩离子激光（630 nm）、氪离子激光（647.1nm）。照射功率密度如常 100W/cm^2 时，照射时间约定 5～20 分钟。根据病变大小可 1 次或分次、分区进行。照射结束，一般当皮损由红色变为酱红色时是结束的指征，根据反应情况和使用的光敏剂，治疗间隔 1～3 个月或更长。

四、注意事项

1. 外用法　外用 ALA 局部治疗，无明显全身副作用，适用于身体情况差，不能耐受其他治疗者。

2. 注射法

（1）治疗室所有人员应戴护目镜。

（2）治疗时用铝铂遮盖保护照射区周围的正常皮肤。

（3）术后禁用光敏性药物和食物。

（4）术后 1 周内避光（包括看电视），1 个月内避免日光直接照射。

（5）治疗间隔 2～3 个月。

五、并发症及处理

1. 皮肤光敏反应　若出现胸闷、心悸、腹痛等不良反应时，应立即停止治疗，即时给予相应的抗过敏，抗休克治疗。

2. 局部疼痛　照射部位疼痛可使用表面麻醉剂或浸润麻醉。

3. 局部出血　多由病变侵犯或接近较大血管，治疗后坏死组织脱落引起。术后1~2周内应密切观察。

4. 局部色素沉着　可给予3%氢醌霜或4%~8%壬二酸衍生物霜外用。

案例4-3

求美者，男性，58岁，干部。

主诉：右额部甲盖大淡红斑二年，无自觉症状，外用激素类霜无明显效果。

查体：右额部见一指甲盖大浸润性淡红斑，表面少许黏性鳞屑，稍高出皮面，近圆形，直径0.5~1cm。

诊断：日光性角化。

治疗方法：采取备用光动力学疗法，外涂20%的5-ALA乳膏，3小时后照射He-Ne激光(632.8nm)，能量密度60J/cm^2，照射10分钟。一周后痂退呈淡粉色，三周后重复治疗一次，两个月后患处皮肤颜色正常，表面光滑，治愈。

疗效评价：日光性角化好发于老年暴露部位，尤其多见于头面部，属于癌前期病变，同时影响美观，须及时治疗，防治转变成鳞癌。本例求美者经局部外用光敏剂5-ALA光动力学疗法，经两次治愈，既解除了癌变的后顾之忧，又达到了美容效果。

（鲍海平）

第4节　射频美容技术

学习目标

1. 掌握射频美容技术的美容原理、适应证及禁忌证。
2. 熟悉射频美容仪器的使用方法及术后护理。

射频(radiofrequency，RF)也称为射频电流，是一种高频交流变化电磁波的简称。每秒变化小于1000次的交流电称为低频电流，大于10000次的称为高频电流，射频就是指这种高频电流。射频是介于声频与红外线频谱之间的电磁波，其频率为$1\times10^4 \sim 3\times10^6$Hz，包括高频、超高频及特高频类电磁波。

自1868年Darsonval首次将射频技术应用于活体组织后，射频技术便逐渐应用于神经学、心脏病学、肝脏肿瘤等临床领域，直到1996年美国THERMAGE公司的Abraham MT发明ThermaCool技术，并于2002年获得FDA批准后，射频技术开始用于皮肤美容领域，具有抗皱、改善皮肤松弛、改善皮肤质地等美容效果。

一、射频美容技术的工作及美容原理

人体是一个导体,具有一定大小的电阻,射频电波的频率很高,极性交换快,在通过组织时,组织对射频电波的阻力,使组织内的水分子瞬间产生快速振荡,从而在电极之间产生急剧沿电力线方向来回移动或振动。因各种离子的大小、质量、电荷和移动速度均不尽相同,在振动过程中互相摩擦或与周围的媒质摩擦,产生热能作用于靶组织从而破坏细胞或使细胞汽化或使组织收缩。

高频电流、中性电极和特殊制作的治疗头共同作用下在皮下形成深层均衡的电磁场,作用到胶原内的水分子,从而引起双极水分子以每秒几百万次的速度震动、旋转、摩擦产生热量,选择性作用于真皮深层和深部的纤维,刺激胶原纤维即刻收缩,组织受热后产生一系列的理化效应,增强新陈代谢,使纤维细胞产生新的胶原纤维,恢复皮肤原有弹性,皮肤重新变得饱满光滑。另外,根据射频的生物热效应原理,射频作用于生物体后可导致血管扩张,血液和淋巴液循环加快,毛细血管和细胞膜通透性增加,细胞内酶活性提高,加速新陈代谢。增强机体免疫系统的功能,抑制和杀灭某些病原微生物,从而达到抗炎、消肿的目的。另外,射频能降低感觉神经的兴奋性,降低肌肉和纤维结缔组织的张力,软化瘢痕组织,具有解痉止痛效果。

射频美容技术的三大效应:

1. 立即性作用　射频的热效应可使皮下的胶原纤维立即收缩,皮肤紧致。

2. 长期性效应　长期应用射频可使皮下组织血循环增加,供氧量增加,促进胶原纤维的重建与新生,使皮肤全层的质地得到改善,如皱纹减少变浅、皮肤光滑、富有弹性,呈现年轻化状态。

3. 破坏脂肪细胞作用　射频治疗可破坏脂肪细胞,减少局部脂肪堆积,如手臂部、腹部、臀部、腿部等,辅以控制饮食和运动可达到理想疗效并维持改善。

射频技术的特点:

1. 治疗后立刻引起真皮胶原收缩,见效快。

2. 治疗后效果持久,真皮胶原继续增生,多数可持续 3~6 个月,甚至达 18~24 个月。

3. 选择性电热作用,射频转化的热能产生于组织内部,发射极本身不发热,无电流通过人体,所以局部作用温度低而热效应高,减轻了对周围组织的损伤和细胞的破坏,特别是皮下脂肪液化性坏死少。

4. 安全,由于射频对组织细胞的损伤极轻微,故术后恢复快,瘢痕不明显,无色素沉着。

5. 治疗后求美者无须休息,不影响工作。

6. 为无创伤性的治疗技术。

7. 拉紧皮肤、减少皱纹,改善皮肤质地(手术仅为拉紧皮肤)。

8. 中、青年人,尤其 50 岁以下者的疗效优于 50 岁以上者。

二、适应证和禁忌证

(一) 适应证

1. 面颈部皱纹及皮肤松弛,包括鱼尾纹、前额纹、眉间纹、上、下睑皮肤松弛、鼻根横纹、颧部皮肤松弛皱纹、口角两侧皮肤下垂样囊袋、口周垂直纹、颏部皱纹、耳郭前下皱纹、下颌颈部松垂、颈部横纹等。

2. 减肥瘦身及橘皮样组织改善,包括臀部、大腿橘皮样皮肤、手臂、腹部减肥及全身各处的皮肤松弛及皱纹。

3. 腹部膨胀纹(包括妊娠纹)等。

4. 其他如改善痤疮、酒渣鼻,祛除黑眼圈等。

(二)禁忌证

1. 皮肤癌病史或疑有皮肤癌变倾向者。

2. 孕妇或哺乳期。

3. 治疗区域有破溃或感染者。

4. 装有心脏起搏器或除颤器者。

5. 治疗区域有金属置入者。

三、常用射频仪器及临床应用

(一)单级射频(ThermaCool TC)

1. 仪器简介 ThermaCool TC 射频仪是最早被美国 FDA 批准用于皮肤松弛和皱纹治疗的单级射频,也是单级射频的代表。该仪器备有 4 个主要组成部分:射频发射器、手柄、冷却调节器以及可控制的治疗头。

射频发射器提供 6MHz 交流电穿过一个特制的单电极发射到靶组织产生柱状分布的热量,同时还有一块可随意放置特制的接受极垫子放在求美者的腹侧以产生一个射频信号通路。发射器由机器内部一个依赖集成电路块的计算器调节,这个计算器可处理反馈信息,包括治疗头和皮肤之间使的温度、使用的压力、组织表面接触面积的大小,以及皮肤的实时阻抗。这些信息由手柄里面的微电脑收集,通过一种快速传导的光导纤维束传至发射器。射频能量发射前后及发射过程中,冷冻剂被喷雾到治疗头内侧的膜表面,以提供冷却保护作用,使皮肤不至于过热而产生损害。治疗头通过导电膜里面的热敏仪不断监测热从皮肤的传导。这使皮肤中产生一种反向的热量变化曲线,并且导致深层皮肤甚至皮下组织的柱状加热效应和收紧。加热的深度取决于治疗头的几何形状以及冷却持续的时间。治疗头新的尺寸以及治疗的深度仍在研究中,研究表明,ThermaCool TC 射频仪能使真皮乳头层至皮下脂肪层的胶原都得到加热。同时,动物研究表明使用 $1cm^2$,治疗头,治疗时间为 2 秒或 6 秒的情况,这种治疗头模式分别称之为“快速”和“标准”治疗头。结果表明,“快速”和“标准”治疗头的作用深度是相同的。

2. 治疗方法

(1)求美者选择:一般选择年龄在 30~70 岁,皮肤厚度中等,轻至中等颌部和颈部松弛。对松弛部位和临近松弛部位的皮肤均进行治疗以增加疗效。因为 ThermaCool TC 射频仪在皮肤加热的皮肤加热的同时也会冷切表皮。研究表明不会引起皮肤色素加深或减退,而且所有的皮肤类型均有效。即使患有严重光老化或更严重的皮肤凹陷者使用 ThermaCool TC 射频仪治疗后也会得到有效改善。

(2)麻醉:术前在治疗部位涂上一层厚的表面麻醉剂(复方利多卡因乳膏),然后用薄膜覆盖封闭 1 小时。除了表面麻醉外一般不推荐使用其他麻醉方式,因为过度的麻醉可使求美者感受不到相应的疼痛而产生皮肤的热灼伤。

(3)治疗步骤:将治疗格的墨水面贴住皮肤,然后用乙醇在治疗格上揉擦,使治疗格纸完全浸湿，治疗格便标记到治疗部位上。使用治疗表格可使治疗部位不遗漏，并可避免在同一部位重复治疗，从而避免发皮肤生损伤。将接受极的纱布垫统一放置于求美者左腹侧确保射频电流形成一个回路，接受极与仪器相连，手柄内放置一个新的探头。治疗头上有一个独特的电极，能量通过非常薄的绝缘材料均匀地释放出来，可形成一种均匀的电场。由于射频电流热效应可深达真皮深层，因此治疗系统设置了主动冷却装置。每个治疗周期包括 3 个阶段：预冷却、冷切和治疗、延迟(后)冷却。如果使用传统的治疗头则治疗周期为 6 秒，若使用最新研发的快速治疗头则治疗周期约为 2 秒。

射频治疗时由于射频的电热效应会使求美者产生一种尖锐痛感，一般使用求美者能忍受的最高疼痛点作为治疗终点。射频治疗在使用较高能量时通常仅照射一遍，一次治疗后 3～6 个月可见效果，疗效可维持 2～3 年。有关专家建议在进行射频治疗时采用中等能量多次照射要比次数少高能量照射效果好，同时又减少了术后的副作用。另外还有研究表明经 2 次治疗后的效果要比 1 次治疗的效果好，第 1 次治疗与第 2 次治疗间隔 1～3 个月。根据治疗面积的大小，每次治疗 30～60 分钟。

(4) 术后不良反应及护理：ThermaCool TC 射频仪使用安全，不良反应较少见。部分求美者会出现术区烧灼感，可使用冰袋冷敷 20～30 分钟。术后顾客不需要特殊的皮肤护理，不影响日常的工作和学习。有些求美者出现轻至中度的水肿和红斑，通常持续数天，少数可持续数周，约 1 个月后可自动消退。

(5) 预期效果：ThermaCool TC 射频仪疗效已得到界内的认同。主要因为其射频电流可穿透真皮深层甚至皮下组织。可治疗所有皮肤类型的轻度至中度的皱纹及皮肤松弛。尤其对眼周及前额皱纹疗效较好，甚至严重的光老化或严重的皮肤凹陷也可得到一些改善。ThermaCool TC 射频仪治疗时由于真皮内胶原纤维受热收缩，很快求美者会感受到皮肤收紧，大部分求美者在随后的 3～6 个月还能感受到皱纹变浅等持续的变化。中青年人，尤其是 50 岁以下者疗效明显优于 50 岁以上者。

(二) 双极射频(Aluma)

1. 仪器简介　Aluma (阿璐玛)射频仪采用双极结构，电流仅流经两个电极间很短的距离，Aluma 双极射频同时使用了独特的真空负压技术，治疗头与真空泵连接，真空泵产生负压，将受治疗的皮肤吸入到射频头的两个平行电极之间，高频电流就会穿过电极之间的皮肤组织，刺激真皮新生胶原产生及胶原重塑，明显改善皮肤皱纹和松弛。真空负压、作用时间和脉冲强度可根据治疗部位情况和求美者的热感进行调节，这称为 FACES(Functional Aspiration Controlled Electrothermal Stimulation)技术，即“可控吸入式电热刺激技术”。

相对于单级射频而言，Aluma 双极射频主要优点在于电流的分布易于控制，把射频的能量集中在两级之间的皮肤组织，不会对身体的其他部位产生多余的损伤，因此，Aluma 双极射频更为安全，可以安全用于眼眶眼睑部位。接受治疗的皮肤折叠吸入到射频头的两个平行电极之间，因此射频电流能作用到皮肤的真皮深层乃至皮下组织，并且射频能量仅作用到两电极之间的皮肤组织，所需能量相对可降低，从而最大限度提高了疗效和安全性，使治疗时的疼痛感大大降低，甚至不需要表面麻醉，治疗后求美者即可恢复日常活动。

Aluma 双极射频治疗头有两种型号：3mm×18mm 和 6mm×25mm，前者适用于皱纹的治疗，后者适用于皮肤松弛的治疗。两电极间以 2～10W 的功率释放出 468kHz 的射频电流。脉宽通常为 1～5 秒，每脉冲提供 2～50J 能量。皮肤表面涂一层导电耦合剂，治疗头有安全设计，并有一个过滤装置以防止耦合剂进入手柄和主机。

2. 治疗步骤

(1) 治疗前先用温水清洗治疗部位。

(2) 一般无需麻醉,疼痛特别敏感者可在治疗部位涂抹一层表面麻醉剂(复方利多卡因乳膏),然后用透明薄膜覆盖封闭1小时后再行操作。

(3) 治疗部位涂抹一层薄薄的耦合剂,最大厚度为0.5mm。

(4) 治疗时可根据求美者的具体情况调节治疗参数进行个体化治疗,原则上应选择大的脉宽或较高的功率治疗皮肤弹性差的部位,负压的强度以至少能使治疗的皮肤组织吸入到治疗头中并使电极和皮肤良好接触为宜。治疗后的最佳反应是治疗局部皮肤轻度发红并有温热感。小治疗头通常用于治疗皱纹,大治疗头通常用于紧肤。治疗头的方向对治疗效果也有一定的影响,除皱治疗时,治疗头长轴应与皱纹平行,皱纹的中点置于治疗头正中,距两边电极距离相等;紧肤治疗时,治疗头长轴应与收紧的方向垂直。在移动治疗头时,应覆盖上一治疗部位的10%为宜。

(5) 一个疗程约需6~8次,间隔时间为两周。

3. 术后护理　术后一般无需特殊处理,若有红肿现象,可以冰袋冷敷。建议求美者术后2日内避免接触热水。皮肤可能出现轻度脱屑或干燥现象,可使用温和的保湿剂。术后避免日晒,外出可以使用防光剂。

4. 术后不良反应

(1) 红斑、水肿:通常为正常反应,持续数小时或数日,可自行消退。

(2) 紫癜:负压过大时或同一部位反复吸引可能造成紫癜现象,持续数日可完全消退。

(3) 皮肤灼伤、水疱:大都由于能量多高引起。

(4) 色素沉着:很少发生,多在皮肤灼伤和出现水疱后发生。

(5) 局部皮肤瘙痒、接触性皮炎:极少求美者会出现,多与耦合剂过敏有关。

(6) 皮肤萎缩、瘢痕:极少发生,主要原因为能量过高损伤皮肤。

5. 预期效果　临床研究表明,使用Aluma双极射频治疗在治疗早期即皱纹明显改善,随着治疗次数的增加,效果进一步提高。90%的求美者对治疗效果表示满意。

案例4-4

求美者,女性,38岁,干部。

主诉:上、下眼睑皮肤近2年松弛明显,鱼尾纹增多,无自觉症状。

查体:眼睑周围皮肤松弛,且有数条细小皱纹,但深度较浅。

初步诊断:上、下眼睑皮肤松弛伴鱼尾纹。

治疗方法:Aluma双极射频治疗,每两周一次,共治疗8次。

术后情况:经8次治疗后,上、下眼睑皮肤松弛明显改善,皮肤紧致,且细小的鱼尾纹消失。

效果及评价:本病例属于中年女性,出现上、下眼睑皮肤松弛同时伴有早期的鱼尾纹,采用Aluma双极射频治疗8次后,皮肤松弛明显改善,细小鱼尾纹消失,效果明显,求美者满意。

第5节　高频电美容技术

学习目标

1. 掌握高频电美容技术的美容原理。
2. 熟悉高频电美容技术的操作方法。

高频电即100kHz以上的电流，也叫高频电磁振荡电流。利用高频电与机体组织间形成的等离子体火焰产生的热效应治疗某些损容性皮肤病，是医疗美容技术中常用的美容技术之一。

一、美容原理

高频电美容仪采用安全的低电压通过振荡电路产生高频振荡电流。高频电流能量集中，温度高，对神经、肌肉无兴奋作用，无电解作用。对人体组织的作用分为热效应和非热效应。

（一）热效应

高频电对机体产生的热效应根据治疗方式的不同分为组织破坏和组织修复两种作用。其中皮肤美容最常利用高频电的组织破坏作用达到治疗的目的。

1. 组织破坏　治疗电极接近人体组织时，在靶组织间形成极高的电场强度，使间隙气体电离，产生极高温度电火花，温度达2000~3000℃，灼烧、炭化、切割病变组织或使用绝缘针柄插入病变组织，使其变性、凝固、坏死，达到治疗目的。

2. 组织修复　通过控制电流，高频电场使人体组织的带电离子、带电胶体、氨基酸型偶极子等快速振荡、旋转，相互摩擦，并与周围媒质摩擦达到一定强度时产生温热效应，临床上主要用作理疗，具有消炎、止痛、改善微循环、促进伤口愈合的功效。

（二）非热效应

即在不引起产热的电场强度时，使人体不感到热的情况下对机体产生影响和治疗作用。非热效应主要起到增强细胞代谢，提高组织再生功能，改善血液循环，增强免疫功能等作用。理疗中常常非热效应常和温热效应同时存在。

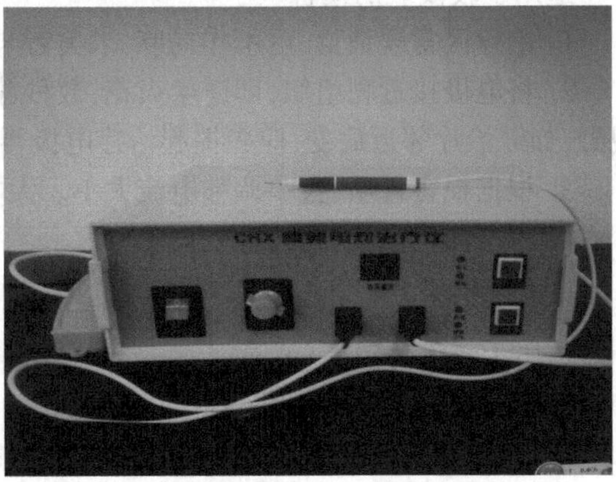

图4-6　高频电离子治疗仪

二、高频电美容仪

高频电按其波长可分为长波、中波、短波、超短波和微波。美容治疗的仪器名目繁多，均采用安全的低电压通过振荡电路产生高频振荡电流。常用有高频电灼治疗仪、高频电凝治疗仪、高频电烙治疗仪、电离子美容治疗仪、脱毛机等。目前多采用的是多功能高频电离子治疗仪（图4-6），具有烧灼、切割、干燥、凝固、碳化、气化、脱毛等多种功能。其只设一个电极，同时配套使用的多个不同直径的普通针形电极和耐高温、超薄的绝缘针柄电极，供选择使用。多功能高频电离子治疗仪设有长火、短火，可适应治疗不同病种的需要。长火档特点：击穿力弱，火花大，表面破坏力大，治疗焦斑大，止血好，主要用于五官科、妇科等易出血手术。短火档特点：击穿力强，火花小，止血功能比长火弱，能破坏组织内部，治疗焦斑小，可用于皮肤科、外科、切开组织等不易出血手术。

三、适应证和禁忌证

(一) 适应证

1. 寻常疣、扁平疣、尖锐湿疣、传染性软疣等病毒性疣。

2. 蜘蛛痣、毛细血管瘤、酒渣鼻毛细血管扩张、化脓性肉芽肿等。

3. 色素痣、脂溢性角化、软纤维瘤、角化棘皮瘤、汗管瘤、睑黄瘤、毛发上皮瘤、粟丘疹、皮脂腺痣等。

4. 雀斑、雀斑样痣、腋臭、局限性多毛症。

5. 直径较小的癌前病变、基底细胞癌、鳞状细胞癌。

(二) 禁忌证

1. 瘢痕体质者慎用。

2. 安装心脏起搏器者。

3. 全身或局部有感染者。

4. 凝血机制障碍者。

5. 免疫功能明显低下者。

6. 精神和心理障碍者。

四、操 作 方 法

根据高频电装置及其作用可分以下几种治疗方法。

(一) 电灼法

适用于较浅表的损害。

1. 治疗区常规消毒，可不作局麻，求美者与地绝缘。

2. 将电极接近靶组织，即产生火花，数秒钟烧毁病变组织，可用生理盐水棉签擦拭烧灼视野，如需治疗邻近病变，应先提起治疗电极再移动。

3. 根据损害性质、大小调整电流大小。大电流可起到切割作用。

4. 术后涂抗生素软膏。

(二) 电凝法

适用于较深的损害。

1. 局部常规消毒，2%利多卡因浸润麻醉。

2. 根据损害大小，选择单针或双针治疗电极，将绝缘柄针插入损害组织中，通以适当电流，见局部组织变白、皱缩即关闭电流，迅速将针拔出。之后再以同样方法治疗邻近病变组织。

3. 术后局部涂抗生素软膏。

五、在损美皮肤病中的运用

(一) 痣、疣、赘生物等皮肤良性肿瘤

色素痣一般烧去皮面部分至正常基底即可；疣较大者从四周烧灼，小者直接烧灼疣体组织至正常基底，后将四周边缘修整烧灼整齐，有出血点可用小火档点灼止血；软纤维瘤用止血钳夹住瘤体顶部,稍提起,用高频电烧掉根部即可;脂溢性角化症用高频电针烧灼褐色油脂状突起,用生理盐水棉棒擦除,即可脱落。

1. 选用短火,消毒、麻醉。

2. 治疗结束,确认病损已清除干净,不必再擦创面,凝固层有保护作用,有利于结痂形成。

(二) 雀斑、老年斑的治疗

1. 用长火档,电压调至5~9V,用电针对准雀斑点灼,时间尽量短,达到凝固即可。

2. 术后创面自然痂脱落。术后2个月内局部不涂粉脂化妆品。

(三) 血管痣的治疗方法

1. 消毒、麻醉。

2. 用短火,在血管痣中央进针,深度达真皮层,见到血管痣及周围扩张的毛细血管消失即可。

(四) 毛细血管瘤的治疗方法

1. 消毒、麻醉。

2. 用长火逐渐将瘤体气化掉,如出现少许渗血,可将触头离近一些,使火花略大,在出血处略作停留即可。

(五) 毛细血管扩张的治疗方法

1. 消毒、麻醉。

2. 用短火插入血管,可见2~4mm的一段血管消失。沿着扩张血管的走向依次进针,至扩张血管全部消失。

六、注意事项

1. 严格掌握适应证和禁忌证。

2. 严格消毒,损害深而大者需行局麻。

3. 根据皮损所在组织层次选择合适的输出量。

4. 对真皮层损害需先行试验性治疗,确定疗效,避免产生瘢痕。

5. 不用时应随时关机。以延长机器使用寿命和避免造成人员误烧伤。

七、术后护理和常见并发症的处理

(一) 术后护理

术后创面要保持清洁,勿浸水,外用红霉素等抗生素软膏,必要时口服抗生素;在创面愈合的过程中要保持痂皮干燥,任其自行脱落,不能强行撕脱痂皮,以免形成新的创面或继发感染。暴露部位激光术后,外出使用防晒剂,口服维生素C、维生素E,预防色素沉着。

(二) 常见并发症及其处理

1. 瘢痕　尽量避免发生,留下的凹陷性瘢痕,可用高频电刀再次修复淡化;隆起性瘢痕可采取冷冻后加曲安奈德混悬液与2%利多卡因等量混合液瘢痕内注射治疗。

2. 色素异常　部分求美者术后可发生色素沉着或色素脱失。色素沉着一般3~6个月可自行消退。亦可涂用氢醌等祛斑霜;色素脱失发生率低,主要发生在如眼睑等皮肤菲薄处。

3. 复发　复发与皮损的性质有关。对治疗不彻底者,可重复治疗,因其他原因复发者针对病因治疗。

4. 感染可内服抗生素、外用红霉素等抗生素制剂。

案例 4-5

求美者，女性，45 岁，公司职员。

主诉：左侧项颈部黑褐色丘疹 30 余年，无自觉症状。

查体：左侧项颈部 0.3cm×0.3cm 黑褐色丘疹，表面光滑。

初步诊断：色素痣。

治疗方法：高频电离子灼烧。

术后情况：求美者约一周后创面干燥结痂，10 天后痂皮脱落。皮肤表面发红。

效果及评价：本次高频电治疗后，色素痣消除，但因求美者术后反复清洗着水，造成轻微感染，延长了术后愈合时间，红色印迹会自然消除，但需注意观察。

第 6 节　超声波美容技术

学习目标

1. 掌握超声波美容技术的美容原理。
2. 熟悉超声波美容技术的适应证及禁忌证。

机械振动频率超过 20000Hz 以上，对正常人无听觉反应，称为超声波。利用超声波作用于人体所产生的生理生化效应，治疗某些损容性皮肤病，称为超声波美容技术。

一、超声波美容治疗机制

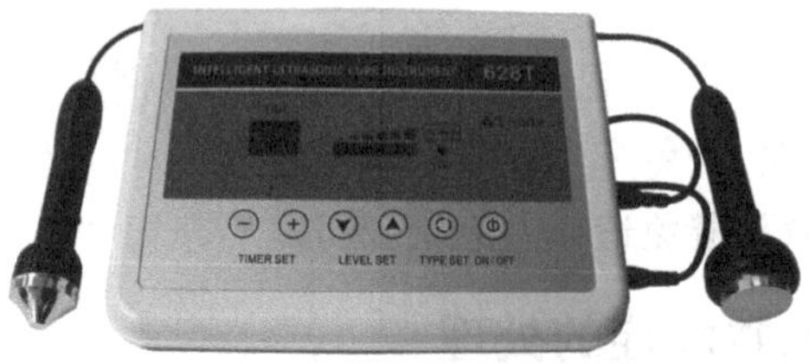

图 4-7　超声波美容仪

在医疗美容治疗中常用的超声波美容治疗仪由电脑控制，有 3.2MHz 超声波皮肤治疗仪和 0.7~2.5MHz 多功能超声波美容仪(图 4-7)。输出波形有连续波和脉冲波两种，前者热效应明显，后者热效应较弱。

1. 机械震动作用　超声波作用于人体组织时，可对组织细胞产生微细的振动按摩作用，引起细胞质活跃与运动，增强细胞酶活性，改善细胞膜通透性，并能促进血液循环与新陈代谢，软化组织，提高再生与修复能力，减轻瘢痕的形成。

2. 温热作用　超声波在机体内能转变成热能，产生温热作用。振动中组织细胞间相互摩擦也能产生热量，从而使局部组织温度升高，毛细血管扩张，促进血液循环与新陈代谢，使皮肤富有光泽和弹性。同时能减轻炎症反应，减弱结缔组织与肌肉的张力，降低神经兴奋性，缓解痉挛与疼痛。还可增强吞噬细胞功能，提高机体抵抗力。

3. 化学作用　在超声波的机械振动与温热作用下，促进了机体物质代谢与生理生化代谢，增强机体活力。微细快速的超声波振动还可将大分子物质解聚为较小的分子，从而有利于将某些美容性或治疗性药物导入体内，增强美容治疗与护理效果。

二、适应证和禁忌证

1. 适应证　消除局限性炎症、红斑、毛细血管扩张、痤疮、慢性毛囊炎等；软化瘢痕、炎症硬结；去除眼袋、黑眼圈、细小皱纹。

通常连续波适用于祛斑、除皱、治疗痤疮等；脉冲波适用于毛细血管扩张、敏感性皮肤、有炎症的皮肤。

2. 禁忌证　伴有活动性肺结核、败血症、严重支气管扩张、妊娠妇女、冠心病、安装心脏起搏器者勿用。

三、操作程序

1. 根据皮疹特点选择并连接好探头，眼周、鼻部、口周宜用细探头。

2. 清洁皮肤，治疗部位涂抹接触剂或药物，如皮肤营养液、矿物油、祛斑霜、瘢痕软化膏等。超声波探头用75%乙醇消毒备用。

3. 打开电源开关，选择连续波或脉冲波，调节超声波强度。

4. 打开输出开关，将治疗探头接触治疗部位，并缓慢直线式往返移动或圆圈式移动，超声剂量为0.5~1.5W/cm^2，移动速度以0.5~3.0cm/s为宜；也可调小超声剂量(0.2~0.5W/cm^2)在局部短暂停留。

5. 移动式治疗时间每次5~10分钟；固定式治疗1~5分钟。眼周的治疗时间要短。每日或隔日治疗1次，10次为一疗程，间隔1~2周行下疗程治疗。

6. 治疗结束后，清洁局部皮肤，涂护肤液或护肤霜。

7. 关闭输出开关，再关闭电源开关，消毒探头。

四、注意事项

1. 注意保护声头，切忌碰撞与空载，否则易使声头中晶片破裂或过热损坏。

2. 避免烧灼伤，求美者如感觉局部有烧灼疼痛感或其他不适时，应立即关闭机器，在未查明原因前不得继续治疗。

3. 眼周只能采取小剂量超声治疗，不要超过1W/cm^2，每眼时间不超过5分钟。声波方向不要直对眼球，以免造成眼球的损伤。

4. 对皮肤有较强刺激的药物禁用，注意药物过敏。

案例4-6

求美者，男性，18岁，大学生。

主诉：面部多个粉刺1年左右，伴右侧面颊硬结2个月，硬结有轻微疼痛。

查体：面颊处散在多个米粒至绿豆大小炎性丘疹，部分丘疹顶端破溃有炎性渗出物并结痂，右侧面颊3个黄豆大小暗红色结节，无波动感。

初步诊断：寻常痤疮。

治疗方法：超声波加内服、外用抗生素。求美者给予罗红霉素0.15g每日三次。右侧面颊结节外涂红霉素软膏，进行超声波治疗，选用1W/cm^2，输出剂量，每日一次，10天后结节明显变小，质地变软，颜色较前变淡。其余丘疹色暗变平，逐渐愈合。

效果及评价：本病例为寻常型痤疮并伴有结节，在给予内服、外用药物治疗的同时，结节处配合超声波治疗，可使结节软化，愈合加快，效果满意。

第7节 冷冻美容技术

学习目标

1. 掌握冷冻美容技术的美容原理。
2. 熟悉冷冻美容技术的常用美容方法。

冷冻美容技术也称冷冻疗法(cryotherapy),是利用冷冻剂作用于病变组织,控制性地使组织细胞变性、坏死达到治疗或美容目的的一种治疗方法。虽然目前冷冻疗法在治疗某些损容性皮肤病如雀斑、太田痣等无法与现代新型激光疗法相媲美,但冷冻疗法目前仍是一种治疗适应证广、操作方便、安全可靠的常用皮肤美容治疗技术之一。常用于皮肤美容治疗的有气态、液态和固态多种冷冻剂,其中液态氮是目前最常用的冷冻剂,其制冷温度为-195.7℃,化学性质稳定,无毒且安全可靠。

一、美容原理

利用冷冻剂持续或间歇性地低温作用于受冻的组织或病变组织,使其发生不可逆的组织变性坏死、脱落。目前认为冷冻导致组织坏死的机理主要有以下几个方面。

1. 机械损伤　快速冷冻使细胞内外冰晶形成,冰晶致细胞机械性损伤;冷冻后缓慢的融冻过程中,细胞间冰晶首先溶解并大量吸收周围细胞的热能,使细胞内形成更大的冰晶,引起细胞更严重的机械损伤。

2. 细胞中毒　细胞内外冰晶形成,细胞脱水、皱缩、电解质浓度增高和酸碱度的变化,促使细胞中毒死亡。

3. 细胞蛋白变性　低温和高渗环境使细胞膜的各种类脂质蛋白复合体变性、分解,致细胞膜破裂,细胞死亡。

4. 微循环障碍　冷冻致局部血管收缩,血管内皮细胞肿胀,血流缓慢淤滞,管腔内形成血栓,微循环闭塞,组织缺血坏死。

5. 冷休克　冷冻使局部温度急剧变化,有时甚至没有达到冷冻程度就可损伤细胞,造成细胞发生温度性休克而死亡。

6. 综合效应　低温冷冻引起组织细胞急剧的物理和化学变化及微循环障碍等综合效应进一步加剧组织细胞破坏,导致组织变性、坏死,达到治疗的目的。

二、冷冻剂与冷冻器械

1. 制冷剂　主要有固体二氧化碳(又称干冰,-70℃)、氟利昂(-60~-90℃)、液氧(-183℃)、液氮(-196℃)。目前常用的制冷剂主要是液氮,具有无色、无味、无毒、不易燃爆、价格低廉、运输方便、操作简单等优点,广泛应用于冷冻美容治疗技术当中。

2. 冷冻治疗器械

(1) 液氮储运罐:是储存与运输液氮的一种隔热保温金属容器,又称杜瓦瓶(Dewar Vessel),由铝合金或不锈钢制成真空夹层,容积有5~100L(图4-8)。灌装液氮后,可保持液氮的基本沸点,一天内的自然蒸发率约1%左右。一般10L左右的液氮罐可保存2周左右。

(2) 冷冻治疗机:①手持式液氮冷冻治疗器,由小型杯状液氮瓶连接冷冻喷头与铜头构成,可用做喷射疗法和接触疗法;②液氮冷冻治疗机,是将液氮罐由金属软管与治疗端连

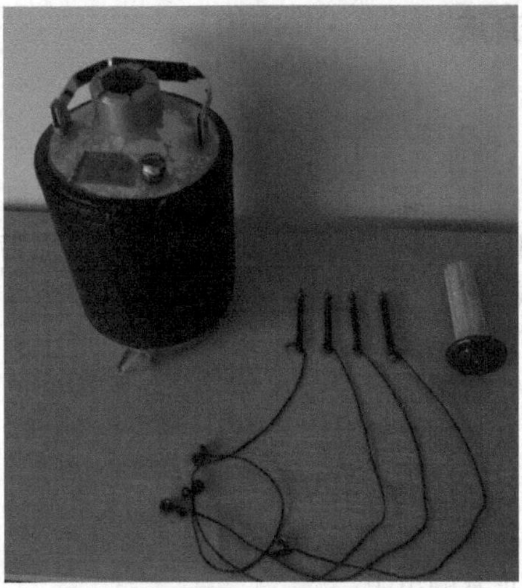

图 4-8　液氮罐和冷冻棒

接，治疗中液氮可自动循环到治疗端。其输送液氮的金属软管具有真空绝热功能，并装有定温、测温、复温等自动装置，保持液氮单向传输，可用做喷射疗法与接触疗法。

（3）冷冻棒：由冷冻治疗头和手柄两部分组成：①冷冻治疗头部分由铜质制成锥体形，末端平面有直径 1~5mm 不同的规格；②手柄部分为木质或胶木制成的圆形棒状，长约 30cm，直径约 1cm，下端有螺旋口与治疗头连接，以便根据需要更换不同规格的铜质治疗头，可用作接触冷冻疗法。

（4）冷冻棉签：由一根较细的竹签或金属杆末端连接棉球制成锥体形，其体积大小及远端棉球平面直径可根据需要制成不同规格，可用作接触冷冻疗法。

（5）冷冻钳：应用专制的冷冻钳，或可将大号直止血钳代替冷冻钳使用。

三、适应证和禁忌证

（一）适应证

1. 病毒性疣　扁平疣、寻常疣、尖锐湿疣、传染性软疣等。一般采用棉签法或冷的头法，冻至疣体冰结，1~2 个冻融，治疗寻常疣、跖疣前尽可能消去表面的角质层，以提高疗效。

2. 色素性疾病　雀斑、雀斑样痣、老年斑等。采用棉签法或冷冻头法，冷冻 2~3 秒，以局部出现水肿性红斑为度。

3. 血管性疾病　毛细血管瘤、较小的海绵状血管瘤、蜘蛛痣、血管淋巴管瘤等。采用接触法或喷射法，1~2 个冻融。蜘蛛痣主要冷冻中心血管，使其凝固，即可达到治疗效果。

4. 良性肿瘤　睑黄疣、脂溢性角化、软纤维瘤、痣细胞痣、疣状痣、皮脂腺痣、汗管瘤、瘢痕疙瘩等。可选用接触法或喷射法，2~3 个冻融。瘢痕疙瘩可结合注射皮质类固醇激素治疗。

5. 炎症性、增生性疾病 结节性痒疹、疥疮结节、肥厚性扁平苔藓、皮肤淀粉样变、孢子丝菌病等。根据皮损形态接触法或喷射法，结合相应药物治疗，有较好的治疗效果。

6. 皮肤恶性肿瘤及癌前病变　基底细胞癌、鳞状细胞癌、Bowen 病、日光性角化病等。常采用喷射法治疗，癌前病变也可用接触法，每次冷冻 30~60 秒，冻融 2~3 次。

7. 其他　斑秃、结节性硬化症、汗孔角化症、硬化萎缩性苔藓等。冷冻有一定的疗效。斑秃冷冻可用棉签法轻擦，使脱发区结霜即可。

（二）禁忌证

1. 雷诺氏病。

2. 冷球蛋白血症、冷纤维蛋白血症。

3. 严重的寒冷性荨麻疹。

4. 凝血机能障碍。

5. 对冷耐受差者。

6. 发热及免疫功能极度低下者。

四、操作方法

1. 接触法　又分为棉签法和冷冻头接触法。

(1) 棉签法:根据皮损的大小选择适合的棉签,将棉签浸于液氮中,取出后立即置于病损处表面对其进行冷冻治疗,并根据病损特点适当施加一定压力。由于棉签吸取的液氮量有限,需反复蘸取治疗。该方法冷冻深度较浅,适用于数毫米大小的、散在的、表浅的损害。

(2) 冷冻头法:冷冻头多有由铜质或合金制成,形状有圆柱形、球形等,安装在冷冻治疗器液氮输出管道前端或胶木、金属治疗手柄前端。根据病变的形态选择与之相适应的冷冻头,直接置于病损表面进行冷冻,可根据病变的性质施加一定的压力。其冷冻深度可达2 ~5mm,适用于皮损较厚、位置较深、表面平整、形状规则的损害。

2. 喷射法　将液氮通过冷冻治疗器直接喷洒到病灶表面对其进行冷冻治疗的一种方法。该方法具有降温迅速、破坏力强、不受病灶形状限制等优点,适用于表面高低不平、范围大、形状不规则的损害。治疗时注意保护好周围正常的组织。

3. 倾注法　在病损表面铺一层薄棉垫,将液氮缓慢倾倒在棉垫上进行冷冻,周围用纸板保护。此方法冷冻速度快、破坏性强,适用于有腔隙或较大的深在性损害。

五、影响冷冻效应的因素

冷冻效应和许多因素有关,主要与冷冻时间、冻融次数、降温速度和复温速度等因素有关。冷冻深度和冷冻范围主要受冷冻量控制。冷冻量的大小主要通过冷冻时间、冻融次数来控制。冷冻时间是一次冷冻治疗到组织出现苍白冻结的持续时间,冷冻时间应根据病变组织的性质、大小、深浅来决定。从组织冻结到自然融化复温为一次冻融,临床上,根据病变组织的性质、特点,可采取多次冻融。在一定范围内,冷冻时间越长,冻融次数越多,降温速度越快,复温速度越慢,即可扩大冷冻范围和深度,提高冷冻效果。冷冻效应还与组织类型、组织的导热性、含水量、血管分布有关。

六、注意事项

1. 严格掌握冷冻美容的适应证和禁忌证。

2. 采用棉签冷冻法时,容器和棉签要专人专用,避免病毒在求美者之间传播。冷冻头用后要及时消毒。

3. 采用喷射冷冻法时,一定要对病变周围的正常组织进行保护。

4. 冷冻有神经通过的浅表区域时,要谨慎从事。

5. 在冷冻美容过程中要控制好冷冻量,宁可不足,重复治疗,也不要冷冻过量留下瘢痕等后遗症。

七、术后护理和常见并发症的处理

(一) 术后护理

冷冻术后的创面要保持清洁,外用红霉素等抗生素软膏,必要时口服抗生素;在创面愈合的过程中要保持痂皮干燥,任其自行脱落,不能强行撕脱痂皮,以免形成新的创面或继发感染。若创面局部有出血现象,应压迫止血。若出现局部小面积肉芽创面,要按时换药直至全部愈合。暴露部位冷冻术后,外出应防晒,口服维生素 C、维生素 E,预防色素沉着。

（二）常见并发症的处理

1. 疼痛　冷冻术后会出现较明显的疼痛，疼痛会逐渐消失，疼痛比较剧烈者可给予止痛剂。

2. 水肿　治疗部位可出现不同程度的水肿，眼睑、包皮等结缔组织疏松的部位尤为显著。冻融后开始出现，24h 内达到高峰，一周后可自行消退。水肿比较严重的求美者可用3% 硼酸液湿敷，口服抗组胺药物。

3. 水疱、血疱　在冷冻治疗后数小时至 48h 内创面处会出现大小不等的水疱或血疱，小水疱可以自行吸收，大的水疱可在无菌操作下抽取疱液，涂抗生素软膏，加压包扎。

4. 出血　治疗较大的血管瘤或肿瘤时，可能发生创面出血现象，出血一般发生在冻融时或冷冻后数日痂皮脱落时，可采用压迫止血法止血。

5. 感染　感染多出现在水疱破损之后，可用抗生素液湿敷或口服抗生素。

6. 慢性溃疡　若冷冻过深、面积过大，损伤真皮及皮下组织，容易发生慢性溃疡，常见于伴有循环障碍的老年人或糖尿病求美者，局部以 He-Ne 激光照射。

7. 色素改变　冷冻术后皮肤色素减退比较常见，多因冷冻量过大及色素细胞对冷冻敏感所致，经数月可逐渐恢复。部分求美者有色素沉着，外用氢醌霜，口服维生素 C。

8. 神经损伤　多发生在有表浅神经分布的部位，如手足指趾末端和面部皮损冷冻治疗时，可发生神经损伤，表现为局部麻木、面瘫等神经功能障碍，多在 3~6 个月后逐渐恢复，也可配合维生素类药物治疗促进恢复。

9. 瘢痕　在位置较深，冷冻量过大，导致组织破坏较重或继发感染的情况下，形成瘢痕，这种情况应当避免发生。可采用注射曲安奈德混悬液与 1% 利多卡因等量混合注射。

案例 4-7

求美者，女性，29 岁，教师。

主诉：左手示指、中指各 1 个乳头状丘疹，大小约 0.5cm×0.6cm，手背处三个 0.2cm×0.4cm 圆形丘疹，表面粗糙，颜色较深。

初步诊断：寻常疣。

治疗方法：冷冻（冷冻头接触法）。

术后情况：术后术区均出现小的水疱，均未处置。2 至 3 周后结痂痂皮脱落，皮肤表面光滑。

效果及评价：本病例为寻常疣且已造成自身接种传播，采用冷冻治疗后起到了治愈的效果。但术后仍需观察。

第 8 节　化学剥脱美容技术

学习目标

1. 掌握化学剥脱美容技术的概念、美容原理。
2. 熟悉化学剥脱美容技术的常用药物及使用方法。

化学剥脱美容技术（chemical peeling）又称化学削皮术、化学外科、皮肤化学提紧术，是利用化学药物控制性的使病变组织变性、坏死、脱落，去除老化皮肤，达到治疗和美容的一种治疗方法。在皮肤美容领域多用于治疗色素性损害、细小皱纹及光老化。它实施方法简单易行,效果持久,在现代美容治疗技术中仍占有一席之位。

一、美容原理

化学剥脱美容技术是利用具有腐蚀剥脱作用的化学药品涂于增生性等病变组织使其组织蛋白凝固、变性、坏死、继而脱落,达到去除病损的治疗目的;涂于细小皱纹或老化皮肤,浅表的色素性损害,使表皮坏死、结痂脱落,继而新生的上皮生长、更替原来老化的皮肤,使皮肤光滑细嫩,消除色斑;剥脱达真皮浅层时促进真皮胶原再生、重组,弹力纤维收缩,使皮肤变得光滑而富有弹性达到换肤美容的目的。

二、适应证和禁忌证

(一)适应证

1. 雀斑、老年斑、咖啡斑、雀斑样痣等色素增加性皮肤病。
2. 颜面部细小皱纹及光老化皮肤。
3. 扁平疣、汗管瘤、脂溢性角化症、睑黄疣、表浅性痤疮疤痕。

(二)禁忌证

1. 严重心、肝、肾疾病者。
2. 瘢痕体质者。
3. 白癜风活动期。
4. 对苯酚及化学剥脱剂过敏者。
5. 患免疫缺陷性疾病者。
6. 6个月内服用过维甲酸类药物者。
7. 孕妇。
8. 恶性皮肤肿瘤者。
9. 活动性单纯疱疹者。
10. 精神心理障碍者。

三、常用化学剥脱剂及配方

常用化学剥脱剂的成分有α-羟基酸(AHA)、维A酸、三氯醋酸(TCA)、苯酚等,其中目前使用较为普遍是AHA,它作用温和,能产生浅表剥脱;而不同浓度的三氯乙酸,常用于中度剥脱;石炭酸又名苯酚作用最强,能产生深层剥脱。常用的化学剥脱剂及特点如下:

1. 30%~50%α-羟基酸　用于浅表性色斑和细小除皱;50%~70%α-羟基酸,用于化学剥脱、除较深皱纹。

2. 复方酚溶液Ⅰ(无痛酚溶液)　晶状酚500g、无水乙醇50ml、甘油50ml、樟脑宁1g、达克罗宁10g、地塞米松0.5g。可用于治疗雀斑等较平皮肤且损害较浅的病变。

3. 复方酚溶液Ⅱ　晶状酚500g、无水乙醇50ml、甘油50ml、樟脑宁1g、利多卡因12g、维A酸1.5g、地塞米松0.5g。用途同复方酚溶液Ⅰ。

4. 复方酚溶液Ⅲ　液态苯酚3ml、蒸馏水2ml、肥皂液8滴、巴豆油2滴。此配方有较强的穿透力,因含有巴豆油,可促进上皮细胞快速增生。用于除皱换肤。

5. 复方三氯醋酸溶液Ⅰ　三氯醋酸60ml、蒸馏水40ml、地卡因2g。此配方腐蚀性强,常用来治疗睑黄疣、扁平疣、汗管瘤等突出皮面且病损部位较深的病变，对于平覆于皮肤的损害，应慎用，有时会造成浅表性瘢痕。

6. 复方三氯醋酸溶液Ⅱ　甲液，三氯醋酸 70ml、醋酸泼尼松龙 0.05g、甘油 10ml，水加至 100ml。乙液，丙二醇。使用时先涂甲液，后涂乙液。用途同复方三氯醋酸溶液Ⅰ。

四、操作程序

1. 清洁皮肤　术前用肥皂和温水清洁治疗区皮肤，然后用 75% 酒精擦洗治疗区，去除油脂，以使剥脱剂直接作用渗入皮肤。

2. 选择合适的剥脱剂，复方制剂须用前配制。

3. 若剥脱面积较大，可在术前半个小时注射镇静剂和止痛剂，并向求美者说明术中及术后反应，取得密切配合。

4. 涂药　涂抹凡士林保护周围皮肤。以无菌棉签蘸取剥脱剂，以棉签湿润不滴液为度，快速、均匀地涂于皮损区，直至皮肤呈霜白色为止，并用干棉球吸去残余剥脱液，防止流到周围正常皮肤上。

五、术后护理和常见并发症的处理

（一）术后护理

1. 术后减少活动，避免出汗。

2. 保持创面清洁干净　结痂时如有干燥不适，可薄涂一层凡士林或红霉素软膏。不要强行撕下痂皮，破坏新生组织，应让其自然脱落，否则会出现新的创面，继发感染，形成瘢痕。

3. 施化学剥脱美容技术后 1 年内，严禁在日光下暴晒，合理使用防晒霜，愈后早期口服维生素 C 和维生素 E，连续使用 2~3 个月，预防色素沉着。

（二）常见并发症及其处理

1. 色素沉着　色素沉着是比较常见的并发症，见于炎症后色素沉着体质者或脱痂后过多接受日光照射引起，但一般在术后 3~6 个月会逐渐恢复正常。服用维生素 C、维生素 E，避免日晒及不良刺激，避免服用光敏性药物，如避孕药、磺胺类药等。

2. 瘢痕增生　见于瘢痕体质或剥脱剂浓度过大、用量过多及术后护理不当造成。多见于上唇、口周等处。所以一定要严格掌握药量及作用时间，加强术后护理。如已出现瘢痕，外用 0.05% 维甲酸霜和皮质激素制剂。

3. 丘疹　部分受术者可出现粟丘疹，可能是由于细小毛囊被封闭而形成囊肿，可由医护人员用无菌针挑除后外涂抗生素软膏即可。

六、注意事项

1. 要严格掌握适应证和禁忌证。

2. 施术者涂布药液操作时一定要准确、均匀，应避开眉毛和头发，并防止药液流入眼睛和口唇黏膜上，一旦药液流入眼内和口唇黏膜上，应用大量生理盐水冲洗。同时防止重复涂药和药物滞留，以免造成剥脱过深，形成瘢痕。

3. 若治疗不彻底，可间隔 1 个月，再行治疗。

4. 较大面积皮肤剥脱术后，应住院观察，抗感染治疗。

案例 4-8

求美者,女性,50 岁,干部。

主诉:近三年双侧面颊出现多出褐色斑,影响美观,无自觉症状。

查体:双侧面颊多个圆形褐色斑片,大小不一,且斑片逐步增大、增多,表面皮肤光滑。

初步诊断:老年斑。

治疗方法:化学剥脱美容技术(30%~50%α-羟基酸)。

术后情况:涂抹 30%α-羟基酸,求美者有轻微的皮肤发红、发热、刺痒,术后两天不良症状好转。术后老年斑颜色浅谈且皮肤光滑细腻。

效果及评价:本例求美者面颊有老年斑且年领属于中老年人,因此行化学剥脱美容技术不仅可以治疗老年斑同时还可以减轻皱纹,延缓衰老。

(武晓华)

第 9 节　微晶磨削美容技术

学习目标

1. 掌握微晶磨削美容技术的概念、治疗机理。
2. 掌握微晶磨削美容技术的适应证和禁忌证。
3. 熟悉微晶磨削美容技术的操作过程和注意事项。

微晶磨削美容技术是利用物理换肤原理,通过微小晶体对皮肤的磨削作用,去除表皮老化角质和毛孔内粉刺,刺激皮肤再生,使皮肤光滑、明亮,为非化学性换肤治疗,更加安全有效。

一、美 容 原 理

微晶磨削美容技术是经真空密闭系统引导,通过高压出口喷出微小的三氧化二铝或二氧化硅多棱晶体(简称微晶体),高速撞击在凹凸不平的皮肤表面,实现对皮肤的磨削作用,同时负压吸口将磨削下来的组织碎屑和微晶混合物吸走,达到去除表皮老化角质和毛孔内堵塞粉刺的作用(图 4-9),为非化学性的换肤术,治疗过程安全有效。由于微晶颗粒细小,均匀作用于皮肤表面,与皮肤组织摩擦时,其表面与被磨掉的组织碎屑及组织液黏合,使晶体原有的棱角变钝,因而打磨较精细浅表,深度易于控制,为达到理想效果,常需多次治疗,术中无需麻醉,无明显出血,不影响正常工作。

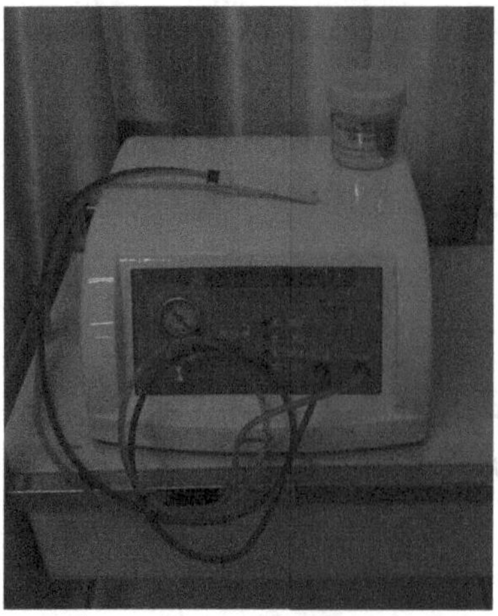

图 4-9　微晶磨削机

二、微晶磨削美容技术的作用

1. 通过磨削冲击,促进表皮更新和胶原蛋白、弹力纤维的生成,增加真皮厚度。

2. 利用负压气流刺激皮肤血液循环和淋巴循环,

加速组织新陈代谢和创伤愈合。

3. 去除老化角质和毛孔内堵塞的粉刺，使皮肤光滑、明亮，提高皮肤的吸收功能。

4. 通过微晶体撞击摩擦凹凸不平的皮肤表面，达到平整皮肤的目的。

三、适应证和禁忌证

（一）适应证

1. 皮肤浅表性瘢痕　手术、创伤遗留的浅表、线状、凹凸不平性瘢痕；水痘、天花、痤疮等遗留瘢痕。

2. 消除面部粗大毛孔、细小皱纹、毛细血管扩张。

3. 色素性皮肤病　雀斑、文身、咖啡斑、太田痣及稳定局限的白癜风。

4. 其他皮肤病　汗管瘤、毛发上皮瘤、表皮痣、疣状痣、皮脂腺瘤、粟丘疹、脂溢性角化病、汗孔角化症等。

（二）禁忌证

1. 血友病或出血异常者。

2. 传染性肝炎活动期。

3. 情绪不稳定，要求过高者。

4. 瘢痕体质者，增生性瘢痕或瘢痕较大较深者。

5. 皮损疑有恶变或已确诊为恶性皮肤肿瘤者。

6. 皮肤局部有明显感染者。

7. 半年内有放射治疗史，或放射性皮炎者。

8. 高血压、糖尿病、心脑血管疾病或肺部疾病等系统性疾病未得到有效控制者。

9. 银屑病、白癜风等疾病病情处于活动期易出现同形反应者。

四、操 作 方 法

根据皮肤状况决定治疗疗程，一般为 4~6 次，每 2 周治疗一次，每次约 30 分钟。具体过程：局部皮肤清洁消毒，将微晶磨头置于磨削皮肤间进行滑动、推拉，深度控制在真皮乳头层，见到点状渗血为度。磨削面积应超过病变范围。术毕，用无菌生理盐水清洁术区，不需包扎，创面外涂一层抗生素软膏。2 天后创面结一层薄痂，多于 4~7 天自行脱落。

五、注 意 事 项

1. 严格控制磨削深度，磨削过浅达不到理想效果，过深容易出现瘢痕或色素改变，因此磨削深度的掌握至关重要，症状重的区域可反复多次磨削，直至创面少量、点状出血为宜，不宜超过真皮浅层；症状较轻处至皮肤呈红色即可。

2. 术后创面不宜沾水，勿用磨砂膏，勿刮脸，避免接触过热环境。避免日晒，外出使用防晒霜；日常做好补水护理，避免使用果酸类刺激性产品；禁食辛辣食物。

案例 4-9

求美者，男性，32 岁，工人。

主诉：面部痤疮遗留瘢痕 3 年余。

查体：双侧面颊、额部散在米粒大小浅表性凹陷性瘢痕，伴色素沉着。

初步诊断：痤疮瘢痕。

治疗方法：采用微晶磨削美容技术治疗凹陷性瘢痕，每2周治疗一次，共治疗4次。

术后情况：术后磨削创面可见少量点状出血，用无菌生理盐水清洁术区，创面外涂一层抗生素软膏，2天后创面结一层薄痂，一周后自然脱落。嘱求美者术后创面不宜沾水，勿用磨砂膏，勿刮脸，避免接触过热环境。避免日晒，外出使用防晒霜，日常做好补水护理，避免使用刺激性化妆品。禁食辛辣食物。经4次磨削治疗，求美者面部瘢痕前后对比，美容效果明显改善。

治疗效果分析及评价：微晶磨削美容技术为微创治疗术，术中不需麻醉，无明显出血，不影响正常工作，求美者易于接受。但对于较深的瘢痕需多次治疗方可达到满意的视觉改善效果，选择CO_2点阵激光治疗效果更为理想。

第10节　光化学美容技术

学习目标

1. 掌握光化学美容技术的概念、美容原理。
2. 熟悉光化学美容技术的适应证和禁忌证。
3. 了解光化学美容技术的操作过程和注意事项。

光化学美容技术是通过内服或外涂光敏剂照射紫外线，引起光化学反应，达到治疗某些损容性皮肤病的目的。常用的光敏剂多为补骨脂的衍生物如8-甲氧补骨脂素（8-MOP）、5-甲氧补骨脂素（5-MOP）等，结合照射长波紫外线（UVA）称为补骨脂—长波紫外线疗法（即PUVA）（图4-10）。

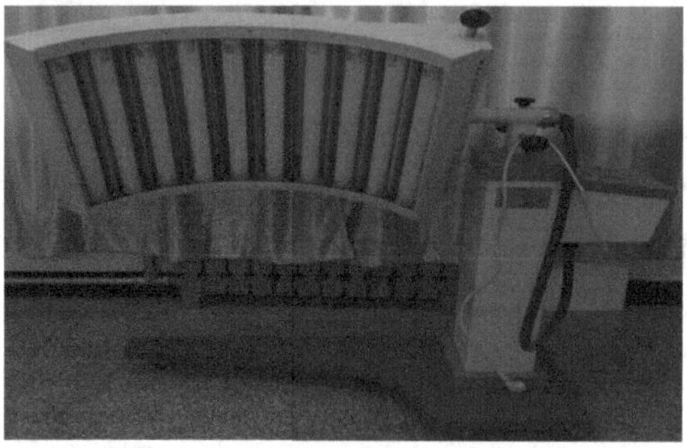

图4-10　SS-03AB紫外线光疗仪

一、美容原理和生物学效应

（一）美容原理

光敏剂吸收UVA后作用于表皮细胞、黑素细胞和真皮淋巴细胞等，产生光化学反应。其作用如下：

1. 补骨脂吸收UVA与表皮细胞DNA双螺旋链上的胸腺嘧啶发生光化学反应，形成光化合物，抑制DNA复制，减少表皮细胞核分裂，抑制表皮增殖。
2. 激活黑素细胞内酪氨酸酶的活性，促进黑素合成与传递，使黑素颗粒增多，肤色加深。
3. 通过改变淋巴细胞在皮肤和血循环中的分布与功能，减弱中性粒细胞的趋化性，抑制肥大细胞脱颗粒，抑制T淋巴因子的释放等影响炎症反应，改变免疫状态。

（二）生物学效应

PUVA作用于机体组织引起的一系列生物学改变，称为PUVA生物学效应，主要包括：

1. 温热效应　PUVA作用于皮肤组织，加速血液循环，促进上皮结缔组织的生长，具有镇痛、止痒和杀菌的作用。

2. 理化效应　抑制细胞 DNA 复制,影响表皮、真皮细胞代谢,促进黑素合成,抑制机体免疫功能等。

二、适应证和禁忌证

(一) 适应证

1. 表皮增生性或炎症性皮肤病　银屑病、掌跖脓疱病、泛发性扁平苔藓、毛发红糠疹、玫瑰糠疹、慢性单纯性苔藓等。

2. 色素减退性皮肤病　白癜风、花斑癣等。

3. 其他　斑秃、原发性皮肤 T 细胞淋巴瘤、异位性皮炎等。

(二) 禁忌证

白内障、严重心血管疾病、肝病、着色性干皮病、红斑狼疮、恶性黑素瘤、卟啉病、近期接受放疗或放射性核素治疗者、孕妇。18 岁以下者慎用或禁用。

三、操 作 方 法

1. 口服或外用光敏剂　如 8-MOP 0.5~0.6mg/kg 口服或 0.1 ~ 0.5% 8-MOP 酊剂外用,服药后 2 小时或外用药后 1~2 小时照射 UVA。

2. 选定长波紫外线(UVA)　多选用灯管式 UVA 灯,安装成箱式或弧形片状,微电脑调控照射剂量与时间。

3. 测定最小光毒红斑量(MPD)　先口服治疗量 8-MOP,2 小时后在腹部或背部按梯级递增照射 UVA 时间,48 小时出现肉眼可见的最弱红斑所需的照射时间为量,即 1 个 MPD。

4. 口服法　按剂量饭后顿服 8-MOP,2 小时后照射 UVA,先从 1/2 MPD 开始,每隔 1 周增加 0.2~0.5 个 MPD,逐步递增到 2~5 个 MPD。每日照射 1 次或每周照射 3 次。大部分皮损消退后次数逐渐减少,部分患者需维持治疗。

5. 外用法　外用 0.1~ 0.5% 8-MOP 酊剂,1~2 小时照射 UVA,从 1 个 MPD 开始,逐步增加剂量,每日照射 1 次或每周照射 3 次。

四、注 意 事 项

1. 治疗时操作人员与求美者均需佩戴防紫外线眼镜,口服求美者注意避光,外出佩戴防紫外线眼镜。求美者身体其他部位需有效严密遮挡,尤其是男性生殖器部位。

2. 治疗期间禁食酸橙、香菜、芥末、芹菜、胡萝卜、无花果等,忌用光敏性药物或与吩噻嗪类药物同服,禁用光敏性化妆品。

3. 治疗中求美者出现头晕、乏力、皮肤干燥、色素沉着等现象,停止治疗后可逐渐消失。

五、不 良 反 应

白内障、光毒性反应、皮肤光老化、光敏性皮损、中毒性肝炎、头痛或精神症状等。

案例 4-10

求美者,女性,59 岁,退休干部。

主诉:背部白斑 3 年余无变化,无自觉症状。

查体：背部一处色素脱失斑片，边缘色较深，3cm×4.5cm大小，表面光滑平坦。

初步诊断：局限性白癜风。

治疗方法：测定最小光毒红斑量（MPD），局部皮损外用光敏剂0.1%8-MOP酊剂，1小时后照射UVA，从1个MPD开始，2周后增加0.5个MPD，每周照射3次，连续3个月。

术后情况：照射15次观察，背部白斑区域出现新色素岛，后色素逐渐增多，治疗3个月结束后观察70%的白斑区长出色素斑，大部分色素岛已融合，其间少量米粒大小白斑。

治疗效果及评价：PUVA疗法治疗静止期白癜风美容效果满意，可结合照射少量UVB效果更佳。

第11节　微波美容技术

学习目标

1. 掌握微波美容技术的概念、美容原理。
2. 熟悉微波美容技术的适应证和禁忌证。
3. 了解微波美容技术的操作过程和注意事项。

微波美容技术是利用微波辐射产生的热效应和非热效应治疗某些损容性皮肤病。

一、美容原理

微波（microwave）是一种波长为1～1000nm，频率为300～3000MHz的电磁波，辐射中能产生不同能量的热效应和非热效应。微波美容治疗仪（图4-11）的工作频率为2450MHz，具有凝固治疗和理疗两种功效。通过热效应和非热效应达到对病变组织治疗的目的。

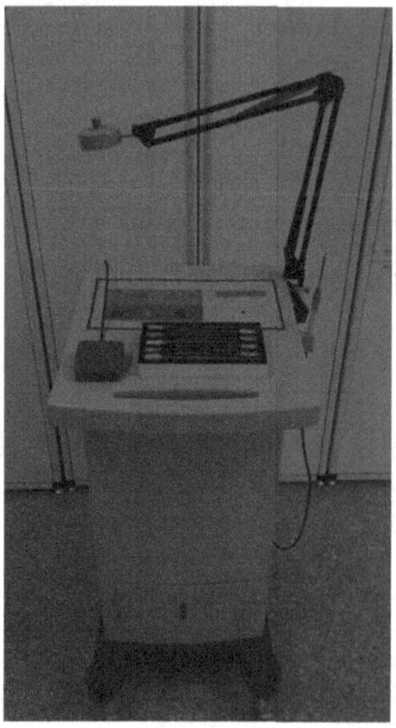

图4-11　微波治疗仪

1. 热效应　微波高速振荡频率的电磁波辐射到机体时，吸收了电磁能的组织中，分子沿电场方向极化，形成排列规则的离子或偶离子，以很高的振荡频率，在极短的时间内产生大量的热能，引发热效应，当热量达到一定程度时，使病变组织凝固坏死。

2. 非热效应　微波的振荡频率处于小剂量时不足以产生热量，当其振荡频率与人体细胞固有的振荡频率接近时，仅引起较为强烈的谐振，使机体产生一系列电生理和生物化学反应，调节神经系统功能，加速新陈代谢和血液循环，具有解痉、止痛、促进炎症消退、加速创伤愈合、改善免疫功能等功效。常用于微波理疗。

二、微波治疗方法

（一）微波凝固治疗

1. 适应证

（1）病毒性疣：寻常疣、扁平疣、传染性软疣等。

(2) 良性增生肿物：单纯性血管瘤、蜘蛛痣、色素痣、皮脂腺痣、皮赘、脂溢性角化病、化脓性肉芽肿、汗管瘤等。

(3) 腋臭。

2. 操作

(1) 局部常规消毒。较大的皮损或疼痛敏锐区使用2%利多卡因作浸润麻醉。

(2) 根据皮损大小选择治疗探头：皮损直径<1.5mm，选用单极治疗探头；直径>1.5mm，选用双极探头或平头治疗器。

(3) 根据皮损大小设定时间：浅表皮损直径<2mm者设定2~3秒；>2mm者设定3~4秒；较大皮损可适当延长时间。

(4) 较小皮损输出功率调节为10~15W；较大皮损调节为15~20W；再大者可调至30~40W。

(5) 将治疗探头垂直接触皮损，踏下开关，皮损凝固后松开足踏开关，移去治疗探头，局部外涂抗生素软膏。

(6) 治疗结束后，关闭微波治疗机，关闭电源，探头消毒处理。

(二) 微波理疗

1. 适应证　带状疱疹、疖、丹毒、慢性非特异性炎症或溃疡、冻伤、烫伤。

2. 操作　选用圆形或方形辐射器探头，垂直距离于皮损10cm。选择微热量时，适用于带状疱疹、肌炎等，每次10分钟，每日1次，10~15次为一个疗程；选择无热量时，适用于丹毒、慢性非特异性炎症、冻伤、烫伤等，每次30分钟，每日1次，10~15次为一个疗程。

三、禁忌证

1. 眼部　微波可引起晶状体混浊，引发白内障。
2. 妊娠女性腹部。
3. 男性睾丸。
4. 儿童四肢　微波可影响儿童骨骺发育。
5. 肥厚性瘢痕或瘢痕体质者。

四、注意事项

1. 治疗前需取下求美者随身携带的金属物品或首饰。
2. 治疗时掌握好足踏开关，切勿空载。
3. 操作者治疗时勿触碰治疗探头。
4. 治疗时治疗器与辐射器不能朝向机器面板或金属板照射。
5. 术后局部注意清洁卫生，防止继发感染。
6. 不接受治疗者应远离治疗器和辐射器正前方1.5米以上和后面0.3米以外，确保安全。

案例4-11

求美者，男性，16岁，学生。

主诉：双侧手背散在"瘊子"半年余。

查体：双侧手背散在十余个绿豆到黄豆大小褐色丘疹，圆形或多角形，表面粗糙，质地坚硬。

初步诊断：寻常疣。

治疗方法：微波凝固（单级、双极探头）。

术后情况：治疗后局部外涂红霉素软膏，必要时可口服抗生素1周，1周内禁止洗浴，注意局部卫生。治疗10天后创面结血痂，15天后血痂自行脱落，创面愈合，经治疗疣体全部脱落，遗留淡褐色色素沉着。

治疗效果分析及评价：本病例经微波治疗后疣体全部脱落，达到了治疗效果，遗留轻微色素沉着待其自然消退。

第12节　直流电离子导入美容技术

学习目标

1. 掌握直流电离子导入美容技术的概念。
2. 熟悉直流电离子导入美容技术的适应证和禁忌证。
3. 了解直流电离子导入美容技术的美容原理、操作过程和注意事项。

直流电离子导入美容技术，简称电离子导入术，是根据直流电场内同性电荷相斥、异性电荷相吸的原理，在电离子导入仪器施加的电场作用下，利用安全的直流电通过人体，有效促进离子型药物（或营养活性物质）透皮吸收的一种经皮给药的物理促透方法。

一、美容原理

直流电离子导入美容技术，是根据直流电场内同性电荷相斥、异性电荷相吸的原理，将所需导入的药物离子置于极性与该离子极性相同的电极下，即将阳离子药物置于阳极处透过皮肤，阴离子药物置于阴极处，中性分子药物可通过电渗作用透过。离子导入系统有3个基本组成部分，即电源、药物储库系统和回流储库系统。当两个电极与皮肤表面接触时，电源的电子流到达药物储库系统，使离子型药物形成离子流后透过皮肤，在皮肤下面转向回流系统，最终回到皮肤，进入回流系统，再转变成电子流（图4-12）。

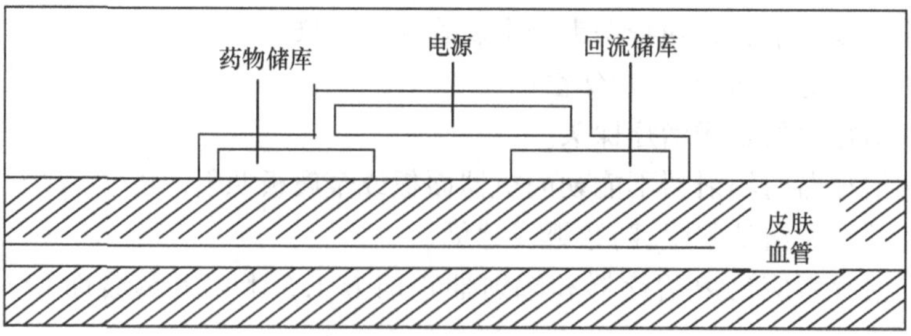

图4-12　直流电药物离子导入系统示意图

直流电离子导入美容技术导入药物时，药物离子主要分布于皮肤各层，可在皮肤内保持较高的药物浓度，特别适合于皮肤、黏膜等较浅病变的治疗。采用直流电离子导入机体的药物，在体内可保留较长时间，故药物作用的持续时间也较长。另外通过调节电流大小可控制药物的转运速率和释药速率,从而维持恒定的给药速率。在治疗过程中,无疼痛,不损伤皮肤,很少产生全身不良反应。

二、适应证和禁忌证

(一) 适应证

1. 瘢痕。
2. 手足多汗症。
3. 面部色素沉着性皮损。
4. 毛细血管扩张。
5. 干性皮肤。

(二) 禁忌证

1. 急性湿疹、出血性倾向疾病者。
2. 对直流电过敏者。

三、操 作 方 法

1. 开启电源,电流输出旋钮调置零位。
2. 清洁局部皮肤,根据治疗目的,选择阴极或阳极放于治疗部位。
3. 求美者手握另一电极。
4. 于治疗电极末端蘸上所需药液,于皮肤轻轻滑动,或于皮肤上先涂抹药物或营养乳液。

(1) 瘢痕:导入曲尼司特治疗增生性瘢痕和瘢痕疙瘩,导入 0.025% 的维 A 酸凝胶治疗痤疮萎缩性瘢痕。

(2) 手足多汗症:抗胆碱药和三氯化铝联合离子导入可有效治疗。

(3) 面部色素沉着性皮损:导入维生素 C。

(4) 毛细血管扩张:阳极导入收缩血管或毛孔。

(5) 干性皮肤:采用阴极导入,扩张血管。

5. 输出量一般为 0.1~0.2mA/cm^2,以操作者调节输出量到治疗处有轻微的麻、刺感为宜。
6. 每次治疗 5 ~10 分钟,每日 1 次或隔日 1 次,亦可每周 1 或 2 次。
7. 导出法　清洁皮肤后,选用消毒负压导出接头,调整输出功率,按照从鼻翼两侧—鼻尖—鼻唇沟—下颌的顺序导出排脂,用乙醇棉签擦拭导出部位,可消毒收缩毛孔。

四、注 意 事 项

1. 应注意确定药物离子极性,带正电荷的药物要从阳极棒导入,带负电荷的药物要从阴极棒导入,否则药物无法导入。
2. 电流不可太强,以免过分刺激或灼伤皮肤。
3. 容易引起变态反应的药物,导入前必须做皮肤过敏试验。
4. 负压导出时,不要停留时间过长,以免刺激皮肤发生红肿,眼睛周围禁用导出。
5. 导出、导入接头使用完毕,及时消毒。

案例 4-12

求美者,女性,36 岁,职员。

主诉:双侧面颊痤疮瘢痕 5 年余。

查体:双侧面颊部散在多处米粒至绿豆大小的萎缩性瘢痕,表面光滑。

初步诊断:萎缩性瘢痕。

治疗方法:利用 0.025% 的维 A 酸凝胶离子导入法导入局部萎缩性瘢痕中,每周 2 次,每次 15 分钟,3 个月为一个疗程。

术后情况:治疗 6 周后,瘢痕明显变平,10 周后皮肤湿润度增加,富有弹性,3 个月治疗结束后瘢痕基本变平,效果明显。

治疗效果分析及评价:采用直流电离子导入治疗萎缩性瘢痕,疗效持久,无复发。求美者无疼痛、不损伤皮肤,不良反应少。

第 13 节　电解美容技术

学习目标

1. 掌握电解美容技术的概念。
2. 熟悉电解美容技术的适应证和禁忌证。
3. 了解电解美容技术的美容原理、操作过程和注意事项。

电解美容技术是利用直流电对机体组织的电解作用,使病变组织变性、坏死,达到治疗和美容的目的。

一、美 容 原 理

电解美容治疗仪设有两个电极。其中阳性电极用铅板制成,为非治疗极,治疗时固定于求美者一侧肢体或求美者握于手中;而阴性电极是用铂或不锈钢制成的针状电极,为治疗极,针柄处涂有绝缘材料。治疗时将阴性电解针插入病变组织内,针尖附近因电解作用产生氢氧化钠,达到一定浓度时引起局部病变组织变性、坏死,达到破坏或去除的目的。由于插入病变组织的阴性电解针针头尖且细小,电流量较小,另外针柄部分涂有绝缘层,不产生电解作用,故而对邻近正常皮肤损伤轻,不形成瘢痕。

二、适应证和禁忌证

（一）适应证

1. 局限性多毛症。
2. 面部微小损害,如粟丘疹、睑黄瘤、汗管瘤、寻常疣、毛细血管扩张症、蜘蛛痣等。

（二）禁忌证

1. 鼻孔内、外耳内或黑痣上的毛。
2. 装有心脏起搏器者,较重的心、肝、肾疾病者。
3. 肥厚性瘢痕或瘢痕体质者。

4. 感染区皮损。

5. 较长时间服用激素者。

三、操作方法

1. 局部常规消毒,一般不用麻醉,必要时局部麻醉。

2. 阳极用生理盐水浸湿的纱布包绕,固定于病人的肢体,如为金属棒则握于求美者手中。

3. 阴极电解针插入皮损。

4. 开启电源,逐渐增大输出量,直至针孔有气泡冒出为止,减小电流后拔出电解针,如此反复,直到全部皮损被清除。

5. 拔除毛发时,电解针顺着毛干方向,由毛孔插入毛囊根部,深度约2~3mm,电流0.5~1.0mA,通电10 ~30秒,见到出现白色泡沫即断电取出电解针,用镊子轻轻拔出毛发。

6. 术毕外涂抗生素软膏以防感染。

7. 再次治疗宜间隔5~7天。

四、注意事项

1. 应准确把握进针的深度和电解的范围。

2. 电解针输出电流应从小量开始,逐步加大,以减轻求美者的电击感。同时注意观察局部病变组织变白的范围和程度。

3. 治疗结束时,局部外涂抗生素,以防继发感染。

案例4-13

求美者,男性,46岁,工人。

主诉:面部红斑、伴毛细血管扩张2年余,无自觉症状。

查体:鼻部、两颊、下颏处对称性红斑,界不清,鼻部散在少量绿豆大丘疹,鼻尖及鼻翼处数条毛细血管明显扩张,鼻部、面颊处毛囊口扩大。

初步诊断:酒渣鼻(红斑期)。

治疗方法:电解法去除毛细血管扩张。

术后情况:鼻尖、鼻翼处明显扩张的毛细血管消退,残存少量隐约可见的细血丝,可再次治疗。

治疗效果分析及评价:电解美容技术用于毛细血管扩张治疗效果肯定,术后可配合内服四环素、甲硝唑等,局部外用2%甲硝唑凝胶等可缓解病情。

第14节　音频电美容技术

学习目标

1. 熟悉音频电美容技术的概念。

2. 了解音频电美容技术的适应证、禁忌证、操作过程和注意事项。

音频电美容技术是一种中频(2000Hz/s)电流,音频电经电极板使血管扩张和神经兴奋,达到减少皮肤皱纹和软化瘢痕的目的。

一、适应证和禁忌证

1. 适应证　衰老皮肤、干燥皮肤、创伤性瘢痕。
2. 禁忌证　体内有金属物品(如固定骨折的金属针等)或安装心脏起搏器者。

二、操作方法

1. 根据病变部位选择电极板及衬垫。
2. 衬垫用生理盐水或热水浸湿,保持适宜温度,然后将电极板装入衬垫套内。
3. 求美者治疗时取舒适体位,暴露治疗部位,并检查皮肤是否破损,局部治疗区常规清洁,将电极置于治疗部位,用沙袋或绷带固定。
4. 检查仪器各旋钮是否在“零位”,接通电源,调节输出量,以求美者能耐受为准。
5. 治疗中应询问求美者感觉,适当增加电流量。
6. 告诉求美者治疗时正常感觉为麻感,如局部有烧灼感,应即刻告知检查处理。
7. 求美者治疗时不能移动身体、触摸仪器和接地金属(如水管、暖气等)。
8. 治疗完毕,将输出钮缓慢转到“零位”,关闭电源,取下电极,检查皮肤反应,然后将衬垫用清水洗净,煮沸消毒,晾干备用。
9. 每次 15~20min,每日或隔日 1 次,一般 10 次为 1 个疗程。每疗程间隔 1 周。

三、注意事项

1. 电极板不能对准以心脏为中心作前后或左右放置,对心脏病美容就医者电极于心前区附近时应注意观察,如有不良反应,立即停用。
2. 孕妇忌将电极置于腹部、腰部或其邻近部位。
3. 体内如有金属物(如固定骨折的金属针等)或装有心脏起搏器者,不宜治疗。

第 15 节　红蓝光美容技术

学习目标

1. 熟悉红蓝光美容技术的概念及美容原理。
2. 了解红蓝光美容技术的适应证、禁忌证、操作过程和注意事项。

红蓝光美容技术是利用 LED 输出窄谱红光和蓝光,波长分别为(415±5)nm 和(633±6)nm,照射皮肤或皮损部位,利用不同波长光的光生物学效应,达到相应的美容治疗效果。

一、美容原理

(一)蓝光

415nm 输出高纯度的蓝光(BLUE),与痤疮丙酸杆菌代谢物卟啉的光吸收峰值匹配,痤疮丙酸杆菌的代谢物内卟啉受到激发后的化学退激过程产生大量单线态活性氧,可对痤疮丙酸杆菌产生一种高氧化环境,从而导致细菌死亡进而将皮肤上的痤疮清除(图 4-13)。

（二）红光

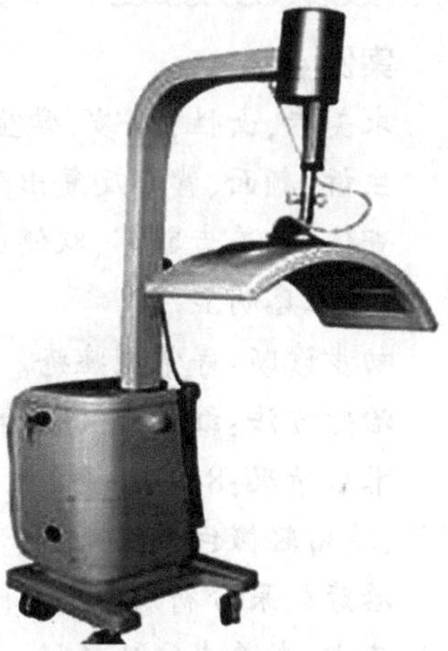

图4-13　红蓝光痤疮治疗仪

635nm的红光（RED）具有纯度高、光源强、能量密度均匀的特点，在皮肤护理、保健治疗中效果显著，被称为生物活性光。红光对机体组织具有良好的穿透性，可促进细胞新陈代谢，促进胶原蛋白再生，增强皮肤弹性，改善肤质；加速血液循环，抑制巨噬细胞释放细胞因子发挥抗炎功效；促进成纤维细胞生长因子合成，加快损伤组织的修复、减少瘢痕；缩小肥大皮脂腺，减少油脂分泌；增强白细胞的吞噬功能，提高免疫功能；消炎、镇痛等。

二、适应证和禁忌证

（一）适应证

祛除痤疮；消除或减淡痤疮疤痕；修复敏感性皮肤；除皱（抚平细小皱纹）；嫩肤（溶斑、美白、收缩毛孔、促进胶原层增厚）；促进伤口愈合、消炎止痛、理疗。

（二）禁忌证

1. 光敏性皮肤病如多形性日光疹。
2. 自身免疫性疾病如红斑狼疮、皮肌炎等。
3. 白化病、卟啉病。
4. 近期使用光敏性药物如四环素类、磺胺类、吩噻嗪类、灰黄霉素、异维A酸、胺碘酮等。
5. 孕妇慎用。

三、操 作 方 法

1. 治疗前清洁局部皮肤，以1∶1000苯扎溴铵溶液局部消毒，用粉刺挤压器挑破粉刺、脓疱。
2. 治疗时，求美者平卧，戴好防护眼罩，将红光、蓝光治疗仪照射单元置于求美者面部上方，确保光板距离皮肤1～4cm，每次治疗20min，每周2次，光照间隔至少2～3天，8次为一疗程。
3. 采用红、蓝光交替治疗为主，炎症较重者、结节明显者或Ⅲ度、Ⅳ度予以红光治疗为主。

四、不 良 反 应

治疗过程中有轻微的瘙痒，治疗后部分求美者出现轻微脱屑，未发现有明显的副作用。

五、术后注意事项

1. 要避免阳光暴晒，紫外线较强烈时尽量避免外出，出门时最好用遮阳伞或涂抹防晒霜。
2. 24小时内不要喝酒，不要吃辛辣刺激性食物，不要吃海鲜等发物，饮食宜清淡。
3. 72小时内不能使用特殊化妆品，否则容易造成色素沉着。
4. 保持乐观情绪，注意生活规律，保证充足睡眠。
5. 合理护肤，使用控制油脂分泌、保湿的护肤品。

案例 4-14

求美者,女性,24 岁,学生。

主诉:颜面、背部反复出现皮疹五年余。

查体:求美者额部、双侧面颊、背部散在大量丘疹和少量脓疱、色沉,皮损对称分布,丘疹、脓疱触疼明显。

初步诊断:寻常型痤疮。

治疗方法:红蓝光交替治疗,炎症较重者以红光治疗为主,每周 2 次,连续治疗 8 周。

术后情况:8 周治疗结束后,求美者面部 80% 以上的炎性丘疹、脓疱消退,背部皮损完全消退,遗留轻微色素沉着,面部又出现少量新丘疹,但较治疗前轻。

治疗效果分析及评价:采用红蓝光治疗痤疮,皮损消退迅速,能有效抑制瘢痕形成,不良反应少,求美者依从性好。依据求美者病情可同时联合外用 0.1% 阿达帕林凝胶或口服异维 A 酸效果更佳。

(王　娟)

目标检测

一、名词解释

选择性光热作用、脉宽、热弛豫时间、调 Q 技术、光子嫩肤技术、光动力学疗法、微晶磨削美容技术、PUVA、MPD

二、填空题

1. 激光器的基本结构是由(　　)、(　　)、(　　)、(　　)构成。
2. 按激光的工作物质分为(　　)、(　　)、(　　)和(　　)激光。
3. 激光的生物效应包括(　　)、(　　)、(　　)、(　　)。
4. 实现选择性光热作用必须满足三个条件,即(　　)、(　　)和(　　)。
5. 强脉冲光 4 类适应证,即(　　)、(　　)、(　　)、(　　)。
6. 选择波长(　　)的滤光片用于嫩肤,(　　)波长的滤光片用于脱毛。
7. 强脉冲光术后常见的并发症有(　　)、(　　)、(　　)。
8. 光动力学疗法分(　　)治法和(　　)。
9. 治疗皮肤肿瘤及光老化常用的光敏剂是(　　),用于鲜红斑痣治疗常用的光敏剂是(　　)。
10. PUVA 生物学效应主要包括(　　)、(　　)。
11. 微波美容治疗仪的工作频率为 2450MHz,具有(　　)和(　　)两种功效。
12. 直流电离子导入美容技术,是根据直流电场内(　　)的原理,将药物离子导入体内,将所需药物离子置于极性与该离子极性(　　)的电极下导入。
13. 音频电美容技术是一种(　　)电流,音频电经电极板使血管扩张和神经兴奋,达到(　　)和(　　)的美容治疗目的。

三、选择题

1. 雀斑最佳治疗方法是(　　)
   A. 波长 10600nm CO_2 连续激光
   B. Q 开关脉冲倍频 Nd:YAG 激光(1064nm)
   C. Q 开关脉冲倍频 Nd:YAG 激光(532nm)
   D. 氩连续激光(488nm)
   E. 铜蒸汽准连续激光(511nm)
2. 适合治疗黑色文身的激光是(　　)
   A. 氩连续激光(488nm)
   B. Q 开关脉冲倍频 Nd:YAG 激光(1064nm)
   C. Q 开关脉冲倍频 Nd:YAG 激光(532nm)
   D. 10600nm CO_2连续激光
   E. 铜蒸汽准连续激光(511nm)

3. 可用波长 10600nm CO_2 连续激光治疗的是(　　)
A. 鲜红斑痣　B. 黄褐斑　C. 痤疮
D. 单纯疱疹　E. 汗管瘤
4. 决定激光治疗的深度是(　　)
A. 脉宽　B. 能量密度　C. 波长
D. TRT　E. 输出方式
5. 关于脱毛叙述正确的是(该题为多选题)(　　)
A. 脱毛的最佳时期是静止期
B. 脱毛的机制是破坏毛干和毛根
C. 脱毛的最佳时期是生长期
D. 不同的部位脱毛间隔时间不同
E. 不论肤色深浅均可直接脱毛
6. 较大面积的毛细血管扩张症最佳的治疗方法是(　　)
A. Q 开关翠绿宝石激光(755nm)
B. Q 开关脉冲倍频 Nd:YAG 激光(1064nm)
C. Q 开关脉冲倍频 Nd:YAG 激光(532nm)
D. 强脉冲光(540~1200nm)
E. 10600nmCO_2 连续激光
7. 最适合强脉冲光(540 ~ 1200nm)治疗的是(　　)
A. 直径较细的毛细血管扩张症
B. 草莓状血管瘤
C. 海绵状血管瘤
D. 较深的鲜红斑痣
E. 蜘蛛痣
8. 关于光子美容参数调整正确的是(　　)
A. 肤色深者能量应调大
B. 肤色越浅脉宽应调长
C. 肤色越黑脉冲间隔调长
D. 皮肤越厚脉宽调短
E. 毛发越细能量越小
9. 关于光子嫩肤操作正确的是(　　)
A. 初次要求嫩肤者可直接治疗
B. 肤色深者可直接脱毛
C. 治疗毛细血管扩张者选择波长较长的滤光片
D. 去皱者选择波长较短的滤光片
E. 脱毛者须刮除毛发后脱毛

四、简答题

1. 试述波长 1064/532nm 的 Q 开关脉冲倍频 Nd:YAG 激光治疗雀斑、太田痣的原理。
2. 试述激光除皱的美容原理。
3. 简述激光的术后护理。
4. 简述强脉冲光的美容原理。
5. 试述强脉冲光术后常见并发症及处理。
6. 光子嫩肤仪治疗的适应证和禁忌证有哪些?
7. 射频美容仪治疗的适应证和禁忌证有哪些?
8. 理想的光敏剂应具备哪些特点?
9. 微晶磨削仪治疗的适应证有哪些?
10. 红蓝光美容的美容原理是什么?

第 5 章

注射美容技术

学习目标

1. 掌握注射美容技术、填充剂注射美容技术、填充剂的概念及目前常用填充剂的种类；掌握透明质酸注射技术、胶原注射技术、自体脂肪颗粒注射技术、羟基磷灰石注射技术的适应证及操作方法。

2. 熟悉填充剂的分类及 4 种注射美容技术的常见不良反应（并发症）和处理。

3. 了解 4 种注射美容技术的作用原理。

第 1 节　概　　论

注射美容技术（cosmetic injection techniques）是指将可注射材料或药物注入人体局部或特定部位，以矫正人体外形缺陷及畸形或起到美化容貌和形体为目的的美容方法。注射美容技术主要包括填充剂注射美容技术、肉毒毒素注射技术等。它具有操作简单、方便、微创、手术时间短及患者痛苦小、恢复快等优点。

一、填充剂注射美容技术

填充剂注射美容技术是将注射填充材料注射到人体软组织内，用于矫正人体外形缺陷及畸形或起到美化容貌和形体为目的的美容方法。

1. 填充剂的概念　填充剂（filler）又称软组织填充剂，主要用于填平或改善较深的皮肤皱纹，改善皮肤软组织发育不足和凹陷畸形。面部老化时，会出现面骨骨量的丢失、肌肉萎缩、皮下脂肪减少或异常堆积、真皮胶原含量降低等问题，从外观上看，主要表现为皱纹增多，面部表情线明显，异常凹凸、面部比例不协调且界限清晰。所以重建面部对称和平滑的轮廓曲线，恢复面部组织容量和均衡的皮肤张力，是填充治疗重要目标。临床常用填充剂行除皱、祛疤、改善皮肤深凹洞，或丰唇、丰颊、隆鼻等进行治疗或增加美感。

理想的注射填充剂应具备以下条件：组织相容性好；稳定性好；不致敏、不致癌、不致畸；非微生物生存基质；与人体组织具有一定的结合能力；不引起炎症及异物反应；无抗原性、不导致免疫及组织相关性疾病；无游走性，排出和易位的风险非常小；能保持固定的体积和柔韧度，材料置入人体后易于成形、塑形及固定，不易被吸收，效果持久，易于消毒、储藏。

2. 填充剂的发展　自 20 世纪 40 年代以来，以液体硅胶注射填充矫正组织缺损性凹陷、隆鼻、隆额、隆乳等，曾在欧美、日本盛行，但由于液体硅胶中固化不全的硅油可向周围组织渗透扩散会引起不同程度的炎症、肉芽肿、组织坏死等严重并发症,目前已经被禁止使用于美容目的。近年,由于新型注射填充材料、药物如胶原蛋白类、透明质酸类填充剂等不断出现,临床应用越来越广泛,注射美容技术快速发展起来。尤其是1996年透明质酸类填充剂 Hylaform 和 Restylane 的问世,已被证实该材料是安全有效的。随着新材料、新药物和新技术不断出现,注射填充技术必将得到更快发展。

3. 填充剂的分类

(1) 根据填充剂的来源可分为异种生物来源(非人体来源)、同种生物来源(人体来源)、非生物来源、混合来源。

(2) 按填充剂维持时间的长短可分为非永久性或短效性、半永久性和永久性三种。非永久性成分常为生物可降解物质,可被吸收或排出体外,这类填充剂往往作用持续时间不长。永久性填充剂通常含有生物不可降解性微粒,因此发生不良反应的概率更高些,如远期在注射部位周围出现小结节即造成肉芽肿。

(3) 根据作用机制分为替代性填充剂和刺激性填充剂 替代性填充剂如胶原蛋白、透明质酸可以用来填补真皮和皮下组织的容量;刺激性填充剂如羟基磷灰石通过刺激成纤维细胞来合成胶原,激发胶原组织的生长。

4. 目前常用的填充剂　有透明质酸、胶原蛋白、羟基磷灰石、自体脂肪、自体成纤维细胞及一些人工合成的填充剂等,下面章节中将具体介绍。

二、肉毒毒素注射技术

主要是A型肉毒杆菌毒素注射,可用于治疗面部皱纹、鱼尾纹、眉间纹、瘦脸、瘦腿等,操作方便,安全有效,目前临床应用非常广泛,详见本章第六节。

第2节　透明质酸注射美容技术

一、概　　述

透明质酸(hyaluroni cacid,hyaluronan,HA)又名玻尿酸,这是一组含量非常小的多糖,简单细菌或人类所拥有的都为同一形式的透明质酸。天然的透明质酸是一种黏多糖,是由D-葡萄糖醛酸和N-乙酰葡萄糖胺二聚体的重复序列组成的线性多聚体。广泛分布于哺乳动物和人体内的皮肤、玻璃体、房水、滑膜液、胎盘等结缔组织的细胞外基质中,广泛分布于机体各部位。它没有种属和组织特异性,所以机体很少对它产生免疫反应。透明质酸在组织中通常以一种游离多聚物形式存在,与双糖单位结合,具有较高的负电性,但在软骨、骨等组织中,透明质酸大多与糖蛋白或特异性细胞受体结合。

透明质酸是一种多功能基质,它具有润滑、保水、缓冲,改变物质在皮肤中的扩散速度,维持动脉壁的正常通透性,调节细胞周围离子的流动和浓度等重要的生理功能;它还参与各种炎症反应,并可清除自由基。透明质酸具有高度的亲水性和保水性,可以吸收1000倍于其重量的水分。这样使透明质酸即使在很低浓度的情况下,依然可以成为凝胶状。透明质酸吸水后,体积增大,向周围产生的膨胀压力使得它可以支撑周围组织。上述性质使透明质酸成为维持组织形态和功能的理想的填充剂。

由于透明质酸酶的作用,使天然透明质酸在人体内的半衰期仅为1~2天。所以要通过

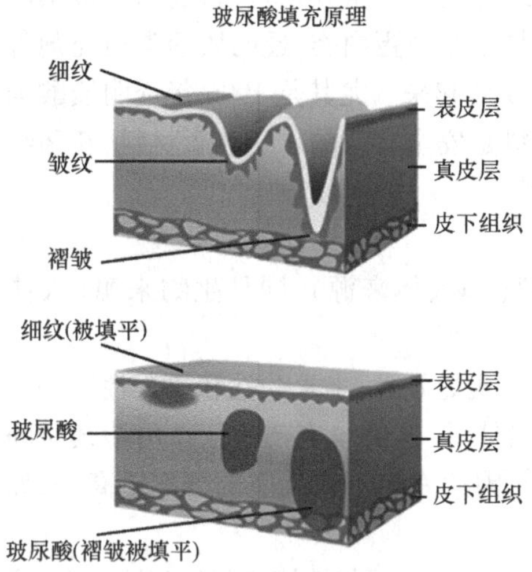

图 5-1　透明质酸填充原理

交联和化学修饰(酯化)来抵御酶解反应,延长其存在时限使之成为理想的充填剂。现有的生物工程化的透明质酸在保持其生物特性的同时增加了其在组织中的稳定性,作用持续时间较胶原产品长,通常可达 6~12 个月。同时工程化的透明质酸又可能导致使用后的不良反应,透明质酸产品中化学交联剂的残留会导致皮肤的不良反应。为确保其使用安全,在皮肤填充剂中的残留交联剂浓度必须低于危及人体健康范围的水准之下。此外透明质酸的黏弹性等性质由其分子链的长度、浓度、交联度和颗粒大小决定(图 5-1)。因此可以通过调节上述指标制成不同硬度、黏度、润滑度的产品,使透明质酸产品的应用范围更加广泛。因此临床医师必须全面地了解熟悉各种产品的性能、优缺点才能更好地选择适应证,达到最理想的治疗效果。

透明质酸在医学中的应用已有多年。1934 年哥伦比亚大学 Karl Meyer 和 Palmer 首次在牛晶状体中分离出天然透明质酸。20 世纪 40 年代时几乎从所有动物种系中分离出透明质酸,50 年代发现透明质酸与很多疾病如风湿性关节炎、退行性关节炎、肿瘤及一些皮肤病有关。各种形式的透明质酸的临床应用最先是在眼科发展起来的,后来被整形外科医生作为关节润滑液应用于骨性关节炎。透明质酸最早作为皮肤软组织填充剂使用是在 1989 年,当时 Endre Bzlazs 发现它具有良好的组织相容性,并且没有免疫原性。1996 年,第一代透明质酸填充剂——动物源性 Hylaform(海拉丰)上市。同年非动物源性的透明质酸皮肤填充剂 Restylane 通过欧盟批准(图 5-2),2003 年 12 月又通过美国 FDA 批准作为整形美容除皱产品使用。目前国际市场上主要有:Hylaform 系列、Restylane 系列、JUVEDERM 系列。我国常用的同类产品还有海薇、润百颜、伊婉等品牌玻尿酸在大量使用。

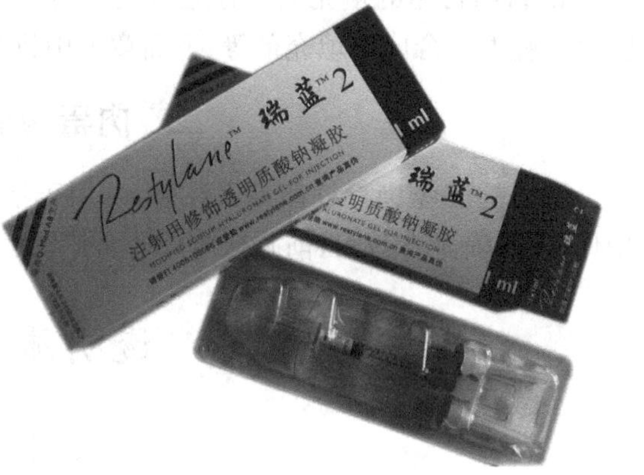

图 5-2　Restylane 产品

二、适应证和禁忌证

(一) 适应证

1. 可广泛用于如鱼尾纹、眉间纹、颈纹、口周纹等轻至重度的静态皱纹或鼻唇沟等皱褶的填充。

2. 面部轮廓的塑形和局部容积的增加如隆鼻、丰唇、丰颊、丰太阳穴、修复瘢痕等。

3. 还可用于改善 HIV 感染者的面部脂肪萎缩。

（二）禁忌证

1. 局部皮肤有炎症或感染。
2. 过敏性体质。
3. 孕妇和哺乳期妇女。
4. 正在服用肌肉松弛症药物治疗者。
5. 年龄在 18 岁以下的求美者。
6. 其他严重疾病患者。

三、注 射 方 法

注射前可对局部进行冰敷，也可用注射或外用麻药来控制注射时的疼痛。根据产品的特性，适应证、注射层次和持续时间有所不同。一般小分子颗粒、低交联度的产品较平顺、流动性高、易于推注，持续时间较短，适用于浅表皱纹或缺陷的改善，注射层次较浅；反之大分子颗粒、高交联度的产品硬度较高，塑形性更强，也更持久，适用于矫正较深的皱纹或皱褶以及面部结构的塑形，注射部位也较深，通常在真皮中至深层或真表皮连接处。

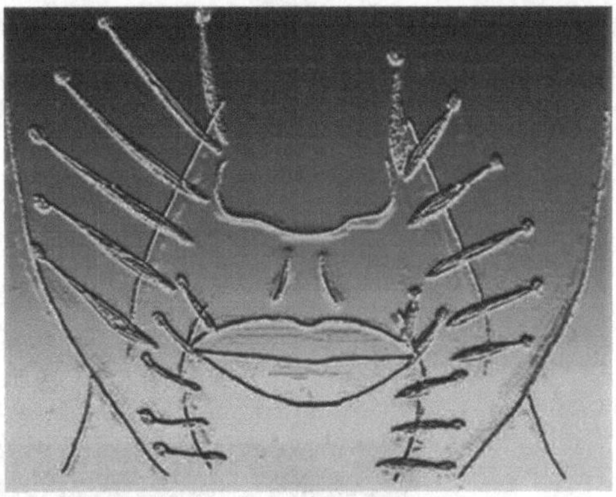
图 5-3　面部常见注射点分布图

注射方法有线状注射法和序列注射法及扇形线状注射法等，具体的注射方法和技术，不同的医生会有不同的体会，但均要求医生能够进行正确的解剖部位评估，正确地诊断求美者的美学缺陷，正确地判断注射深度，认识和掌握产品的特性，选择合适的产品，选择适宜的注射技术，可联合应用肉毒毒素注射技术或面部年轻化手术等（图 5-3）。要与求美者的要求相结合，以期最大限度地达到理想的美容效果。

以 Restylane 系列产品为例。

1. 产品简介　Restylane 是一种非动物源性、交联稳定的第三代透明质酸凝胶，通过细菌（链球菌）产生，常用于唇部充填及治疗皱纹和皱褶。是一种晶状透明的无色凝胶，无菌，无热原性，包装在一支 0.7ml 的一次性注射器里。这种透明质酸大约每隔 200 个氨基葡萄糖分子就发生交联。形成的多聚体是一种存在于皮肤细胞基质中的分子框架。产品呈 2% 的黏弹性凝胶形式，浓度为 20mg/ml，适合皮内注射。为保证材料中没有任何可引起皮肤过敏反应的成分，针管内不添加局麻药。Restylane 注射在真皮内通过容量充填起作用，不需任何组织反应。一旦注入皮内，它与体内自身的透明质酸联合作用，协同增加容量。其降解是等容量的，这意味着 Restylane 的特性是在整个降解过程中能维持与其最初注射时几乎相同的体积，不会像其他生物可降解植入物那样随着降解而逐渐减小。注射后不会肿胀，最终完全降解、被重吸收消失。没有任何纤维形成或植入残留物。Restylane 为完全生物可降解性的，代谢成水和二氧化碳，其过程分为两个阶段：第一阶段为缓慢的局部降解，半衰期约为 1 年；第二阶段为在血液中快速的降解过程，半衰期仅数分钟。因此产品对系统影响极低，一旦从组织进入血中，能很快消失。并且 Restylane 植入真皮组织后，不影响氧、葡萄糖和生长因子及激素在组织内自由转运，这使得组织内有材料存在的期间，皮肤外观健康、自然。

2. 注射方法　注射方法有线状注射法和多点序列注射法、扇形注射法和交错注射法等（图 5-4）。

治疗皱纹和皱褶时，通常不需要麻醉，但在敏感区域注射如治疗唇及口周皱纹时，注射前 30~60min 应用 EMLA 麻醉霜等外用麻醉剂可减轻疼痛。用 30 号针头，将植入物注射至真皮中层（图 5-5）。

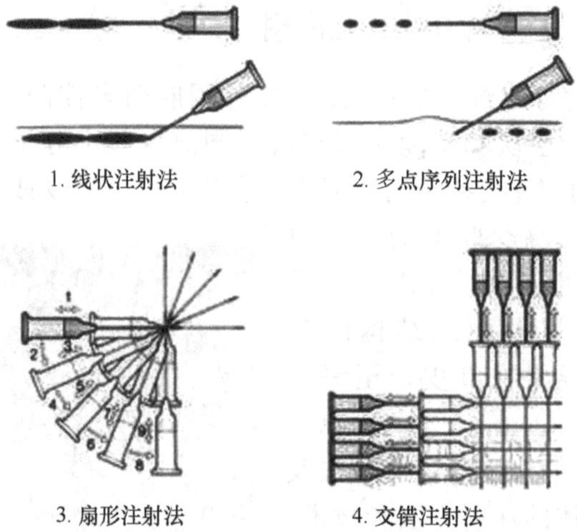

图 5-4　透明质酸常用注射方法

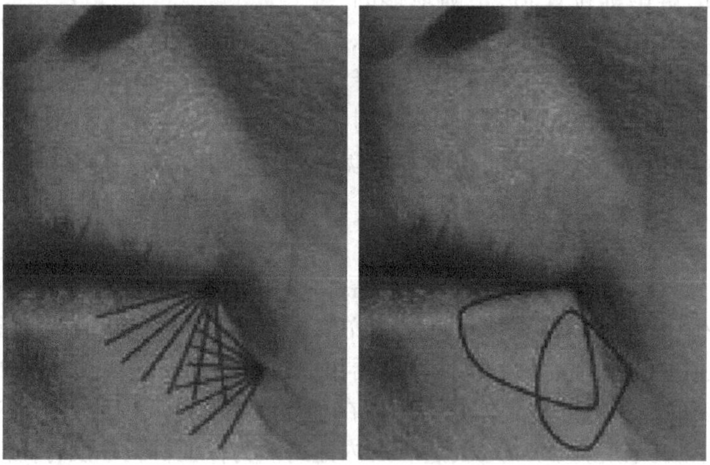

图 5-5　口周皱纹注射示意图

（1）线状注射法：线状注射法最为常见，即沿着需要填充皱纹的方向，针眼朝上入针，进针至注射区域最远处或皱纹的末端后，缓慢退针，边形成隧道，边同时均匀的推动针筒将填充物注入真皮内。针尖抽离皮肤前，就应停止注射，以免注射过浅。退出针头即完成一个隧道的注射。

（2）多点序列注射法：按需求，在一定序列上进行多次单点注射。除基本填充外，还多用于对已填充点进行微调补充。

(3) 扇形注射法：进针方式与线状注射法相似，不完全退出针尖，改变进针方向后，进行第二次线状注射，如此连续改变角度多次。通常一个部位要扇形入针3~4次，每一针的注射量不超过0.1ml(0.05ml比较适当)，适用于较大的面积的深层注射填充，且只具有一个针眼，创伤较小。

(4) 交错注射法：即多组连续线状注射法呈直角交叉注射，两线相互之间相距约5~10mm，适用于较大的面积的深层注射填充。

目前市场上常用的透明质酸。

(1) Restylane：最早上市的Restylane系列产品，用于中等深度的凹陷，如口周皱纹、眉间纹或唇部充填、再塑形。可采用线状注射法或序列注射法植入或同一部位二者结合使用。

(2) Restylane Perlane：更高浓度的材料，用于纠正厚皮肤部位深的凹陷，如深的鼻唇沟及瘢痕，注射于真皮网状层的中至深部。采用线状注射法注射，针与皮面成33°角刺入真皮，呈线状注入材料，长度与皱纹相同。如Perlane植入太浅表，可形成不平整的串珠状外观。

(3) Fine lines(Touch)：一种较新的产品，透明质酸的浓度较低，可用于纠正薄皮肤部位的细小皱纹，如眶周纹("乌鸦爪")，采用序列注射法注射，推荐完全纠正但不要过度纠正。为产生规整而自然的效果，可轻轻按摩治疗区，凝胶在较高温度下更易流动。在治疗开始时，用细的30号针头很难注射，注射前在手中温暖注射器，会使操作轻松一些。

四、不良反应及处理

1. 透明质酸填充剂不良反应　其本身不良反应很少，主要是一些与注射相关的及自身吸收的问题，包括局部的瘀斑、肿胀、小血肿、结节、感觉过敏等，这些常见不良反应一般会在短期内恢复。曾有报道一例严重不良反应是超敏反应；还有报道注射后发生局部坏死，这是由于过度注射导致血管受压，局部缺血所致；注射后局部发生异物反应，形成颗粒状包裹，表现为局部小结节，但这些严重不良反应均罕见。

2. 注射后形态不佳　包括双侧不对称、局部包块、表面不规则、矫正不足、矫正过度等，但由于透明质酸的效果是可逆的，可利用透明质酸酶破坏注入的透明质酸调整矫形过度和不对称。通常24~48小时后透明质酸酶即可发挥明显的水解效果。

因此，总体来说透明质酸注射是安全可靠的，近些年来已成为非常流行的注射填充剂(图5-6、图5-7)。

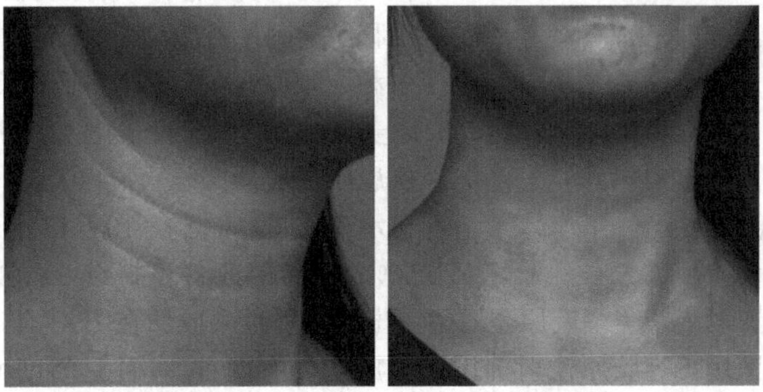

祛颈纹前　　祛颈纹后

图5-6　透明质酸注射治疗颈横纹

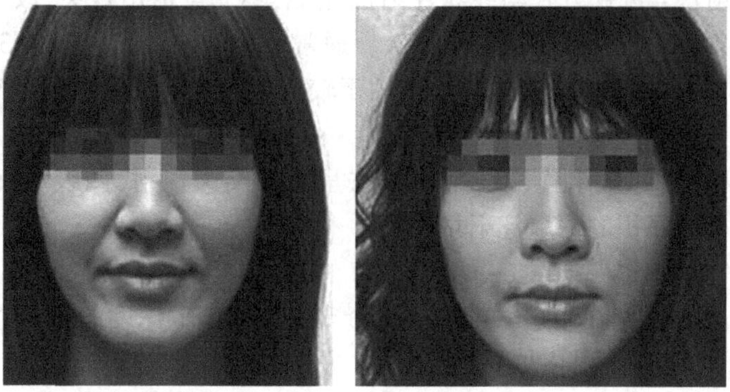

术前　　术后

图 5-7　透明质酸注射填充鼻唇沟

第 3 节　胶原注射美容技术

一、概　　述

胶原蛋白(collagen)是一种天然蛋白质,是动物体内含量最丰富的蛋白质,广泛存在于哺乳动物的皮肤、肌腱和其他结缔组织中,约占人体蛋白质总量的 30% 以上,构成了正常人体真皮的主体。I 型胶原蛋白占真皮层的 80% ~ 85%,而 III 型胶原蛋白只占 10% ~ 15%。胶原具有螺旋结构,其氨基酸组成的主要特征是:甘氨酸、脯氨酸、羟脯氨酸的含量较高,而芳香氨基酸、含硫氨基酸较少。按结构可分为十几个类型,各型间的结构差异主要是多肽链的初级结构即氨基酸的排列顺序不同所致。胶原蛋白是原始真皮填充剂之一(仅次于脂肪),美国 FDA 批准接受已近 30 年。起初胶原蛋白来源于牛,随后竞争性产品使用患者自身皮肤或尸体。胶原因其较弱的抗原性和良好的生物相容性,在烧伤、创伤、眼角膜疾病、美容、矫形、组织修复、创面止血等医药卫生领域用途广泛。

1958 年哈佛医学院的 Gross 和 Kirk 从新鲜小牛皮肤提取出胶原蛋白,证明在生理条件下,将胶原蛋白溶液缓慢加热到 37℃ 可以形成坚硬的凝胶。20 世纪 60 年代,选择性去除非螺旋氨基和羧基末端的尾肽片段,可明显减少胶原蛋白分子的抗原性。20 世纪 70 年代早期斯坦福大学的研究人员开始开发临床应用的胶原蛋白移植材料。在 1977 年 Knapp 首先报道提纯了牛和人胶原,并将它们用于临床治疗,其在 28 个求美者中用于矫正凹陷性痤疮瘢痕、病毒性皮肤疾患所形成的凹陷瘢痕以及其他轮廓缺陷,结果显示 30% 的病例在 10 ~ 12 个月获得了康复,50% ~ 80% 的改善可持续 3 ~ 18 个月之久,其后胶原填充获得飞速发展。美国胶原公司研制出的注射性牛胶原在 1981 年 FDA 正式批准该材料用于临床。医用美容胶原注射剂用于临床主要有两种:一种是高度纯化的牛胶原,另一种是高度纯化的人胶原;另外我国还批准了一种猪胶原蛋白填充剂(双美 I 号)(图 5-8)。

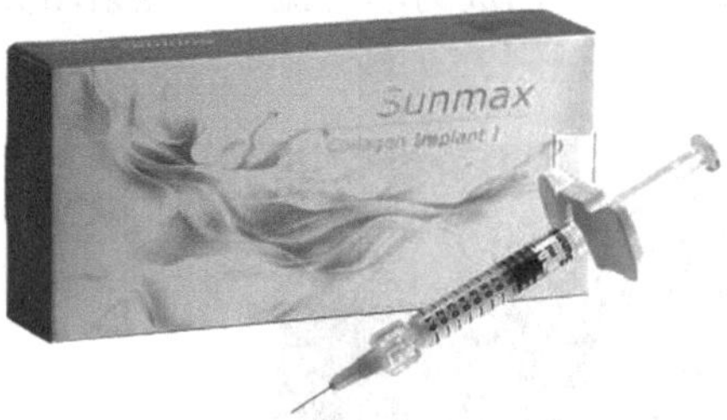

图 5-8　双美胶原蛋白

有学者认为牛胶原免疫原性虽低,仍为异体蛋白,在某些求美者中可能引起免疫反应,而注射用人胶原基本克服了这一缺点,经动物实验发现大鼠皮下注射人胶原可存留一年以上,存留率高,生物活性好,优于注射牛胶原。目前国内常用的医用美容胶原注射剂是由高度纯化的人胶原蛋白制成,1ml 制剂中含胶原 35~65mg,另含有利多卡因和磷酸盐缓冲液。其为骨状胶原,呈乳白色膏状,需在 4~10℃冷藏保存。

二、美 容 原 理

医用胶原为白色膏状胶原蛋白匀浆,于大鼠皮下注射两天后取出进行 HE 染色,镜下观察为淡染无定形基质,无细胞和血管存在。注射 1 个月后,胶原注射物与周围组织相容性好,未见注射物外周有纤维化包膜。医用胶原注射物 HE 淡染,可见某些细胞出现于注射物中,边缘较多,细胞类型以成纤维细胞为主,也有一些巨噬细胞、单核细胞和嗜酸粒细胞。在个别注射物中可见轻度炎症反应。此外,在注射物中还发现脂肪细胞和毛细血管,毛细血管中含有红细胞。注射后 6 个月和 12 个月,注射物形态与 1 个月时相似,成纤维细胞和脂肪细胞增加,成纤维细胞周围的基质染色较深,注射物毛细血管的数量也比 1 个月时增多,但无炎症反应。

软组织填充的直接手段是用材料对缺损部位进行机械性填充。医用胶原进入人体内,不仅可起到占位性填充作用,还能诱导宿主细胞和毛细血管向注射胶原内迁移。这是因为胶原是细胞外间质的主要部分,亦是细胞生长的良好培养基,宿主的成纤维细胞在毛细血管输送氧气和营养的情况下进行正常的细胞活动,合成宿主自身的胶原及其他细胞外间质成分。

人体皮肤蛋白的近 1/3 是胶原蛋白,当胶原蛋白注射入凹陷的皮肤缺损后,脱水收缩重新排列,至近似于体内自然胶原纤维。数周后体内成纤维细胞、毛细血管、脂肪细胞向胶原移植物内移行生长,并合成求美者自身的胶原蛋白,最终形成自身正常结缔组织,填充皮肤缺损,达到去皱填平凹陷性瘢痕的目的。但胶原蛋白在体内维持时间不长,平均在 6 个月到 1 年,许多接受注射者在 4 个月后效果就开始显著消退。

三、适应证和禁忌证

(一) 适应证

胶原注射主要适用于纠正面部走向清晰的皱纹、面部细小皱纹的除皱,可用于额部皱纹、鱼尾纹、眉间皱纹、鼻唇间皱纹。另外痤疮、水痘及天花后遗留的凹陷性瘢痕,疾病或外伤引起的小面积轻度皮肤萎缩,也可用于丰唇。

(二) 禁忌证

1. 胶原过敏试验阳性者。
2. 过敏体质者及使用免疫抑制剂者。
3. 有自身免疫性疾病或结缔组织疾病者。
4. 对利多卡因过敏者。
5. 妊娠期、月经期及婴幼儿者。
6. 风湿性疾病患者及其他严重疾病者。

四、操作程序

（一）术前准备

1. 注射胶原的成分及保存方法　医用美容胶原注射剂是由高度纯化的人胶原蛋白制成，但国内市场也有高度纯化的牛胶原蛋白产品，两者均含有 0.3% 利多卡因和磷酸盐生理盐水缓冲液，在严格无菌条件下将胶原抽吸到 1ml 的一次性注射器内。它为骨状胶原，呈半透明乳白色膏状，平时需放在 4~10℃ 冰箱内存放备用。运输也应在 4~10℃ 条件下，严禁冷冻，有效期一年。国内产品由中国预防医学科学院中预医用胶原公司研制生产。临用前须将医用美容胶原注射剂从冰箱中取出，先放置在室温下 1 小时复温后方可注射。

2. 皮肤试验　接受胶原注射前约 1 个月左右需预约作皮肤试验，用 0.2ml 胶原在前臂曲侧做真皮注射。过敏反应常发生在几天内，一般在 72 小时开始观察，持续观察 4 周。阳性表现为：注射区红斑、硬结、压痛及肿胀，可伴有瘙痒，持续 6 小时以上。全身症状有恶心、乏力，可伴有皮疹、关节痛及肌肉痛。阴性表现为 3~4 天后注射区变平、红斑瘙痒消失，但仍需追问有无短暂的症状及体征，如有疑问或仅有不典型的局部反应，一个月后在对侧前臂再做一次试验，以确定是否过敏，即使无过敏症状和体征，但皮试局部有硬结者，表明在面部使用小剂量也会出现同样的情况，故此类求美者不宜接受治疗。皮试出现阳性症状后不需任何治疗，8~10 周后会自行消失，也可服用类固醇激素以免试敏区遗留瘢痕。

求美者应取平卧位或头部有依靠的半卧位。常规碘酊、乙醇消毒，面部有化妆时应先清洗。注射胶原蛋白前可对局部进行冰敷，也可用注射或外用麻药来控制注射时的疼痛。

（二）注射技巧

1. 进针　操作者右手持胶原注射器，左手绷紧皮肤，进针方向应顺皱纹方向，注射角度应与皮肤表面呈 15°，针头斜面向上缓缓进入皱纹末端或缺损的真皮乳头层内，不可将胶原注射到皮下小血管内。但进针过浅亦可使皮肤穿透，注射时使胶原溢出体外。

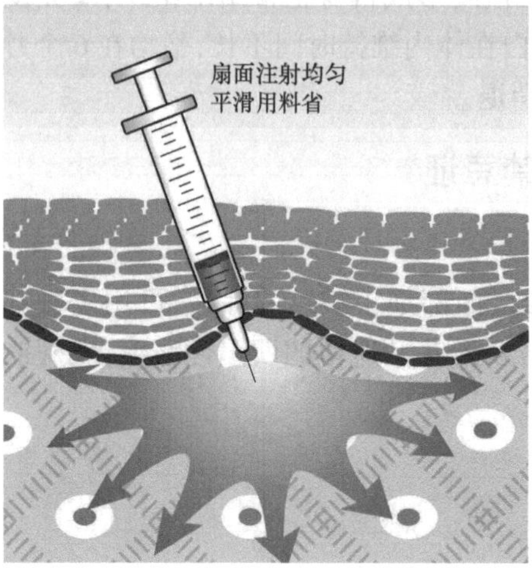

图 5-9　注射示意图

2. 注射　针头完全进入皮肤真皮层后，则开始注射，一面注射一面缓慢退针，边退边注，注射得越均匀越好(图 5-9)。注入胶原后的部位以皮肤变白、隆起为宜，若皮肤颜色未变白，说明进针过深，应抽回针头，重新进针。

3. 注射量　注射量一般比原凹陷多出 1.5~2 倍体积，过量注射的体积将于 24 小时左右消失。一般注射一次后，间隔 2~4 周后再注射一次，根据皱纹及凹陷的深浅，平均注射 2~3 次可达到预期的效果。一般情况下，根据缺陷大小每次可注射 0.2~1.0ml，个别情况下每次可注射 1~2ml。成人每年接受注射最大剂量不宜超过 30ml。

4. 按摩　注射后轻轻按揉局部，使进入皮内的胶原均匀分布到皱纹及凹陷区。

（三）注意事项

1. 对胶原蛋白过敏者、患有严重疾病及自身免疫性疾病、风湿性疾病者禁用；对利多卡因过敏和正在使用免疫抑制剂者、有过敏性疾病者禁用；妊娠及经期妇女及16岁以下未成年人不用；眼眶区不宜注射胶原。

2. 注射区内有炎症者，待炎症治愈后方可注射。

3. 未用完的胶原材料，不得保存再用，应扔掉。

4. 术后应向求美者交代术后1周内洗脸洗澡时回避注射区，不做面膜皮肤护理，不食刺激性食物，勿搔抓。

五、并发症及处理

目前国内医用美容胶原主要是人胶原蛋白(human collagen)，并具有与人相同的酸碱度和渗透压，因此不易引起人体免疫反应或移植排斥反应。但是外源性生物材料进入张力较大的皮肤内，一过性的非炎症过程是正常的，这些反应包括暂时肿胀，轻度发红，略感不适，这些症状一般在24~48小时内基本消失。极个别使用者在饮酒、日晒等情况下，注射区周围有轻度水肿或阵发瘙痒是由于外周血管扩张所致，有自限性，随着诱因的撤除而消退，不会影响美容效果。极个别的求美者若局部痒、红肿，可外搽皮质激素软膏，症状减轻后即应停药。皱纹仍存在或矫正不满意者是胶原蛋白部分被吸收的缘故，必要时可在半年后再补充注射一次。

胶原蛋白作为一种除皱材料，注射胶原蛋白对去除静态性皱纹有一定效果，但对于口周皱纹、鼻唇沟及过深的皱纹效果不佳。已有因急性过敏反应及注射后沿血管逆行进入眼动脉导致视网膜血管闭塞致一侧部分视力丧失甚至失明的报道。所以注射层次一定不可过深、避免注入血管内。由于胶原蛋白皮试的不便和潜在的过敏风险，近年来逐渐被无需皮试、持续时间更久、过敏风险更低的透明质酸替代(图5-10、图5-11)。

案例5-1

胶原蛋白注射填充鼻唇沟、泪沟(图5-10)。

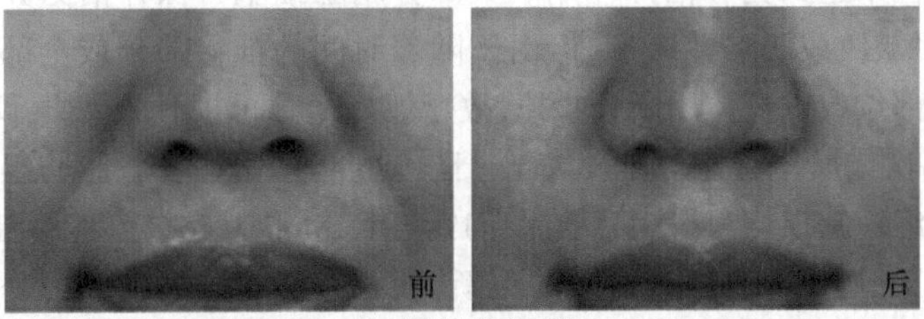

A. 鼻唇沟填充对比

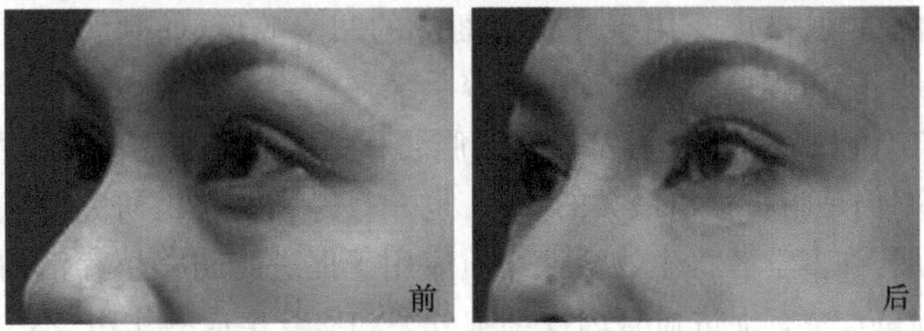

B. 泪沟填充效果对比

图5-10 胶原蛋白注射填充鼻唇沟、泪沟

案例 5-2

胶原蛋白注射填充眼角纹、抬头纹、颈纹及嘴角纹(图 5-11)。

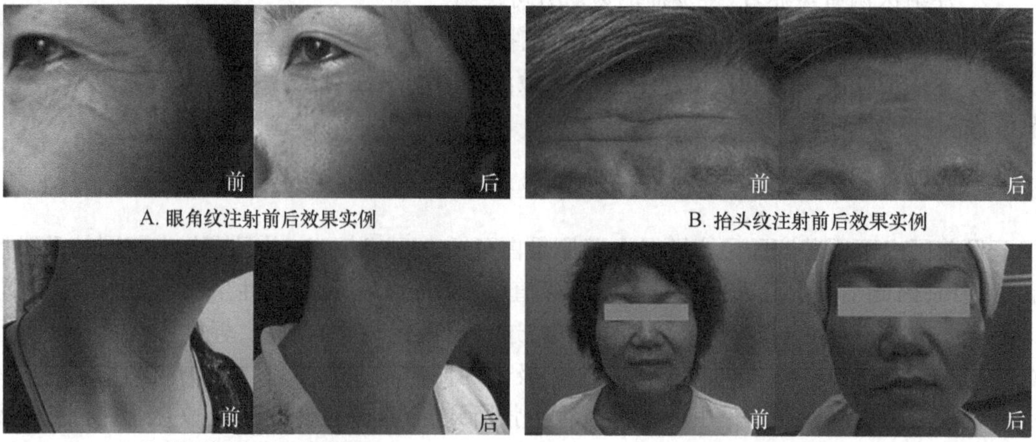

A. 眼角纹注射前后效果实例　B. 抬头纹注射前后效果实例

C. 脖颈纹注射前后效果实例　D. 嘴角纹注射前后效果实例

图 5-11　胶原蛋白注射填充眼角纹、抬头纹、脖颈纹及嘴角纹

第 4 节　自体脂肪颗粒注射美容技术

一、概　　述

自体脂肪组织移植已有上百年的历史,脂肪组织一直被当作填补身体软组织凹陷的材料,但由于移植脂肪无法预料的高吸收率及低成活率,自体脂肪移植半个多世纪以来没有突破性进展。这一技术是通过将身体其他部位(大部分情况下是腹部、臀部和大腿)的脂肪注射到需要的部位来达到美容治疗作用。大部分脂肪细胞可保存活力并在注射部位再生长,可以迅速填平皱纹或凹陷性瘢痕,但由于随着时间的推移部分或全部的脂肪细胞又会移出注射填充的部位或被身体逐渐吸收掉,故疗效持续时间并不是很长,仅可持续 6 个月到 1 年左右,常需多次或反复治疗。Ellenbogen 于 1986 年采用颗粒状脂肪组织移植治疗颜面部凹陷及外伤后组织缺损均获得满意效果。1987 年 Biroll 首先报道了用脂肪注入方法来增大乳房。近年来,经过技术改进和器械的更新,颗粒状脂肪组织已成为一种较理想的自体填充材料。由于其来源丰富、取材容易、操作简单、充盈外形好、无排斥反应等优点,备受整形美容外科医师的重视,被广泛用于充填颜面部的凹陷畸形,如颜面萎缩、凹陷性瘢痕、眼睑下垂、隆乳、隆颞、隆鼻和鼻唇沟过深等美容手术。

20 世纪 80 年代以来,许多学者都进行了脂肪移植的组织形态学变化的研究。但是,脂肪移植的高吸收率仍是脂肪移植最大的障碍,也一直是脂肪移植研究的重点。近年来随着分子生物学的进展,许多学者将生物活性物质应用于促进脂肪移植存活的研究。碱性成纤维细胞生长因子(bFGF)有促进血管内皮细胞分裂和血管生成的作用,不少学者将其应用于脂肪移植的研究,并取得了很好的效果。由于部分脂肪细胞在移植后不能存活,大约 30% ~60% 的脂肪细胞会被吸收,故一般认为脂肪注射临床应用时必须矫枉过正即需过量注射,过度矫正 50% 是必要的。有学者提出,为了获得预期的整复效果,必要时可重复注射，再次注射时，间隔以4~6周为宜。

自体脂肪移植作为整形外科一种常用的治疗方法，因移植体吸收率高，结果难以预测，严重地影响其广泛应用。随着前脂肪细胞理论研究的不断深入，分子生物学，生物工程等学科突飞猛进的发展，自体脂肪移植的成活率不断提高，并展示了良好的前景。

二、适应证和禁忌证

（一）适应证

1. 面部皮下凹陷性缺损或畸形　如单侧或双侧颜面萎缩、面部软组织发育不良，颧、颞、额、眶区的凹陷、面部手术或外伤所致的凹陷，上唇过薄或人中过短，鼻唇沟过深，耳垂较小等。

2. 先天性乳房发育不良，哺乳后乳房萎缩，双侧乳房大小不对称，乳头凹陷畸形。

3. 吸脂过度造成的凹陷及植皮区的凹陷等。

4. 身体其他部位软组织凹陷，如臀、大腿、小腿等。

5. 可用于面部皱纹、重睑术后多余的皱纹、重睑线过宽等。

（二）禁忌证

1. 患有重要脏器严重器质性病变或糖尿病等不能耐受手术者。

2. 瘢痕体质者、严重过敏体质者。

3. 有凝血功能障碍、出血倾向者。

4. 局部皮肤有感染等病症或机体其他部位有活动性感染病灶者。

5. 严重精神疾病者。

三、手术操作方法

（一）负压抽吸脂肪

求美者取平卧位，首先用甲紫标出皮肤供区吸脂范围及受区凹陷范围，供区多选择大腿内侧或腹壁。范围较小的吸脂均采用局部浸润麻醉，切开一约2mm切口后，用小剪刀稍加分离切口周围组织，用20号钝圆头带侧孔长针插入所标志的皮下脂肪层，将肿胀麻醉混合液均匀注入深浅两层脂肪层内，至皮肤稍发硬为止。所需脂肪颗粒很少的也可不做皮肤切口，用7~9号针头将混合液直接注入皮下脂肪层即可。麻醉混合液配方为：2%利多卡因25~40ml、1：1000肾上腺素1mg、生理盐水1000ml。

若所需脂肪量较少，一般可选注射器吸脂法，也可选用电动负压机械吸脂法。针管式吸脂法可用8~16号注射针头安装10~30ml一次性注射器，将针头刺入皮肤后，向后拉出针芯，用针栓套于针管及针芯之间顶住，或用血管钳夹住针芯，此时，针芯前针管内形成负压。右手握住针管，左手压紧或抓紧吸脂区，使吸脂针头在脂肪层内来回拉锯式的抽吸，整个抽吸呈均匀放射状隧道式抽吸，吸出淡红色血脂混合液，其中脂肪量并不多，而大部分为麻醉膨胀液，吸满针管后，将针头取下，侧置垂直注射器，可见淡黄脂肪颗粒悬浮于上部，此时可将淡红色麻醉液轻轻推挤掉，再抽吸生理盐水反复冲洗至纯净脂肪颗粒，必要时使用多个注射器或两人同时进行抽吸。用于注射面部皱纹时要用7~8号注射器抽吸，因针头细，抽吸速度慢，一定要耐心细致。选用电动负压机械吸引法，一般用直径3mm的吸脂管连接好手柄，用硅胶管接好无菌负压瓶，将吸脂管插入皮下脂肪层，来回拉锯式抽吸，也就是呈放

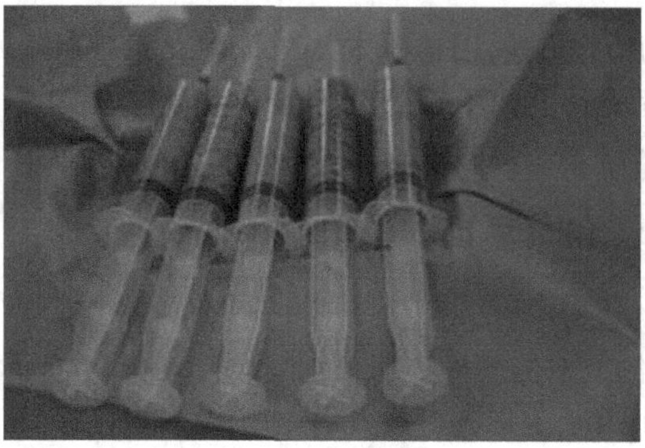

图 5-12　脂肪颗粒

射状隧道式抽吸,吸出的脂肪直接进入负压瓶内。

（二）脂肪颗粒的纯化

将所吸出的淡红黄色含有脂肪颗粒、液化脂肪、组织间液和麻醉液的混悬液倒置,使脂肪颗粒与其他液体分离,静止数分钟,将带有血色的上层液体排出,然后再吸入生理盐水反复冲洗 4~5 次,即可获得纯净的脂肪颗粒。也可用几层无菌纱布做滤布,用 500ml 生理盐水或复方氯化钠注射液、32 万 U 庆大霉素反复冲洗。还可用漂浮捞取法,将抽取的脂肪颗粒混合液倒入白瓷碗内,加入少量生理盐水,将漂浮的脂肪颗粒(图 5-12)捞起。上述方法可根据所需脂肪颗粒量的大小来决定获取脂肪颗粒的方法。如用纱布过滤的冲洗法,操作简单,速度较快适用大量脂肪颗粒的纯化。用注射器静止分层去除法,则方便,污染轻,但获取的脂肪颗粒较少,适用面部填充需脂肪颗粒较少时采用。然而国外学者对脂肪颗粒的处理则是无需进行冲洗,所抽吸的脂肪颗粒用离心机离心浓缩后,直接进行注射。

（三）脂肪颗粒注射的操作方法

脂肪颗粒注射操作时,脂肪颗粒应被注射成扇形“线”状小柱,避免注射成较大团块状,以免血运不佳脂肪被液化吸收或形成囊肿。注射层次大多为皮下脂肪层,或为接近真皮深面的皮下脂肪层、肌肉内及骨膜表面,在面部应注射在 SMAS 深面或骨膜浅面。过度矫正约 50%,以抵消脂肪颗粒移植后的吸收;但面部软组织填充时,一次注入脂肪颗粒量不宜过多。一般步骤如下:

1. 在受区隐蔽处选择切口,作局部浸润麻醉后切开 1~2mm 的切口。

2. 将装有脂肪颗粒的注射器接 16 号针头刺入受区皮下,由远而近、边注射边退针均匀地将脂肪颗粒注入凹陷区皮下,可多层多点或呈放射状注射,使凹陷部位填充满,注射量一般要超过需要量的 50% 左右(图 5-13)。

3. 拔针后可在受区均匀按揉,使注入的脂肪颗粒在皮下均匀扩散。一般不需缝合,如有脂肪颗粒溢出可在针孔处缝合一针。

（四）术后护理

注射脂肪颗粒 24 小时内可进行按摩塑形。术后需休息 1~2 天,24 小时后禁忌持续暴力按摩或热敷,以免脂肪液化。若脂肪液化后出现红、肿、热、痛等症状,可给予抗生素,必要时可用注射器抽出液化的脂肪,一般无需切开引流。手术后反复持续按摩揉搓,可造成脂肪细胞破裂,脂肪酸刺激皮肤软组织,引起无菌性炎症表现。脂肪颗粒注射移植必须严格遵循无菌原则,从脂肪抽吸时即应注意。

四、常见脂肪颗粒注射移植术应用

（一）颜面部脂肪颗粒注射移植术

一般双侧颜面萎缩,大面积软组织发育不良,所需纯脂肪颗粒量 10~40ml;颧、颞、额的凹陷一般需脂肪颗粒 10~40ml;眶区需脂肪颗粒 2~10ml;上唇过薄,人中过短需脂肪颗粒 1~6ml,鼻唇沟过深所需脂肪颗粒量 2~8ml。瘢痕或外伤所致软组织缺损则需根据凹陷的

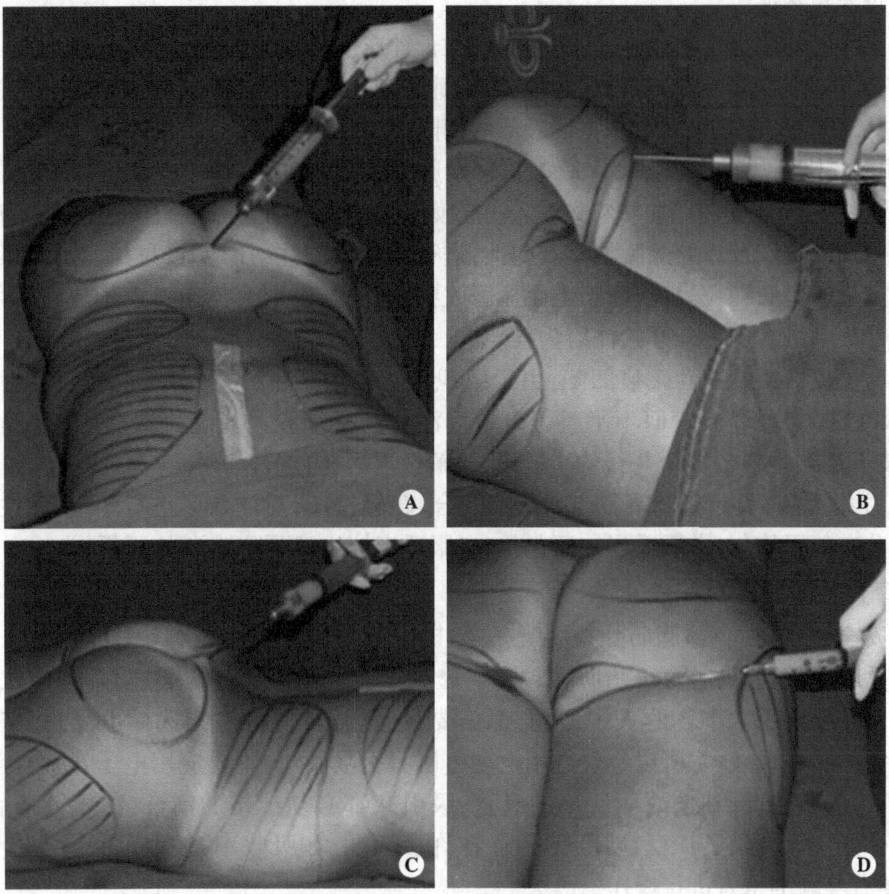

图 5-13　脂肪抽吸、注射示意图

范围、深度来确定需要的脂肪量。

1. 用甲紫标出颜面萎缩部位，颧、额、眶区、鼻唇沟或唇部凹陷部位，缺陷最明显处要突出标记，以便重点注射。

2. 局部浸润麻醉，面颊部注射脂肪颗粒切口可选择在耳垂下端隐蔽处或选在口角唇线处，颧、颞、额的注射切口可选在接近注射区的头发内或发际处。眶区注射口可选在眉际或双眼皮皱褶线内，唇部可选在口角或人中下红白唇线交界处，鼻唇沟注射口可选在沟的下端或与鼻翼的交界处。耳垂注射口选在耳垂上外侧部或下颌后缘交界处。瘢痕区注射口可选在附近隐蔽部位或瘢痕边缘等。

（1）重睑手术后多余皱纹：重睑手术后，部分求美者在预定重睑线上又多出 1~2 条皱纹，在眶隔脂肪去除过多的求美者或重睑切口上缘轮匝肌去除量多时常会出现这种现象，手术矫正较为困难。治疗时，在多余皱纹处的皮下注射适量的脂肪颗粒使其充盈丰满，注射后选用透明胶布黏附固定，使该部位皮肤不易皱缩，手术 1~2 周多余的皱纹可望消失。

（2）重睑线过宽：切开法重睑术，部分求美者因上睑皮肤去除过多，导致重睑线过宽，可用 5ml 注射器 8 号针头抽取脂肪颗粒 3ml，由眉毛下缘进针，将脂肪颗粒注入上睑眶窝，脂肪颗粒注入后重睑线即恢复至原手术设计的位置，为保证双上睑注入量相等，注入后双上睑对称，应分次吸取单纯脂肪颗粒，或用 8 号针头抽吸脂肪，注射时换用 12 号针头，这样推注时较容易掌握。

（3）颜面萎缩：将直径2mm的带侧孔注射长针连接已装有脂肪颗粒的10ml注射器，将针头先插入凹陷处的浅筋膜深层的最远端，边推针边推出脂肪颗粒，一定要均匀铺开，注射完浅筋膜深层，可再入浅筋膜浅层，依据面颊部的凹陷萎缩程度来定注入的脂肪量多少，一般注入后，面颊部要比正常面颊胖20%～50%，这样水肿吸收后，整形效果才能恰到好处。颧、颞、额的脂肪颗粒注射，也是将脂肪颗粒先注入浅筋膜深层，然后再注入浅筋膜浅层，注射方法同上。

因为颊部皮肤及口腔黏膜均具有弹性，进行脂肪颗粒注射时不可过深，否则，虽然已注射相当数量的脂肪颗粒，皮肤凹陷也无显著改善，而注射物则会突向口腔形成一个团块，所以注射针头刚进入皮下即开始注射为佳。

（4）植皮区或萎缩性瘢痕凹陷：由于组织粘连较为严重，这两种情况直接注射相当困难，常发生注射量不均，表面不平整等现象。注射前必须先用较粗针头（例如硬膜穿刺导针）在皮下均匀地穿出多个并行的小隧道，松解粘连后，再进行注射。

3. 注射完毕后，行切口者用5-0丝线缝合，轻轻按压，对注入区进行塑形，使注入的脂肪颗粒分布的更均匀，术后适当加压包扎，口服适当抗生素预防感染，5天拆线。

（二）自体脂肪颗粒隆乳术

从安全性来讲，自体脂肪颗粒隆乳是最佳选择，但是自体脂肪颗粒移植困扰人们最大问题就是吸收问题，同时由于脂肪颗粒注射隆乳需脂肪量大，很难用注射器抽吸法满足需要。另外在要求手术丰乳的人中，并非都需要吸脂塑形，使得病例选择也受到一定限制。由于所需的脂肪量较多，所以一般选用电动负压吸引吸脂法，不要应用电子、超声等物理方法吸脂，因为脂肪要回收，故而所用的吸管、吸引瓶都必须严格的清洗，高压消毒后使用。目前自体脂肪隆乳虽已广泛应用，但仍存在许多问题，如吸收率、注射剂量、层次、并发症等，需要有经验的术者进行操作。

案例 5-3

自体脂肪颗粒隆乳（图5-14）

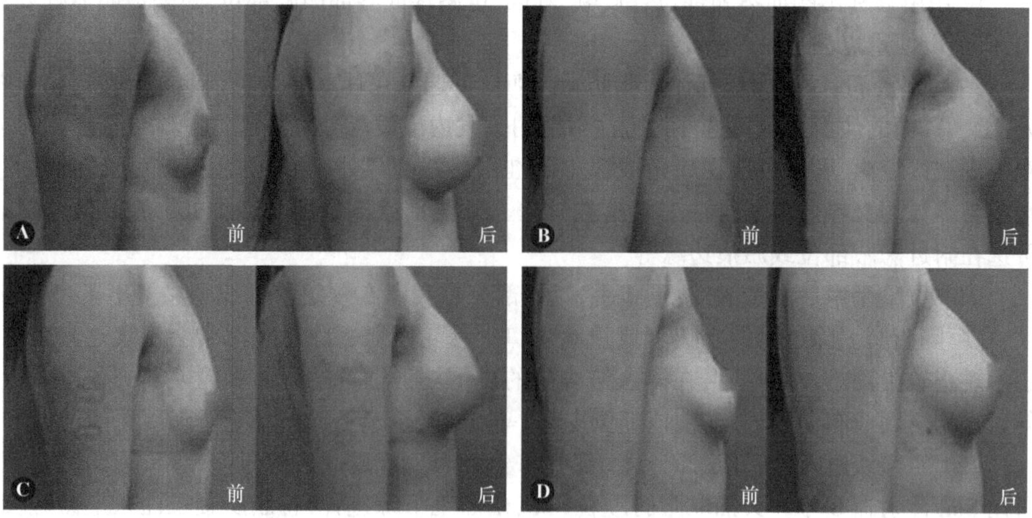

图5-14　自体脂肪颗粒隆乳

另外,身体各部位软组织凹陷,包括臀部平坦凹陷、大腿、小腿部位凹陷、吸脂术后的凹陷等均可选用自体脂肪颗粒移植。所需抽吸的量根据凹陷区实际需要来定。

五、注意事项

脂肪颗粒注射移植的成功与否,主要有三个关键环节:①脂肪的抽吸技术;②脂肪清洗和筛选技术;③脂肪颗粒的注射技术。需注意以下几方面:

1. 脂肪抽吸、注射必须注意严格无菌操作技术,以免感染导致手术失败。术后可用抗生素5~7天。

2. 抽吸脂肪在皮下层进行,针刺入不宜过深。操作要熟练,尽量减少移植脂肪细胞的损伤。

3. 移植的脂肪应尽量比所需填充量大1/3~1/2(130%~150%)。但面部脂肪颗粒注射移植时一次注入脂肪量不宜过多。

4. 移植的脂肪颗粒要尽量分层次均匀注射,使注入的脂肪颗粒能够充分接受移植部位所供给的营养,特别是血流很丰富的部位,如肌肉周围就可多注入一些;必要时可用9号小针头将需填充的部位做皮下分离,便于脂肪颗粒准确注入凹陷区,也有利于脂肪细胞成活。

5. 根据注射部位不同,术后给予受区适当压力和塑形。供区术后需加压包扎到位,穿弹力紧身裤,帮助收紧皮肤,以免留下抽脂区空腔;同时抬高患肢,避免血肿形成。

6. 加入碱性成纤维细胞生长因子(bFGF)于移植物,可促进血管长入移植物,从而有利于游离移植脂肪的生存,减少移植物的坏死吸收。

7. 如果效果欠佳,重复注射治疗的间隔时间为4~6周。

8. 口服维生素E,因其在脂肪细胞新陈代谢中必不可少而有提高脂肪组织成活的作用。

六、常见并发症及处理

1. 感染　术中消毒不严格,或注射部位本身原有慢性炎症疾病。感染一般于5~7天出现,感染局部红肿热痛,严重者局部皮肤潮红青紫或针孔不愈合流脓。处理:术中应严格无菌操作,一旦感染,应积极使用抗生素治疗,一般3~5天后可明显消退。严重者应切开患处,抗生素冲洗,去除坏死组织,留置负压引流,有空腔者需加压包扎,一般经处理后可获痊愈。

2. 血肿　吸脂时动作粗暴,吸头粗损伤大,出血不能及时引流出去。术后加压包扎不当。处理:注射或吸脂动作要轻柔,掌握好层次,尽量避开较大的血管部位,术后适当加压包扎,必要时可予负压引流。若血肿较大,可用无菌注射器抽吸后局部加压包扎。一般情况下不会致严重的血肿,如凝血机制不好可给予肌注或口服止血药。

3. 局部皮肤凹凸不平　抽吸未呈游走放射状,某一隧道抽吸过度。注射区凹凸不平是由于脂肪颗粒注入不同层次,每层的注射量也有差异,术后脂肪颗粒在每一层次吸收率的不同以及同一层次注射的不均匀,术后一段时间内可出现凹凸不平。处理:抽吸时尽量放射状游走抽吸,不要反复在一个隧道内抽吸过多。注入脂肪颗粒时也要尽量保持层次明确,注射均匀。一般术后3~6个月,其自身可自行调节,大多可恢复平整,如仍有不平整,可再次将高的部位吸平,或将低凹处注射脂肪颗粒加以矫正。

4. 术后局部硬结　注射不均匀或同一层同一部位注射过多,造成脂肪颗粒聚积成块,使疏松的脂肪组织体积缩小,硬结明显呈球状。术后没有适当按摩、塑形使聚集的脂肪散开。处理:注射时将脂肪颗粒均匀散开,广泛与移植体接触,尽可能多层次注射,术后一定要按摩、揉压,使聚集脂肪散开。

5. 脂肪液化及钙化　主要发生于自体脂肪颗粒隆乳,由于大量的脂肪细胞缺乏血液运输及大量脂肪碎片使脂肪细胞不能成活所致。因此,目前有学者主张注射层次不宜选择单一的乳腺后间隙,而应是包括肌肉内、皮下组织等多层次、交叉、散播的注射方法。

第5节　羟基磷灰石注射美容技术

一、概　　述

羟基磷灰石(CaHA) 商品名:Radiesse,又名微晶瓷。是人体骨组织的矿物组成成分,在化学构成上只含磷和钙,具有良好的生物机械性、极高的致密度、较好的抗压强度等特点。它是由生物组织相容性好的、人工合成的CaHA微球体悬浮在甘油和羧甲基纤维素钠凝胶里组成的半永久性填充剂。无免疫原性,不需要作过敏性测试。注射完CaHA后凝胶基质在数月内被吸收,宿主的成纤维细胞发生刺激反应,微球体作为成纤维细胞向内生长的支架,产生新的胶原组织。随着时间推移,巨噬细胞介导的吞噬作用可将微球体降解成为钙和磷酸盐,填充的作用逐步消失。故通常认为CaHA是一种半永久填充剂,临床疗效可持续10 ~18个月,依据注射深度、技巧和求美者的个体差异性而有所不同。一般CaHA的注射剂量比透明质酸和胶原填充剂小,这样对求美者更有利,但CaHA目前在国内尚未通过SFDA认证,使用存在争议。由于产品具有高黏度,建议被注射到皮下组织或肌肉组织中。

二、适应证和禁忌证

(一) 适应证

多用于矫正鼻尖过低、鞍鼻,还可用来矫正鼻周和口周的细纹和皱纹,中度到重度的面部皱褶如鼻唇沟纹和木偶线、与HIV感染有关的面部脂肪萎缩、颌面外科缺陷、眉间纹、泪沟、放射显影等。

(二) 禁忌证

鼻部外伤半年以内者;合并全身感染或局部有感染者;有严重过敏病史、自体免疫疾病的病患;正在服用抗凝药物如Aspirin或Warfarin药物者;生长发育期的青少年;妊娠及哺乳的女性。

三、操 作 方 法

以鞍鼻为例。

(一) 手术设计

1. 确定黄金点　经左右眉头到左右目内眦分别作垂线,取两垂线的中点作一连线,连线与鼻正中线的交点即为黄金点。

2. 确定进针点　鼻尖正中或稍下方。

3. 将黄金点及进针点之间的连线平均分成3段,以便估计注射量。结合求美者脸型、鼻型及求美者的个人要求标出鼻梁各段的宽度。

（二）手术步骤

1. 常规消毒皮肤　2%利多卡因2ml加肾上腺素0.05ml作局部麻醉。自进针点进针后，紧贴鼻中隔软骨上缘及鼻骨面边进针边注入麻药上行至黄金点。

2. 用5ml一次性注射器配20号注射针头抽取适量羟基磷灰石混悬液备用。取同一型号针头自进针点进针，顺麻醉药注射途径上行至黄金点。一手持注射器边注射边退针，另一手拇食指捏夹于鼻梁宽度线外侧缘，以免注入材料超出鼻梁宽度而弥散至线外。

3. 注射完毕，退出针头，用5-0丝线缝合针眼，局部涂抗生素软膏，预防上行感染。

4. 施术者将隆起的鼻梁用手指提捏塑形，避免鼻梁出现凹凸不平呈串珠状表现。

（三）注意事项

1. 注射时针头容易被堵，可用不锈钢针芯及时疏通。

2. 术后避免局部被撞击或受压，术后1个月内尽量不戴眼镜。

3. 术后10天内鼻梁变形，应请施术者再予以塑形。

4. 注意休息，应用抗生素预防感染。

四、并发症及处理

1. 局部红肿、瘀青　注射后可能会出现红肿或瘀青3～4天，视情形可冰敷，约一周内可渐恢复。

2. 局部感染　注射隆鼻后，由于注射后材料在重力和肿胀压力作用下，进针处出现少量溢出现象，阻碍针眼局部组织愈合，易发生局部感染。应排除材料并给予抗感染治疗。

3. “驼峰鼻”样表现　求美者因反复触摸挤压注射部位造成注射材料和肉芽组织相对移位形成“驼峰鼻”。术后应避免捏挤触摸，“驼峰鼻”样表现可以慢慢消失。

（晏　文）

第6节　肉毒毒素注射美容技术

学习目标

1. 掌握肉毒毒素注射美容技术的适应证。
2. 熟悉肉毒毒素除皱各部位注射要点。
3. 了解肉毒毒素美容并发症及其防治要点。

案例5-4

化妆品公司美女董事长王女士，50岁，从事化妆品销售、美容企业管理工作，性格开朗，善于交际 。于1年前发现双侧外眦部出现皱纹，尤其是笑的时候明显，皱纹呈爪状，这影响了她的正常生活，感觉自己不再有魅力了，心理难以接受。王女士到医疗美容科就诊，诊断为双侧鱼尾纹，以动力性皱纹为主，医生给予药物局部注射，几天以后王女士恢复了容颜，又找回了自信。大家知道这种神奇的药物吗？它有什么特点？又该怎么使用呢？

一、概　　述

肉毒杆菌(Clostridium botulinum)是一种生长在常温、低酸和缺氧环境中的革兰阳性细菌。肉毒杆菌广泛分布在自然界各处,比如土壤和动物粪便中。肉毒毒素(botulinum toxin,BTX)是肉毒杆菌在生长繁殖过程中产生的一种细菌外毒素,能特异性的阻断乙酰胆碱释放,是目前毒性最强的毒素之一。其毒性较氰化钾强一万倍,人们摄入和吸收这种毒素以后,会导致视力模糊、口渴、全身无力,以致呼吸肌肉麻痹、呼吸困难;一次性给予 1μg 的 BTX 即可致人死亡,因此肉毒毒素可被用于生产生化武器。由肉毒杆菌毒素所引起的中毒症状称为肉毒症。

肉毒毒素的研究始于一个多世纪以前。早在 20 世纪初,研究者们就已经对肉毒毒素的毒性作用就有了基本了解。根据血清学特征,人们将肉毒毒素分为 8 种不同的类型,分别称之为 A 型、B 型、C_1 型、C_2 型、D 型、E 型、F 型和 G 型肉毒毒素。字母的排列顺序反映了各种血清型的鉴定及命名的时间先后。其中 A 型和 B 型分别是从肉毒杆菌污染的罐装肉类和罐装豆类食品中分离出来、并在 1919 年由美国斯坦福大学 Burke 博士命名;其中 A 型肉毒毒素是毒力最强的肉毒毒素。该毒素由肉毒梭状杆菌产生后,经过分离、纯化、稳定,最终可以作为药物使用。目前已开发应用于临床的主要是肉毒毒素 A(BTXA)和少部分肉毒毒素 B(BTXB)。

二、A 型肉毒毒素的作用机制

A 型肉毒毒素是通过对乙酰胆碱释放所必需的蛋白质的裂解而阻断神经肌肉传导,并引起松弛性麻痹。在正常情况下肌肉收缩过程是:神经冲动→乙酰胆碱(ACh)→终极电位→肌肉动作电位→肌肉收缩,注射后毒素迅速结合在胆碱能神经末梢的受体部位,毒素肽链的重链结合在神经末梢的无髓鞘区域,毒素本身进入神经膜,乙酰胆碱被轻链阻断在胞浆内,不能通过神经肌肉接点(NMJ),神经不再传递介质,肌肉就发生麻痹,从而降低肌张力,缓解肌痉挛。A 型肉毒毒素不阻断神经兴奋的传播,神经和肌肉都没有兴奋性和传导性的损伤,这种作用叫做化学去神经作用。

肌体对抗化学去神经作用的主要方式为神经轴突芽生。在乙酰胆碱酯酶(ACh E)的作用下,运动神经轴突的末端旁生、芽出、分支,形成洋葱头形膨大,最后形成神经肌肉连接新的终板,在该处释放 ACh,令肌肉重新收缩。这种再生行为可以解释毒素作用时间的有限性,临床作用一般维持 3~6 个月。

由于个体差异,面部皱纹的多少、深浅,常随个人的年龄、体质、遗传因素、生存环境、心理情绪、日常习惯动作、工作性质、营养状况和疾病等因素的影响,所以肉毒毒素的作用效果维持时间因人而异,一般为 3~6 个月不等,这种差异可能与药物的剂量、浓度、所选择的病例以及临床操作的准确性有关。肉毒毒素的麻痹效果的注射 1~7 天后出现,7~14 天达到高峰,持续 12~14 周不等,便逐渐减弱消失。

三、肉毒毒素的临床应用

(一) 临床应用概况

A 型肉毒毒素的临床应用已近 30 年历史,在整形美容外科中的应用兴起于 20 世纪 90 年代初。1973 年 Scott 等发表了动物实验研究结果,他们用 A 型肉毒毒素注射到猴子的眼轮匝肌外侧肌肉,结果该肌肉完全麻痹。后来开始在志愿者体内注射 BTX,治疗痉挛性斜视,并获成功。美国 FDA 于 1989 年 12 月正式批准 A 型肉毒毒素治疗眼睑痉挛、面肌痉挛、斜视等眼科、神经科和耳鼻喉科肌肉痉挛疾病,由美国 Allergan 公司生产,商品名为 Botox。于 2002 年 4 月 12 日美国 FDA 正式通过可以用于美容项目。2007 年,仅美国就报告 1000 万例使用肉毒毒素美容,现已经成为面部年轻化使用最广泛的产品。

1986 年,加拿大眼科教授 Jean Carruthers 在使用 BTXA 治疗眼睑痉挛时,意外发现它的皮肤除皱作用。1987 年便与她的丈夫皮肤科教授 Alastair Carruthers 一起将其引入美容领域,应用肉毒毒素治疗面部的皱纹。于 2001 年率先通过加拿大批准用于医疗美容用途。

20 世纪 80 年代我国完成实验并开始对其进行临床疗效观察。由兰州生物制品研究所生产,也叫 BTXA,CBTX-A,1993 年定型产品"衡力"通过认证,获得中华人民共和国卫生部新药证书。1997 年获得药准字号,成为继美国、英国之后第三个能生产治疗用途的肉毒毒素产品。20 余年来,A 型肉毒毒素在整形美容外科领域得到了广泛的运用。也销往其他亚洲及南美国家。

另外,其他几种 A 型肉毒毒素产品:英国 Ipsen 公司生产的 Dysport 于 2000 年通过 FDA 认证。德国 Merz 药厂生产的 Xeommin 于 2005 年通过认证,目前主要在欧洲国家使用;另外,还有韩国 Medy-Tox 公司生产的 Neuronox 主要在韩国及某些亚洲国家使用。

还有 B 型肉毒毒素产品,美国商品名 Myobloc(其他地方商品名 NeuroBloc)于 2000 年通过 FDA 认证。

(二)肉毒毒素治疗应用领域

1. 肌肉收缩紊乱相关病症

(1)治疗先天性肌性斜颈和成年痉挛性斜颈。

(2)治疗眼睑痉挛和面肌痉挛。

(3)治疗斜视。

(4)治疗痉挛性脑瘫。

(5)治疗痉挛性发音困难。

(6)治疗书写痉挛综合征。

(7)在其他肌肉收缩紊乱性疾患中的应用,比如降低帕金森氏病肌肉张力。

2. 美容整形领域应用。

3. 腋臭症和多汗症。

4. 治疗/缓解疼痛。

5. 治疗某些膀胱前列腺疾病。

6. 与其他治疗手段联合应用。

(三)肉毒毒素治疗的禁忌证

1. 重症肌无力、多发性硬化症者。

2. 先天性上睑下垂等神经肌肉病变者。

3. 患有心、肺、肝、肾等脏器疾病,活动型肺结核、血液病、结缔组织病。

4. 2 周内有使用与 BTX 相互作用的药物,如氨基糖苷类抗生素及青霉胺、奎宁、吗啡、钙离子传导阻滞剂等增加肉毒毒素毒性的药物。

5. 极度消瘦者。

6. 怀孕、哺乳期妇女,12 岁以下儿童慎用。

7. 对 BTX 制品中任何成分或人血蛋白过敏者或过敏体质者。

8. 需要靠面部表情谋生的人,如演员等慎用。

(四) 术前准备及注意事项

术前 2 周停用活血化淤(如阿司匹林、维生素 E)及氨基糖甙类抗生素等药物,询问是否过敏体质、治疗时避开月经期等;观察注射部位皮肤有无感染灶(如皮脂腺囊肿、毛囊炎等)、有无先天性上睑下垂及面瘫后遗症等,注射当日勿使用化妆品,根据求美者情况术前半小时适当给予镇静止痛药物。

手术前进行必要的沟通,排除手术禁忌证,根据求美者实际情况进行设计;术前签署知情同意书。注射点定位 术前嘱求美者做微笑、皱眉、抬额头等动作进行拍照,然后尽量使皱纹展示清楚以便确定注射点,并做好标记,固定标记点。

(五) 药物的准备与处理

肉毒毒素冻干粉应保存在-5~-20℃冰箱内,临用前取出,使用和操作过程尽可能保持低温环境以减少其生物活性的损失。

配制时为防液体外溅,建议在铺有带塑料衬垫的纸巾上进行稀释和注射器准备等操作。用无菌生理盐水稀释,使用 1ml 注射器、细针头。若用 1ml 稀释 100U,则每 0.1ml 含 10U,0.05ml 含 5U;若用 2ml 稀释 100U,则每单位体积含药量减半;也有人报道将 100U 稀释为 5~10ml 使用。具体使用的浓度及剂量可根据治疗项目、注射部位、局部肌肉等情况确定。

配制过程中尤其要注意的是肉毒毒素冻干粉会由于气泡或类似力量的振动而变性,所以应轻轻向瓶中推注稀释液。如果瓶中无真空负压抽吸稀释液,应废弃该瓶药物。肉毒毒素配制后应为无色或略显黄色、不含杂质的澄明液体。使用配制溶液之前应肉眼检查透明度及有无杂质,配制好的溶液应保存于冰箱中(2~8℃)不超过 4 小时。

配制后的肉毒毒素溶液只能单次使用。为了安全起见,不用的药瓶应装入少量水,然后高压灭菌;所有用过的药瓶、注射器和沾有溅出液的器具等均应高压灭菌消毒,或用 0.5%次氯酸盐溶液将本品残留物灭活 5min。

(六) 正确使用肉毒毒素的操作原则

1. 准确性原则 准确诊断和选择病例(对除皱者则选择皮肤弹性尚好者,不选择皮肤弹性很差的老年求美者);准确稀释:按需要选用不同稀释度,溶解时应轻轻摇晃,避免起泡;准确注射:使用时准确定点、注意注射深度、用量精确。

2. 严格掌握适应证,合理使用原则 包括疗效、有效期、副反应如实宣传和交代,取得求美者的合作和理解;掌握频度,要有一定的间隔,切勿短期内反复注射(至少间隔 3~6 个月)。

四、A 型肉毒毒素在美容整形治疗中的应用

(一) 适应证

随着人们生活水平的不断提高,越来越多的人,尤其是女性对自己容貌高度关注,都希望漂亮、完美、年轻常驻。由于手术具有创伤大、恢复慢、风险比较大等一系列危险性,人们对于接受外科手术抱有恐惧心理,尤其是数年前某位“超女”因改脸型死亡以来,求美者转

而寻求非手术的方法来美容，比如抗衰老、面部改型等。注射美容因时间快、痛苦小、恢复快等优点，越来越多的求美者选择该方法达到美容目的，故而微创治疗在近年应用呈爆发式增长，大大促进了医疗美容行业的繁荣。

肉毒毒素在整形美容常见适应证有：

1. 面部老化皱纹　包括额纹、眉间纹、鱼尾纹、口周皱纹、皱鼻纹、鼻唇沟纹、面部提升等。

2. 颈部老化皱纹。

3. 眉毛下垂、上抬或不对称。

4. 下眼睑肥厚。

5. 单纯性咬肌肥大。

6. 小腿腓肠肌肥大。

7. 肿物、瘢痕等切除术后的配合治疗。

8. 面部畸形的治疗　耳颞神经综合征（腮腺切除后）、面神经异常再生（bell 麻痹之后治疗等。

9. 与其他方法联合应用、辅助治疗等　用于激光除皱术、软组织填充术等的辅助治疗。

（二）肉毒毒素注射在面颈部的除皱应用

女性肌肤衰老从 25 岁左右即开始了，其中皱纹的形成除了与皮肤松弛、紫外线及重力有关外，最重要的是面部表情肌肉的反复舒缩，造成皮肤的动力性皱纹，并随着时间的推移而逐渐加深。肉毒毒素注射除皱疗效非常显著，通常肉毒毒素注射除皱后几天皱纹就会舒展、消失、皮肤变平坦，深受爱美人士欢迎。

将稀释好的肉毒毒素溶液抽入 1ml 的注射器中，以 75% 酒精消毒注射部位皮肤，待酒精挥发，即可行注射，一般无需局麻。国外的一些文献描述需将药液精确地注射于皱纹线中，而国内学者认为将药液注射于局部表情肌的肌块中（即肌肉的隆起处），而不是最明显的凹陷处，产生的效果最佳。

1. 额部皱纹注射法　额肌是纵行的，频繁的舒缩动作容易发生横向的额头纹，又叫横向纹，一般位于额部中间。A 型肉毒毒素注射治疗此类皱纹效果较好。治疗前一般根据求美者肌肉丰满情况，在额部皱纹设计注射点上要特别注意以中线为轴双侧对称，注射量要相等，即是等量对称原则，避免双侧出现不对称情况（图 5-15、图 5-16）。治疗时求美者应取

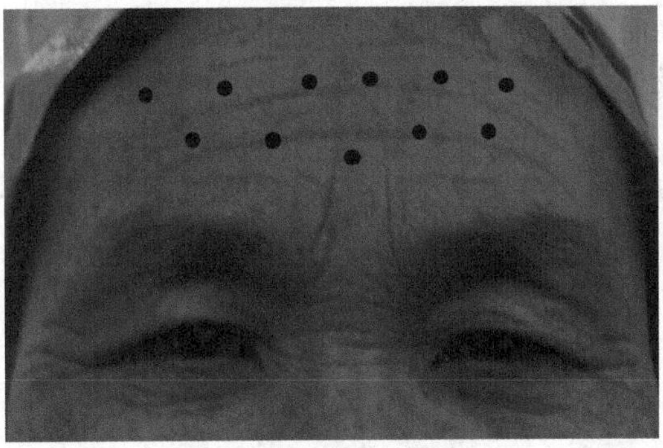

图 5-15　额部皱纹注射点

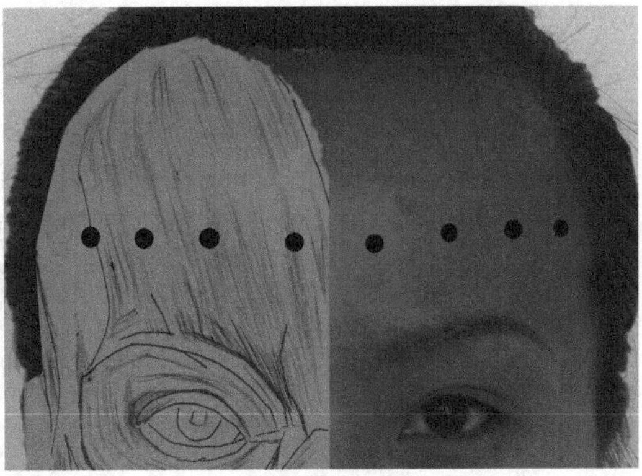

图 5-16　较轻微额部皱纹注射点

坐位或卧位,可行多点注射,分布于额部两侧对称部位。额头宽,皱纹多者可行3排9点或12点注射,每点注射2.5~5U,最低注射点距双眉上缘至少1~2cm,如注射位置过低,易引起双眼睑上抬困难,也可能出现上睑下垂现象。

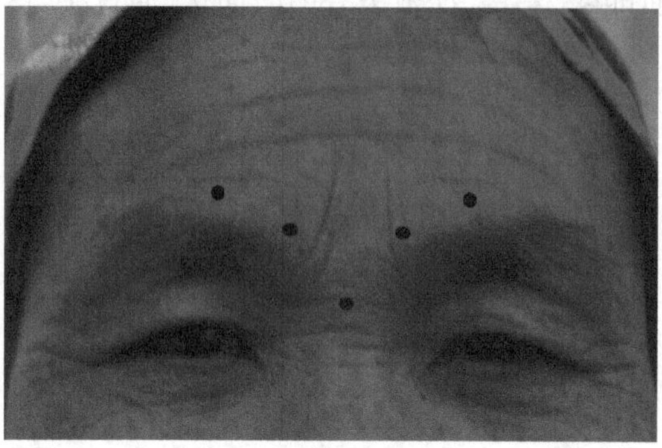

图5-17　眉间纹注射点

2. 眉间纹注射法　眉间纹出现在两眉之间,是纵行纹,呈垂直方向。该皱纹由4块肌肉共同作用而形成,分别是皱眉肌、降眉肌、眼轮匝肌内侧和额肌的下侧缘。注射时需于眉间呈"V"形注射,行4或5个点注射,男性于眶上缘1cm近眉中点处每侧各增加一个注射点,各点间距1~2cm,每点注射2.5~5U。(图5-17)

眉间纹注射尽量离眉头稍远些,以免发生睑下垂。最近的研究是选择性麻痹降眉肌可达到提眉作用,改变眉的位置。

3. 皱鼻纹注射法　皱鼻纹常见于鼻的两侧,向下呈放射状。因此要与降眉肌收缩形成的横向纹鉴别。在正中线上及两侧小剂量注射,可行2~3个点注射,总剂量5.0U。值得注意的是,注射时一定要避开上唇鼻翼肌和上唇提肌,否则可能导致上唇和口角下垂。(图5-18)

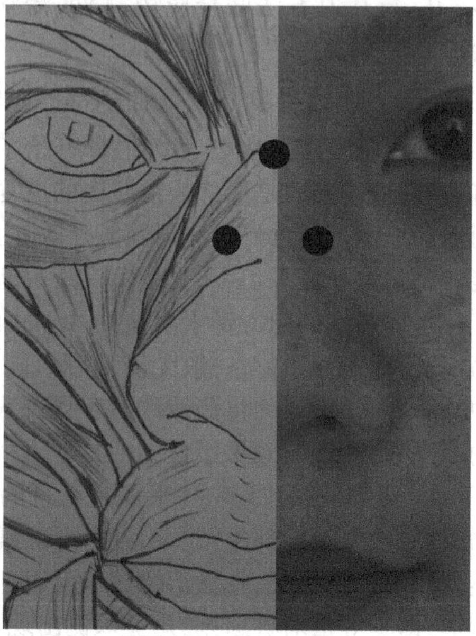

图5-18　皱鼻纹注射点

4. 鱼尾纹注射法　鱼尾纹是眼轮匝肌在外眦部放射状排列收缩所致,形似鱼尾,也称爪状纹,由眼轮匝肌外侧缘肌肉收缩而逐渐形成,它属于表情纹,也属于光化纹,所以治疗难度稍大。采用肉毒毒素注射治疗疗效较好。

设计时请求美者紧闭双眼,这时鱼尾纹向外延伸,下眼睑及鼻部出现大量皱纹。根据要治疗的部位进行标记。一般在于眶缘外约1cm皱纹最明显处选3~4点,呈纵向或弧形,间距为不低于1cm,定位较低的注射点应位于颧弓、颧大肌肌肉上,每个点2.5~5U,共15~30U;对于鱼尾纹延伸较远的,可以在其外侧标记另一列注射点(图5-19、图5-20)。

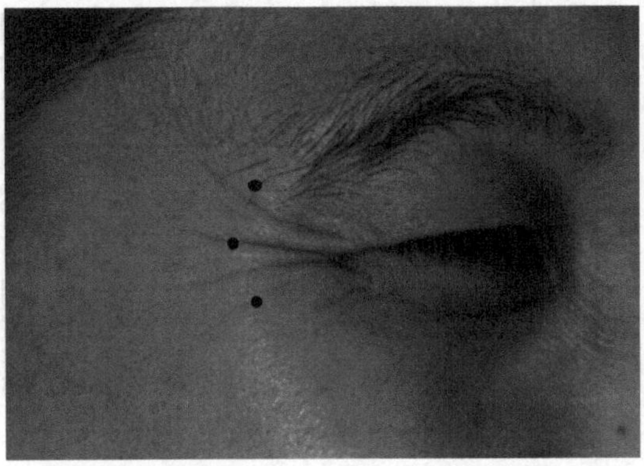

图 5-19　鱼尾纹注射点

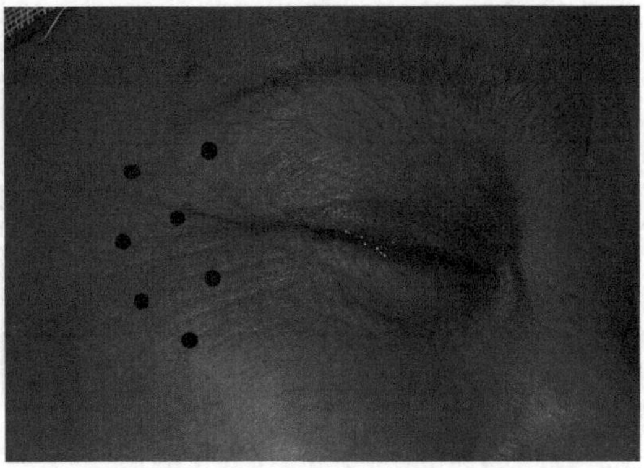

图 5-20　大面积鱼尾纹注射点

注射时让求美者做出各种表情动作，有助于判断皱纹的类型以及颊部和眉部的位置动态变化，针尖刺入皮肤前使皮肤展平，避免刺伤血管。特别要注意双侧注射点对称、等距、所注入的剂量要准确。在治疗外眦下 1/3 周围的鱼尾纹时要慎重，避免睑外翻；眶缘边界内注射可致复视、睑下垂、下睑错位，注射量过大可引起眼角下垂等；在颧弓、颧大肌肌肉下因可能导致口唇和颊部下垂，也要避免注射。

5. 鼻唇沟纹注射法　应用肉毒毒素治疗鼻唇沟的目标是减少此处肌肉的过度运动。通过阻断提上唇肌或上唇鼻翼肌使原本明显的鼻唇沟变浅、变平。经过评估后，对鼻唇沟上部隆起的部位进行标记。注射针头与皮肤呈 30°角，进行浅部注射。每点注射剂量 1~3U（图 5-21）。

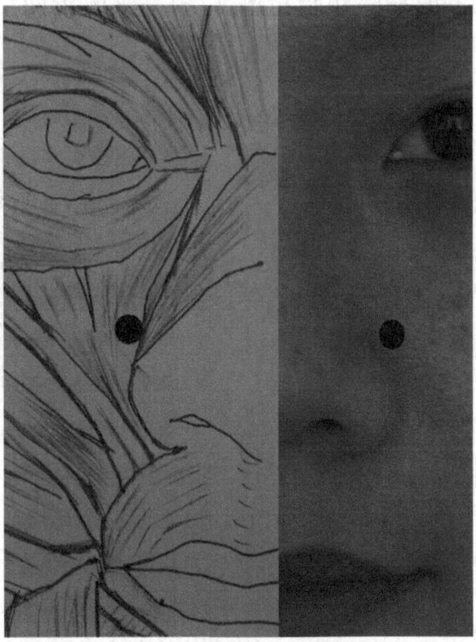

图 5-21　鼻唇沟皱纹注射点

6. 颈阔肌纹注射法　颈阔肌纹因为像火鸡脖子，故俗称“火鸡脖”。常发生于老年女性，前颈部有 1~2 条长条状，纵行的索状条纹。肉毒毒素注射对治疗颈部横纹有明显效果。颈前注射 5~6 个点，每个点注射 5U，总剂量 10~40U。求美者取坐立位，在颈阔肌收缩后，用手捏起颈前皱褶注射入肌腹，每条皱褶可以间隔 1~2cm 注射多个部位。注射层次应在非常表浅位置，一定要注意避免层次过深，还应避免在喉区注射，以免发生吞咽困难、发声困难和颈肌无力等并发症。

7. 口周皱纹注射法　口唇是面下部美观的重要部分。年龄增长、吸烟、各种面部表情会使口周形成纵向皱纹，而口轮匝肌的收缩会加深这些皱纹。注射点的选择应根据情况而定，一般选择 5~6 个点，注射时要表浅、对称，总剂量 5~10U。治疗中要注意避开上唇正中线，避免使嘴唇变得扁平；注射点距离唇红缘不超过 0.5cm；注射时要表浅；下唇区要保守些（图 5-22、图 5-23）。

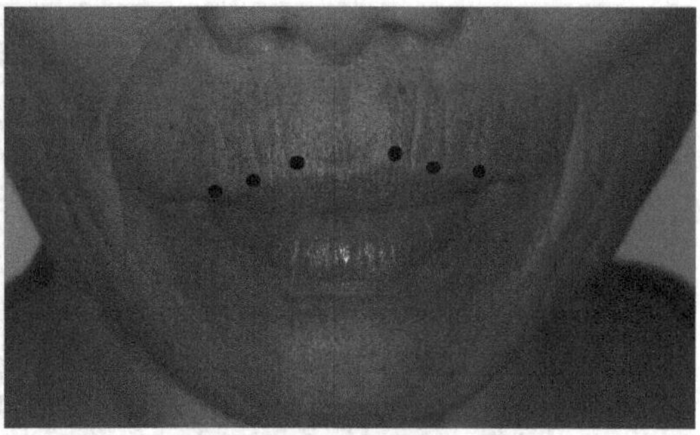

图 5-22 口周皱纹注射点

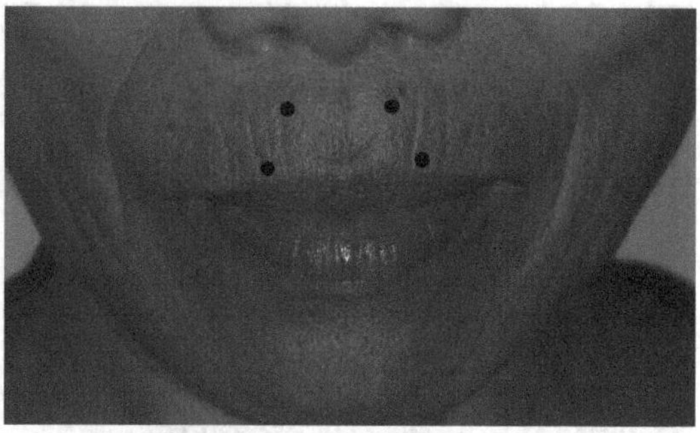

图 5-23 口周纵行皱纹注射点

（三）肉毒毒素注射治疗单纯性咬肌肥大

肉毒毒素注射使肌肉发生废用性萎缩是治疗咬肌肥大的基本原理。联合或单独使用 A 型肉毒毒素可治疗肥大的咬肌。治疗前须通过相应的检查以明确局部肌肉肥大情况，如采用 B 型超声测量咬肌厚度，与正常参考值作对比分析以确定诊断；拍摄头颅正侧位 X 线片，测量分析下颌角形态。如果骨性的下颌角肥大突出明显，单纯治疗肥大咬肌可能对面型改善不明显，建议手术截除下颌角部分骨组织；目前尚流行颊脂垫摘除术，可在注射肉毒毒素的同时摘除颊脂肪垫，以提高其改善面型的效果。

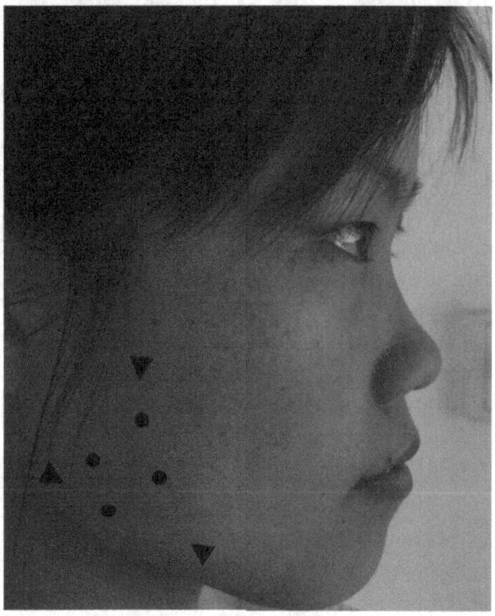

图 5-24 咬肌肥大注射点

治疗单纯性咬肌肥大时肉毒毒素稀释浓度为 50U/ml，每例使用总剂量为 100U/2ml，分两侧注射。每侧咬肌分两点注射，第一点位于咬肌膨隆最明显处（分别在咬牙和放松两种状态下观察和标示），注射量为 0.7ml。第二点选择在第一点的斜上方，距第一点 1cm 以上，注射量为 0.3cm，单侧咬肌肥大求美者注射量可适当加大，浓度 60U/ml，注射点同前。注射后不作局部按摩，正常的咀嚼活动会使药液在肌肉内扩散（图 5-24）。

注射后咬肌收缩减弱，一般第二周显效，注射后 1 个月观察到咬肌萎缩和面型的改变，治疗 3 个月后，每例咬肌厚度较治疗前减小 0.3～0.6cm，肌肉容积减少作用可维持约 6～8 个月。每隔 6～8 个月经常在同一块肌肉处重复注射 A 型肉毒毒素，使局部肌肉麻痹不能收缩，久而久之导致肌肉产生废用性萎缩。

注射时要注意力求定位准确，反复触摸确保将药物注射在肌肉内，避免注射过浅或注入腮腺内，造成面部神经麻痹。此外注射后不可作局部按摩，并嘱求美者近期内进软食。

（四）肉毒毒素注射治疗腋臭和多汗症

腋臭俗称“狐臭”，是由腋窝大汗腺产生的分泌物，排出体外后经细菌分解而产生的难闻的气味，严重影响求美者的生活与社会交往。其病因尚不清楚，一般认为与大汗腺的分泌功能异常有关。多在青春期开始，女性居多，至成年后减轻或消失。可分为强、中、轻度及轻微四个不同程度。治疗前要对腋臭的范围及程度进行评估。目前采用淀粉碘局部涂抹试验。如果着色即为顶泌汗腺密集区域;如果着色深重,则表明程度较重。在着色区域外1cm标记,于区域内每隔1.2~2cm注射。术后观察10~20min即可离开医院。

(五)肉毒毒素注射瘦小腿

腿部的肥胖除了脂肪堆积以外,也有可能是肌肉发达而造成的粗壮现象,尤其是小腿的粗壮。肉毒毒素注射瘦小腿是通过使部分腓肠肌萎缩实现的。应注意,对于因脂肪堆积造成的肥胖几乎没有效果。

注射时一般不需要麻醉,在小腿肌肉肥厚处选择几点,进行适量注射。一般2周以后就可以感觉小腿曲线变化,2~3个月效果达到最佳,并可维持半年以上。

(六)肉毒毒素注射矫治面部畸形

1. 提眉,眉毛高度不对称　用A型肉毒毒素治疗低的一侧的降眉肌可重新建立对称的关系;对进行提眉术求美者,预先注射肉毒毒素A到外眦眼轮匝肌部位,将有助于眉毛的提起和提眉状态。

2. 上唇皱纹/齿外露　口轮匝肌的麻痹可减少上唇的皱纹被报道过,分块注射可使唇外翻和光滑,Carruther J报道通过在每侧的提上唇鼻翼肌近鼻唇沟处注射A型肉毒毒素1U可适当降低上唇;大剂量的注射可造成假的Bell's面瘫出现,可配合肌电图的使用。

3. 口角下垂　Carruther A报道下唇方肌内注射A型肉毒毒素改变口唇上提肌与降下唇肌的失衡以上提口角。若同时行软组织充填和除皱术可获得更好效果。

4. 面部不对称　Clark和Berris报道面部不对称可有许多治疗方案,如:SMAS筋膜提紧术,软组织充填等,利用A型肉毒毒素可影响动力性不对称,使神经肌肉平衡丧失而达到面部在静态、微笑时呈现对称。

国内外相继有报道:在高动力学状态,诸如半面部痉挛(面肌痉挛、眼睑痉挛、Meige's综合征)或术后的连带运动,痉挛的一侧在注射A型肉毒毒素后痉挛可缓解或减轻,保持静态时对称;在低动力学状态如Bell's面瘫,注射健侧面部的颧大肌、上唇提肌及口角或笑肌,剂量为每个注射点10~25U,可以明显改善微笑时面部的对称性。

五、肉毒毒素与其他治疗联合应用

(一)面部整形联合A型肉毒毒素注射行下面部轮廓重塑

根据手术设计,先行相应的整形手术,如下面部轮廓整形中宜待手术切口完全愈合后2~3周再进行A型肉毒毒素咬肌内注射重塑面下部。

注射方法:注射前咬紧上下磨牙,使咬肌收缩突起于皮肤表面,描出咬肌轮廓范围,作横竖分别3点标记(共9点),A型肉毒毒素可用OT注射器,也可使用针头较细的胰岛素注射器注射。较细的30号或32号针头注射时可减少疼痛,每点注射量为5~6U。注射时一般不需要进行麻醉,但适当的表面麻醉有助于减少注射产生的不适、减轻疼痛感。

(二)A型肉毒毒素联合减张力压迫法面部手术应用

在面部瘢痕或肿物切除等手术中,为了避免因张力较大而导致明显的瘢痕,可以利用A型肉毒毒素注射以减少局部肌肉张力,伤口缝合时可以避免切口局部的活动,减少切口的张力，从而避免增生性瘢痕的产生。

术前按顺皮纹方向设计好手术切口，术中以准确对合创缘为标准进行皮下切口缝合，术后进行无张力表皮缝合。术后即刻在手术切口局部注射，具体药物浓度和用量依据注射部位而定，注射前药物保存在低温环境，以防止和减少 BTXA 生物学活性降低。生理盐水稀释为 5U/0.1ml，注射时一般不进行局部麻醉。

术后嘱咐求美者尽量避免面部活动，最好用免缝胶布减张压迫切口。注意保持胶布干燥、清洁，每 4 日更换一次胶布，维持数月。

（三）与其他治疗联合应用

皮肤的老化表现是皮肤的体积丧失、皱纹形成和皮褶增加。求美者所寻求的许多治疗方法各有优势、也存不足。治疗方法的联合应用可能是解决面部这个复杂改变的理想的方案。比如肉毒毒素与化学剥脱联合应用、与激光联合应用、与软组织填充剂联合应用和与面部提升手术的联合应用等，都已取得良好的治疗效果。

六、肉毒毒素美容注射的并发症及防治对策

（一）A 型肉毒毒素面部除皱的不良反应

A 型肉毒毒素在面部除皱方面的副作用为暂时性的，较为常见的有表情不自然、畏光、流泪、局部肿胀、瘀斑、注射部位麻木、头疼、颈部紧绷感、邻近部位皱纹加深等。另外，还可能出现眉型改变、上睑下垂、眉下垂、轻度下睑外翻等。这些反应常发生在治疗后 3~5 天，一般在 2~4 周后逐渐消退。此外与任何注射一样，可发生与注射有关的局部疼痛、局部感染、出血或瘀血。针刺的疼痛和紧张可导致血管迷走神经反应，引起短暂性症状性低血压和昏厥。上述症状多发生在注射之后的前几天，罕见持续数月或更长。

如果按如下频度进行分类：非常常见（≥1/10）；常见（≥1/100，≤1/10）；不常见（≥1/1000，≤1/100）；罕见（≥1/10000，≤1/1000）；非常罕见（≤1/10000）。

按上述频度分类将临床上的并发症列举如下：

1. 常见　头痛、感觉异常、恶心、红斑、皮肤紧缩感、肌肉无力、面部头痛、注射部位水肿、疼痛、瘀斑、口角下垂、发际下垂、点状角膜炎、兔眼症、于眼症，畏光、眼部刺激、流泪增加。

2. 不常见　两侧皱纹消除不对称、皮疹、疲劳、角膜炎、睑外翻、复视、睑内翻、视物模糊、喉或声带肌麻痹。

3. 罕见　眼睑水肿，严重或/和速发型超敏反应如血管神经性水肿、荨麻疹、皮肤瘙痒、哮喘、光敏感等。感染，可出现关节炎、肺炎、支气管肺炎、泌尿系感染、皮肤黏膜真菌感染、病毒感染、局部出现新生物、脓肿、口腔炎等、诱发癫痫或再发作。

4. 非常罕见　梦幻、震颤、眩晕、偏头痛、少数致球后出血、失明，个别引起心律不齐或心力衰竭、死亡、溃疡性角膜炎、角膜上皮损伤、角膜穿孔；眼睑下垂。

（二）A 型肉毒毒素美容注射并发症防治对策

A 型肉毒毒素美容注射并发症的发生与其注射部位、注射剂量、药物浓度等缺少变化，以及未采用一定的防治措施有关。为保证疗效，防止不良反应或严重并发症的发生，避免医疗纠纷，建议临床用药中掌握以下原则：

1. 医生使用该药之前应接受严格的培训，要熟悉局部肌肉、血管、神经的解剖知识。

2. 严格掌握适应证、禁忌证 术前将药物可能出现的不良反应或并发症向求美者详细解释清楚，切忌夸大药物的疗效、隐瞒毒副作用。明确肉毒毒素适应于早期皱纹，对于高龄严重皱纹注射虽有效果，但效果较差。

3. 根据不同部位、不同病情将药物进行恰当稀释，严格把握用药剂量及注射频率，两次治疗之间至少间隔3~6个月，勿为追求疗效而在短期内反复注射。鱼尾纹部注射点勿过低使表情不对称或呆板；额纹部注射时距眉上部>1.5cm，可防止注射点位置过低累及额肌，或药液向下扩散致上睑下垂或不能提眉。

4. 期望值太高或精神不稳定者不能使用该药。由于目前对于肉毒毒素无特效拮抗药，一般发生副作用后只能对症治疗。

5. 过于敏感或血管神经性水肿的求美者可用以下方案治疗3~7天：10%葡萄糖500ml加入维生素C 2g、地塞米松5~10mg、10%葡萄糖酸钙10ml。

6. 感染者用非氨基糖苷类抗生素药物，禁用庆大霉素等氨基糖苷类药物。

7. 对眉或眼睑下垂者可局部注射新期的明拮抗。注射部位在眼轮匝肌，1~2mg/天。若连续3天注射无效则停止治疗。下列措施可减少眼睑下垂并发症的发生：

(1) 避免在上睑提肌附近注射，尤其在降眉肌粗大的求美者中。

(2) 注射皱眉肌时应在距骨性眶上孔至少1cm。

(3) 确保注射的容积/剂量精确，并尽可能使用最小的有效量。

(4) 不要在眉毛中心的上方1cm内注射肉毒毒素。

(5) 注射前，拇指或食指应稍用力放在眼眶下侧以避免注射液向眶下渗透，在注射过程中，针头保持向上、向内侧的方向。

8. 如果第一次治疗未达到期望的目标，即注射后一个月较治疗前没有临床改善，应采取如下措施：

(1) 临床验证毒素在注射肌肉的作用：包括由有经验的肌电图医师使用肌电图测试。

(2) 分析所有可能疗效不佳的原因：如注射肌肉选择不当、注射剂量不足、注射技术欠佳、出现固定的肌挛缩、拮抗肌力过弱、毒素中和抗体成型等。

(3) 重新评价是否用A型肉毒毒素治疗。

(4) 如果首次治疗后并未出现很大副反应，第二次治疗时可采取以下措施：分析第一次失败原因，调整剂量；肌电图引导下注射；维持两次治疗间有3个月的间歇期。治疗时间不应少于3个月。如治疗失败或重复注射后疗效逐步降低，应考虑替换治疗方法。

9. 不对称者，在效果不明显部位补充注射适当剂量的肉毒毒素。

10. 注射后局部间断冰敷，轻轻按压（勿按摩），可防止局部肿胀淤斑。

11. 配制肉毒毒素浓度高时应适当减少注射量，防止药液扩散至周围肌肉而致复视及上睑下垂。

七、A型肉毒毒素注射美容的护理

（一）注射前

操作前详细询问病史，孕妇、哺乳期及准备怀孕的青年女性禁用，育龄期妇女注射后1年内不可怀孕。月经期注射时，针孔出血较多可引起皮下药物的流失，从而减少药效，也应该避免。在注射前2周应停用氨基糖苷类抗生素等（庆大霉素、卡那霉素、新霉素、链霉素）。

注射前不要化妆，保持脸部清洁，如用含乙醇消毒液清洁皮肤，必须待干后注射，因为乙醇可降低肉毒毒素的活性。空腹注射可能引起低血糖，从而导致晕厥，应尽量避免。另外，求美者往往有恐惧心理，注射前耐心细致地向求美者介绍该法的特点、疼痛的程度、药效维持时间、说明注意事项，做好心理护理工作，可以解除不安和顾虑，从而获得求美者的配合。

注射前给予冰块冰敷，可部分减轻求美者注射疼痛以及局部出血；选择细针头的注射器；每次稀释肉毒毒素的浓度要统一和精确。操作间应备齐急救药品，以应对过敏反应发生。

（二）注射中

治疗医师要熟悉肌肉、血管神经的解剖构造，注射时避开眼角旁和额部的明显的血管，掌握好注射的层次和注射的量。要严格执行无菌操作技术，防止感染，每点注射后认真压迫止血，局部可给予冰冻的生理盐水纱布湿覆，疼痛和出血即可缓解，以免发生皮下血肿和瘀斑。注射时动作轻柔，缓慢注射可缓解患者的酸胀和疼痛的感觉。

注射中如求美者有不适，立即平卧，氧气吸入，监测求美者面色、唇色及脉搏心率等生命指征，糖水口服可以避免低血糖，一般 5~6min 后症状即可缓解。若有严重胸闷、呼吸困难，平卧后立即应用呼吸气囊加压给氧，肾上腺素 1 mg 肌内注射，通知医师。另外，突发晕厥求美者按摩人中和中宣穴也可以起到很好的作用。

（三）注射后

注射后 6~24 小时内避免按摩及擦洗注射部位，以免肉毒毒素扩散入眼内，造成眼肌麻痹。休息 20min 后，询问求美者有无不适，如无不适后方可离开，防止求美者突然起身晕厥，甚至摔伤。

（四）术后健康宣教

1. 注意按压好注射针孔处防止皮下出血导致淤青，3 天内忌按摩和热敷注射部位。

2. 1 周内禁食辛辣、海鲜食物、忌烟酒。

3. 注射后 1 小时内，每隔 15min 可主动做抬眉、皱眉等肌肉运动，有利于达到更好的效果；注射后不要去按摩注射部位以免扩散到其他部位肌肉。

4. 肉毒毒素除皱后 4 小时内，安静休息，身体保持直立。24 小时内不能剧烈活动。

5. 肉毒毒素注射后，药效在 1 周后才能作用，部分求美者可出现上睑下垂或早期表情的不自然，此症状在 2~8 周可自行消退。

6. 注射部位 1 天内不能沾水不能化妆，忌大笑等过度表情活动。

7. 一般来说，重复注射不会降低疗效，但 4 个月内建议不重复使用。

（杨加峰）

目标检测

一、名词解释

注射美容技术、填充剂注射美容技术、透明质酸注射技术、胶原注射技术

二、选择题

1. 理想的注射填充剂应具备以下条件（　　）

　A. 安全并具有良好的生物相容性

B. 稳定性好
C. 非微生物生存基质
D. 与人体组织具有一定的结合能力
E. 以上都是

2. 透明质酸主要存在于下列哪些组织中(　　)
A. 骨骼　B. 皮肤
C. 毛发　D. 房水
E. 胎盘

3. 下列哪种作用不是透明质酸的作用(　　)
A. 使皮肤干裂　B. 结合水分
C. 组成真皮　D. 嫩肤
E. 填充皱纹

4. 胶原蛋白由下列哪种细胞产生(　　)
A．朗格罕细胞　B. 淋巴细胞
C. 成纤维细胞　D. 肥大细胞
E. 组织细胞

5. 关于胶原蛋白注射剂哪项不正确(　　)
A．组织相容性好　B. 有填充作用
C. 可重复使用　D. 可除皱纹
E. 无过敏反应

6. 胶原蛋白不宜用于下列哪种人(　　)
A．60 岁以上老年人　B. 孕妇及 16 岁以下
C. 皱纹较深者　D. 凹陷疤痕者
E. 眉间皱纹

7. 脂肪颗粒注射吸脂时哪种麻醉最常用(　　)
A. 全身麻醉　B. 局部浸润麻醉
C. 阻滞麻醉　D. 局部肿胀麻醉
E. 腰麻

8. 脂肪颗粒注射移植中哪项错误(　　)
A. 线状注射　B. 团块状注射
C. 分层次注射　D. 扇形注射
E. 过度矫正注射

9. 脂肪颗粒注射移植哪种吸脂方法不宜采用(　　)
A. 注射器吸脂　B. 负压吸脂
C. 电子吸脂　D. 隧道式吸脂
E. 放射状吸脂

10. 脂肪颗粒注射移植不宜用于下列哪种美容(　　)
A. 面部皱纹　B. 上睑凹陷
C. 颜面萎缩　D. 隆乳
E. 隆鼻

11. 下列哪项不属于脂肪颗粒注射后并发症(　　)
A. 皮肤坏死　B. 感染
C. 血肿　D. 凹凸不平
E. 脂肪液化

12. 羟基磷灰石注射美容技术一般需避免用于下列哪个部位的美容(　　)
A. 唇红缘
B. 矫正鼻尖过低
C. 鼻周和口周的细纹
D. 眉间纹
E. 鼻唇沟纹

三、简答题

1. 简述填充剂的分类。
2. 简述透明质酸注射美容技术的适应证。
3. 试述透明质酸注射除皱方法和技巧。
4. 简述胶原注射美容技术的适应证及禁忌证。
5. 简述自体脂肪颗粒注射技术的适应证。
6. 为什么脂肪颗粒注射移植必须过度矫正？
7. 简述羟基磷灰石注射美容技术的适应证。
8. 请说出肉毒毒素美容的作用机制。
9. 简述肉毒毒素在美容整形中的应用。
10. 试述肉毒毒素除皱操作时定点与注射方法。
11. 肉毒毒素注射可能的并发症有哪些？如何预防？
12. 肉毒毒素治疗术后宣教要点有哪些？

第6章
其他美容技术

第1节 脱 毛 术

学习目标

1. 掌握脱毛术的适应证及禁忌证。
2. 了解脱毛术的常见方法及注意事项。

身体毛发过分生长或生长部位异常，其原因十分复杂。先天性的毛发增多，常为种族和遗传的因素所致。后天性的毛发增多，多因内分泌功能障碍所致，如多发性卵巢综合征、糖尿病、肾上腺皮质增生等。女性多毛症，与雄性激素有关，它是由于妇女卵巢、肾上腺和肝产生的雄性激素分泌过多而导致毛发增生。医源性多毛症，是由于长期服用皮质类固醇激素、睾酮、苯妥英钠、青霉素、链霉素、补骨脂素等所致。

一、脱毛分类

1. 暂时性脱毛 利用物理或化学的方法，在不破坏毛囊的情况下除去多余的毛发。但随着时间的推移，新的汗毛会迅速长出来，需重新实行脱毛术。常用的方法有：剃除法、镊除法、脱毛膏去除法、蜡脱毛法等。

2. 永久性脱毛 利用物理的方法，破坏毛囊，使毛发脱去，并且不再长出新毛，达到永久性脱毛的效果。常用的有高频电针脱毛法、电镊式脱毛机脱毛、激光脱毛等。

二、适应证和禁忌证

（一）适应证

1. 有脱毛意愿的人群。

2. 以多毛症为主，主要表现为毳毛变为粗黑的长毛，以及正常毛发出现过长、过密、过粗等症状。腋下、小腿、前臂和口唇等部位的毛发。

（二）禁忌证

1. 外耳道、鼻腔内、黑痣上的毛。
2. 皮肤有感染者。
3. 正在接受激素药物治疗、化疗、放疗者。

案例 6-1

求美者，女性，20 岁，祖籍湖南，大学新生。下肢体毛过于粗重，自高中以来夏天从未穿过裙子，每每看见同龄女孩子穿上漂亮的裙子，她会感到特别郁闷，请问：给她推荐哪种脱毛方法好呢？

三、脱毛的方法

（一）暂时性脱毛

1. 剃除法　使用剃刀脱毛，皮肤角质层极易被破坏。剃毛之前涂抹适量的乳液、滋润霜、剃毛膏，这样既保护了皮肤，又能使剃毛过程更加顺畅。不过还应注意，不要在沐浴时使用剃刀脱毛，沐浴时细菌较多，一旦剃伤皮肤，容易引起细菌感染。经常使用剃刀剃毛，有时会出现皮肤变黑的情况，如发现应尽快改用其他脱毛方法，以免色素沉淀形成色斑。

2. 镊除法　因为毛根部集中了许多毛细血管、神经，所以拉拽毛发时容易引起疼痛，可诱发毛囊炎，会复发。在拔毛前采用局部冰敷，可以使皮肤产生冰麻感，这是减轻疼痛的有效措施。但也应注意，拔毛时不宜用力过猛。具体操作为局部用 1∶1000 苯扎溴铵或者 75% 乙醇棉球消毒，用眉镊顺向逐个拔除。

3. 脱毛膏去除法　可以快速破坏毛发的结构从而达到脱毛的目的，方便、无痛，适合于大面积使用，但它不能将毛发连根拔起，所以效果仅能维持两周左右。由于是化学制剂，在使用时还要格外注意防止过敏。生理期内，不宜在腹股沟部位使用脱毛膏。用完脱毛膏三小时内，不要使用除味剂和香皂，以免出现不良反应。具体操作为局部皮肤涂抹脱毛膏后，10 分钟左右用面巾纸轻轻擦去即可去除。

4. 热蜡脱毛法　热蜡为蜂蜡与树脂混合而成。一般呈固体状态，使用前需加热溶化，待温度降低到适宜皮肤时，方可涂在皮肤上。操作时应熟练准确地掌握蜡的温度，以免过热灼伤皮肤或因温度不够影响脱毛效果。具体操作如下：

（1）用 75% 乙醇为局部皮肤消毒去脂。

（2）融化蜡块，用压舌板顺着毛发生长的方向涂匀在皮肤上，薄厚适中，将脱毛纸附在上面，按压。

（3）左手绷紧皮肤，右手掀起一角，尔后逆毛发生长反向快速揭起。

（4）用 BB 油、橄榄油等油性产品涂在剩余蜡的部位上，轻轻地把蜡揉搓干净。

（5）有少数人在进行热蜡脱毛的时候会出现皮肤损伤，造成毛囊发炎，所以第一次进行热蜡脱毛前，最好先选择局部区域尝试一下。另外要注意的是，糖尿病造成水肿，或是静脉曲张、皮肤上有破损的人不宜进行热蜡脱毛。

5. 冻蜡脱毛法　冻蜡的主要成分为多种树脂，黏着性强，可溶于水，呈胶状。使用时不用加热，可直接涂于脱毛处皮肤，并与皮肤紧密粘着，无不适感，使用方便。具体操作如下：

（1）用 75% 乙醇为局部皮肤消毒去脂，以增加蜡的附着力。

（2）用压舌板沾冻蜡涂在粗布上，越薄越好，再贴在皮肤毛多的部位。

（3）待冻蜡稍干后，一手绷紧皮肤，用另一手掀起一角，逆毛发生长方向快速揭起。

（4）可配合使用毛发延缓剂，可以延缓复发。

（5）有少数人在进行冻蜡脱毛的时候会出现皮肤损伤，造成毛囊发炎，所以第一次进行冻蜡脱毛前，最好先选择局部区域尝试一下。另外要注意的是，糖尿病造成水肿，或是静脉曲张、皮肤上有破损的人不宜进行冻蜡脱毛。

（二）永久性脱毛

1. 高频电针脱毛法

（1）局部皮肤常规消毒。

（2）剪去过长毛发，以保证术野清晰。

（3）局部麻醉。

（4）电流调整到电针能粘出毛乳头为佳。

（5）进针深度应达到0.5cm。

（6）从毛孔进针，要求快、稳、准。

2. 激光脱毛　是目前脱毛方式里最为理想的脱毛方式。

（1）治疗区剃净毛发，75%乙醇消毒。

（2）治疗参数设定：以LightSheer半导体激光脱毛仪为例，参数设定在15ms脉宽、30J/cm^{2}能量密度时可获得脱毛效果，使用这样的参数应用单脉冲方式进行治疗。使用20ms脉宽、40J/cm^{2}能量密度时，无论是单脉冲或者连续脉冲，同样显示出相同或更好的治疗效果。

（3）将有降温、清凉效果的凝胶涂于脱毛部位，发射激光前，治疗头需与皮肤保持0.25~0.5s的接触时间。治疗后，治疗头立即抬起，并移向后一个治疗区，然后压紧皮肤。

（4）全部照射一遍后，观察5分钟，若局部皮肤不太红且某些毛发根部未全部变焦或变黑，可在重要部位照射第二遍。禁止光斑重叠！光斑重叠会造成皮肤红肿水泡等副反应。如有遗漏的治疗区域，可在下次治疗时补做。

（5）治疗完毕，以压舌板将冷凝胶刮干净，并以冷水清洗干净，冰敷至少20分钟直至治疗区域皮肤不再发红。

（6）涂上防晒品。在脱毛后一个星期，勿用香皂等碱性洗护用品洗澡。

第2节　穿耳孔术

学习目标

1. 熟悉穿耳孔术的适应证及禁忌证。
2. 掌握穿耳孔术的定点设计、方法及常见并发症的处理。

戴耳饰是人类自古以来最早的美容方法之一，耳饰材料很多，有传统的黄金、白金、银、铜、玛瑙、钻石、翡翠和珍珠等，还有新材料、新工艺制作的合金材料、玻璃、高级塑料、木料及贝壳等。耳饰是女性整体风采的重要点缀，一直被女性所偏爱。故穿耳孔戴耳饰这种简单的民间手技方法流传至今，并在不断改进、完善。

一、适应证和禁忌证

（一）适应证

1. 身心健康的人群，多数是女性。

2. 自愿要求穿耳孔者。

3. 耳垂部无炎症,无皮疹者。

4. 非疤痕体质者,非过敏体质者。

(二) 禁忌证

1. 女性月经期间。

2. 耳垂患有急性炎症或慢性皮肤疾病的人。

3. 瘢痕体质的人。

4. 对金属饰物过敏者易发生过敏者。

二、耳孔定点设计

耳垂内含脂肪和结缔组织,皮肤薄而细嫩,无软骨,形态和大小个体差异较大,穿耳定位因人而异,原则上不要太靠近耳垂的下缘和后边缘,以免耳饰的牵拉容易引起耳垂裂开;理想的耳孔根据耳垂的形态大小决定。

1. 大耳垂定点　大耳垂穿孔一般定在耳垂的中心点,即用食指在耳垂的后面将耳垂顶起固定,因食指的中心部突出,故耳垂顶起的最突出点既是中心点;更简单的方法是,将耳垂视为一圆形或椭圆形,找出其中心点即为穿耳孔点(图 6-1)。

2. 普通耳垂定点　自耳屏间切迹画一水平线将此线分成三等分,通过中内 1/3 交界点做一垂线,再将垂线三等分,垂线上 1/3 与中 1/3 交点即为穿耳孔点(图 6-2)。

3. 小耳垂定点　自耳屏间切迹水平线中内 1/3 交界点至耳垂下缘垂线的中点,即为穿耳孔点(图 6-3)。也有在耳屏间切迹与耳垂之中点略偏内上 1~2mm 处,为穿耳孔的位置。

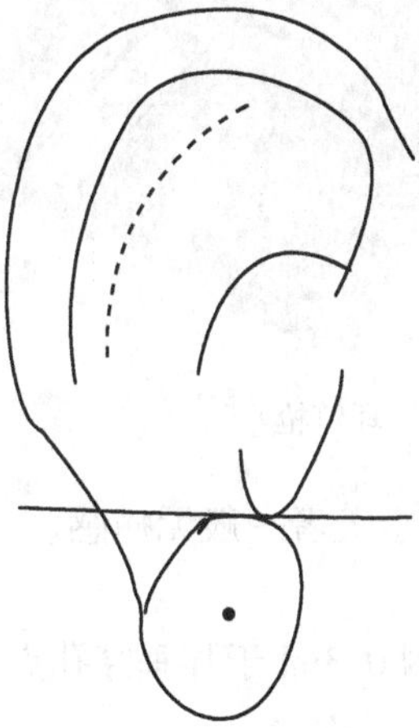
图 6-1　大耳垂定点

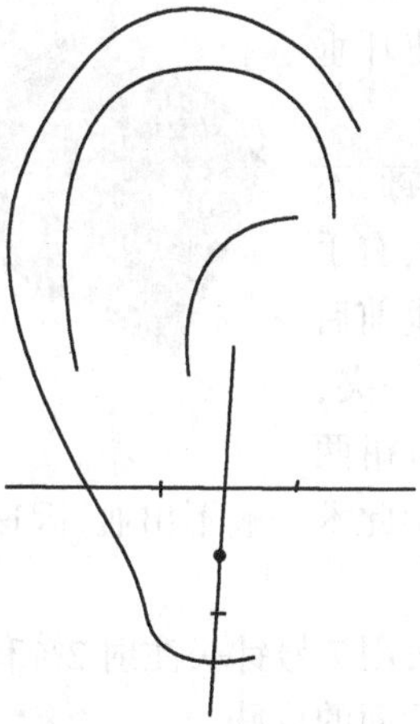
图 6-2　普通耳垂定点

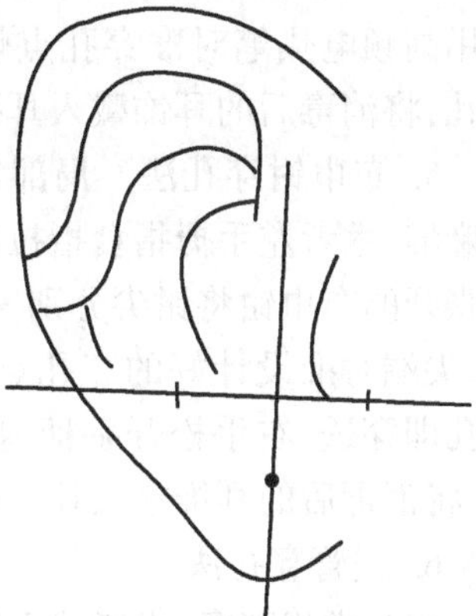
图 6-3　小耳垂定点

4. 耳轮穿孔定点设计　要求穿 2~3 个耳孔者,穿孔位置:第一点在耳垂中点;第二点可在耳轮与耳垂交界处,也即在耳屏间切迹边缘做一水平线至耳垂边缘平分三等分,外中 1/3 交界处;第三点可在第二点偏外上 0.5~0.7cm 处(图 6-4)。

总之,穿孔位置一般用目测定位,但由于耳垂形状、大小不同,和个人爱好佩戴耳饰品种形状不同,穿耳孔定点位置最终需以美容就医者满意为准。

三、穿耳孔的方法

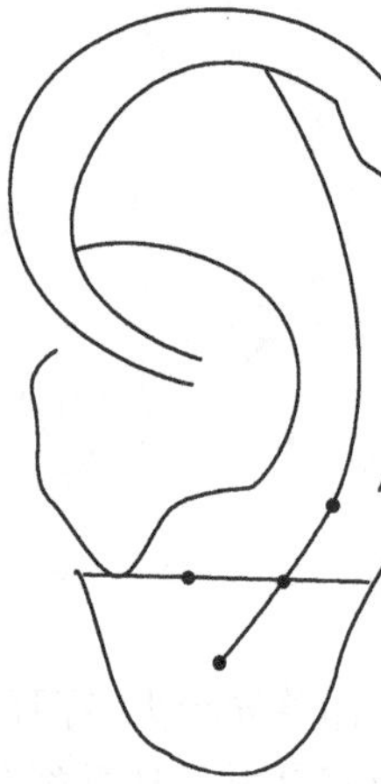

图 6-4 多耳孔定点

1. 针穿孔法 亦称传统法，用拇指与食指捏住耳垂要穿孔的位置揉搓片刻，或将绿豆放在穿孔位置上，用拇指和食指捏紧揉搓片刻，随即常规消毒，左手捏紧拉住耳垂下边，右手持消毒过的粗缝衣针或粗三角针，对着穿孔点垂直快速刺针，穿透耳垂，来回摩擦几下以扩大针孔，拔出针，顺耳孔戴上消毒过的耳饰，若戴耳环，戴前可将耳环一端涂上消炎药膏，以利于润滑耳饰顺利通过耳孔和起消炎作用，耳钉可直接涂消炎药膏。也可用持针器夹住穿有 4~10 号粗丝线的三角针，对着穿孔点垂直迅速穿透耳垂，丝线保留耳孔内，外面打结成线环，10 天后拆线，佩戴耳饰。

2. 耳孔枪穿孔法 亦称无痛耳孔枪穿孔法，不需麻醉，用镊子夹持消毒后的专用耳饰插针放在耳枪内，对准穿孔点，扣动扳机，耳枪利用冲击力便将耳饰插针戴在耳垂上，一个月后更换其他耳饰。

3. 激光穿孔法 局部消毒，注射麻药，用激光枪对准设计好的穿孔点，启动开关，由前向后穿孔，耳垂后面应垫有湿纱布垫，以免穿透后，刺伤其他部位。穿透后随即戴上消毒后的耳饰。

4. 高频电穿孔法 消毒后局部麻醉，利用高频电热笔对准穿孔点烧灼，使耳垂成孔，将消毒后的耳饰戴入耳孔。

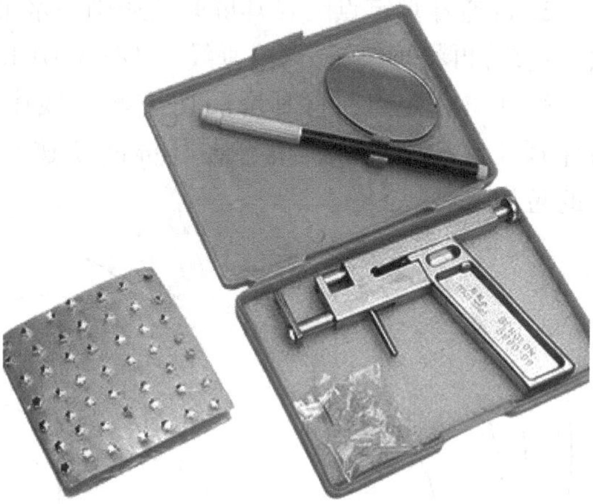

图 6-5 耳钉枪

5. 布巾钳穿孔法 局部常规消毒，不需麻醉，术者左手拇指食指拉住耳垂，右手持张开的布巾钳将钳尖分别置于耳垂前后方，尖端对准设计好的穿孔点，用力一夹，耳孔即穿透，右手松开手柄退出布巾钳两尖，将消毒后的耳饰穿入耳孔固定，用此术一般不出血，因速度快，求美者一般无痛感。

6. 塑管穿孔法

（1）常规消毒，术者戴无菌手套，用 7 号针头注射 2% 利多卡因 0.3ml 于耳垂穿孔点处，然后将针头由前向后平行穿出耳垂后面的皮肤。

（2）再用 16 号针头从耳垂后面的 7 号针头处逆行穿入（即 7 号针在 16 号针管腔内），经原孔于耳垂前皮肤穿出。

（3）将 7 号针退出 16 号针头的管腔，选用灭菌的头皮针塑料管，剪成前端呈斜尖的 1.5cm 长小段，插入 16 号针头管腔内由前向后在退针的同时将塑料管导入耳垂穿孔道内。

（4）剪除耳垂两侧过长的塑管，10~15 天耳垂穿孔道愈合后，塑管可取出。也可根据求美者要求即刻经塑管腔戴上耳饰。此术中无痛，无出血，术后无感染，无异常分泌物及瘢痕增生等现象。

四、注 意 事 项

1. 穿耳孔后 7~10 天内应保持耳垂处干燥,洗脸洗头时应避免接触污水、污物,睡觉时要避免挤压耳朵并保持耳孔干燥通风。

2. 坚持每日旋转耳针,避免耳针与皮肤粘连,促进伤口愈合。

3. 术后每日用 75% 的酒精消毒 1~2 次,也可口服维生素 C,帮助伤口愈合。

4. 耳针和针托不要扣得太紧,否则容易引起肿胀,最好留有一定的空隙。

5. 穿耳孔后如果有发炎感染现象,应及早就医。

6. 禁用不干净的茶叶梗或细牙签等穿入耳孔内。

7. 穿脱衣服时应小心,勿勾住耳饰。

8. 1 个月内最好不要染发或使用发胶之类的化妆品。

9. 需更换耳饰时最好 1 个月后更换。

五、常见并发症的原因及处理

(一) 局部感染

1. 原因　穿耳孔时消毒不彻底甚至不消毒,术后不涂消炎膏,不进行术后清洁,而造成感染。

2. 处理　轻度感染,局部用碘伏或 75% 的乙醇消毒,涂抗生素药膏或莫匹罗星软膏即可;如有脓性分泌物,需用过氧化氢、生理盐水或庆大霉素、氯霉素冲洗局部后涂抗生素药膏、如有淋巴结肿大可口服或肌肉注射抗生素,控制感染。必要时暂时摘掉耳饰,感染控制后再戴耳饰。若耳孔闭塞时,要严格消毒后重新穿孔再戴耳饰。

(二) 瘢痕疙瘩

1. 原因　瘢痕体质、创面感染后炎症反应、过敏体质等,戴非纯金或纯银耳饰者常见。

2. 处理　去掉耳饰,根据瘢痕疙瘩大小、病程长短采取不同的处理方式。

(1) 小于 1cm 的初发瘢痕疙瘩,可用曲安奈德(确炎舒松-A)局部注射封闭治疗,1 次/周,至瘢痕疙瘩萎缩。亦可局部贴瘢痕贴等治疗。

(2) 瘢痕疙瘩大于 1cm 者或非手术治疗不佳者,可在瘢痕疙瘩静止期行手术切除,术中尽量保留正常皮肤,将瘢痕组织彻底切除,缝合耳垂前后两面皮肤创口时,可在耳垂中心部留一小洞孔,用细丝线将洞孔的前后皮肤创缘缝合 2~3 针,以封闭洞孔处创面;减少结缔组织增生,洞孔留置粗丝线或使用灭菌的输液器头皮针的塑料管,以备将来继续佩戴耳饰。1 周拆线,创口完全愈合后即行放射性核素放射治疗或贴敷瘢痕贴,抑制结缔组织增生,防止瘢痕复发。

(三) 耳垂湿疹

1. 原因　多与佩戴耳饰有关。

2. 处理　首先去掉耳饰,避免清洗局部及搔抓等行为,局部使用止痒、收敛保护剂,同时口服抗组胺药物。

(四) 接触性皮炎

1. 原因　目前耳饰品种较多,多因耳饰的材料不适合,从而引起皮炎。

2. 处理　确认为耳饰材质所致后,应立即去除耳饰,轻度皮炎可外涂皮质类固醇激素,肿胀明显者可给予1:5000呋喃西林液湿敷，湿敷后再外涂皮质类固醇激素。待症状好转后，再换戴其他材质的耳饰。

（五）耳垂撕裂

1. 原因　穿孔位置太靠近耳垂边缘，加上耳饰重、佩戴时间长，将耳垂坠裂；或被人用力拉扯耳饰，导致耳垂裂开；或穿脱毛衣时不小心挂住毛衣，用力拉裂耳垂。

2. 处理　在局部麻醉下按耳垂裂矫治，但应保留耳孔。

（六）耳孔闭塞

1. 原因　在感染湿疹或接触性皮炎等疾病后，去除耳饰未及时佩戴其他耳饰所致。

2. 处理　重新再穿耳孔佩戴耳饰。

（七）其他并发症

国外有文献报道，穿耳孔有引起脓毒病、颈部浅表淋巴结病、局部银质沉着病、耳垂顽固性水肿、耳后淤血、压力性溃疡、肉芽组织增生、表皮囊肿形成、耳坠嵌入、疼痛性晕厥等。这些少见的并发症报道，应引起我们足够重视，在操作上严格执行美容外科手术操作原则和基本技术，避免或减少并发症的发生。

（刘君丽）

目标检测

一、填空题

1. 穿耳孔的设计方法________、________、________、________。

2. 穿耳孔的方法________、________、________、________、________、________。

3. 脱毛的方法________、________、________、________、________、________、________、________。

二、选择题

1. 穿耳孔的注意事项没有（　　）
   A. 穿耳孔后7~10天内应保持耳垂处干燥，洗脸洗头时应避免接触污水、污物，睡觉时要避免挤压耳朵并保持耳孔干燥通风。
   B. 穿过耳孔之后大概六个星期的时间不要把耳环拿下来
   C. 保持每日旋转耳针，避免耳针与皮肤粘连，促进伤口愈合。
   D. 穿完耳孔后可以马上更换其他耳饰

2. 脱毛的禁忌证没有（　　）
   A. 吃过光感性药物者
   B. 瘢痕体质
   C. 近3个月接受过阳光暴晒者
   D. 皮肤有感染或炎症者。

3. 物理性脱毛有（　　）
   A. 蜡疗脱毛　　B. 高频电脱毛
   C. 脱毛膏脱毛　　D. 剃除法

4. 穿耳孔的禁忌证没有（　　）
   A. 月经期间　　B. 瘢痕体质
   C. 对金属过敏　　D. 感冒期间

三、简答题

1. 常见脱毛的方法有哪几种？
2. 简述耳孔枪穿孔法的操作步骤。

实训指导

实训一　文　眉　术

【实训目标】

1. 掌握文眉术的设计原则。
2. 掌握文眉术的基本手法以及操作步骤。
3. 熟悉文眉术的注意事项、适应证、禁忌证、并发症及其防治。

【实训内容】

1. 眉型的设计。
2. 文眉色料的配制。
3. 文眉的规范操作。

【实训时数】　4学时。

【实训用品】

序号	用品、用具	序号	用品、用具
1	文眉机	10	无齿组织镊
2	文眉色料	11	泡镊桶
3	色料杯	12	弯盘
4	画眉笔	13	棉签
5	0.1%的新洁尔灭	14	围巾
6	0.5%~1%地卡因、2%利多卡因	15	无菌手套
7	抗生素软膏	16	口罩
8	棉片	17	帽子
9	棉球缸	18	75%乙醇

【实训要点】

1. 严格遵守操作规程及卫生消毒制度。
2. 操作手法规范、到位、动作熟练正确。

【实训步骤】

操作步骤	操作内容	技能要求
1	眉型设计	根据求美者画出适合的眉型，并得到确认
2	文饰器械准备及调试	检查文饰机，安置文饰针、套，以针尖外露0.5~1mm为宜，接通电源，调节转速，试行运转
3	色料的选择和配制	根据求美者肤色选择色料

续表

操作步骤	操作内容	技能要求
4	消毒	(1) 文眉工具消毒:用75%乙醇浸泡文刺工具 (2) 美容文饰师双手清洁消毒 (3) 求美者皮肤局部消毒:用0.1%新洁尔灭棉片轻敷术区皮肤行局部消毒
5	局部麻醉	可用浸过0.5%~1%地卡因或2%利多卡因的棉片敷于术区皮肤上5~10分钟,行表面麻醉
6	选好体位、找好支点	求美者仰卧于美容床上,施术者坐于头部一侧,施术者右手以持笔式手持文眉机,肘关节找好稳定的支点,腕部以受术者面部作为支撑,左手指拉紧固定眉区皮肤,保证文饰过程中手部的稳定
7	文刺操作	(1) 正确使用文饰机 (2) 文刺方法正确、力度均匀、深浅一致、动作熟练
8	术后处理	清洁创面、涂抗生素软膏

【讨论题】

1. 文眉的禁忌证有哪些?
2. 眉颜色变蓝的原因、如何预防这种情况的发生?
3. 如何利用眉型设计调整长脸型?

实训二 文眼线术

【实训目标】

1. 掌握眼线的设计原则。
2. 掌握文眼线的基本手法以及操作步骤。
3. 熟悉文眼线的注意事项、适应证、禁忌证、并发症及其防治。

【实训内容】

1. 眼线的设计。
2. 眼线色料的配制。
3. 文眼线操作。

【实训时数】 4学时。

【实训用品】

序号	用品、用具	序号	用品、用具
1	文眉机	10	无齿组织镊
2	眼线色料	11	泡镊桶
3	色料杯	12	弯盘
4	眼线笔	13	棉签
5	0.1%的新洁尔灭	14	围巾
6	0.5%~1%地卡因、2%利多卡因	15	无菌手套
7	氯霉素眼药水	16	口罩
8	金霉素眼膏	17	帽子
9	棉片及棉球缸	18	75%乙醇

【实训要点】

1. 严格遵守操作规程及卫生消毒制度。
2. 操作手法规范、到位、动作熟练正确。
3. 操作时间40分钟。

【实训步骤】

操作步骤	操作内容	技能要求
1	眼线设计	根据求美者画出适合的眼线,并得到确认
2	文饰器械准备及调试	检查文饰机,安置文饰针、套,以针尖外露0.5~1mm为宜,接通电源,调节转速,试行运转
3	色料的选择和配制	根据求美者肤色选择色料,一般选择黑色料
4	消毒	(1) 文眼线工具消毒:用75%乙醇浸泡文刺工具 (2) 美容文饰师双手清洁消毒 (3) 求美者皮肤局部消毒:用0.1%新洁尔灭棉片轻敷术区皮肤行局部消毒
5	局部麻醉	可用浸过0.5%~1%地卡因或2%利多卡因的棉片敷于术区皮肤上5~10分钟,行表面麻醉。对于特别敏感、耐受力差者可酌情用2%利多卡因行文饰局部浸润麻醉
6	选好体位、找好支点	求美者仰卧于美容床上,施术者坐于头部一侧,施术者右手以持笔式手持文眉机,肘关节找好稳定的支点,腕部以求美者面部作为支撑,左手指拉紧固定眼区皮肤,保证文饰过程中手部的稳定
7	文刺操作	(1) 正确使用文饰机 (2) 文刺方法正确、力度均匀、深浅一致、动作熟练
8	术后处理	清洁创面、涂抗生素软膏、结膜囊内滴消炎眼药水

【讨论题】

1. 文眼线的禁忌证有哪些?
2. 两眼角上吊者如何文眼线?
3. 眼线颜色变蓝的原因、如何预防这种情况的发生?

实训三　文　唇　术

【实训目标】

1. 掌握标准唇线和唇线种类。
2. 掌握文唇线和文全唇的基本手法以及操作步骤。
3. 熟悉文唇线和文全唇的注意事项、适应证、禁忌证、并发症及其防治。

【实训内容】

1. 文唇线。
2. 文全唇。

【实训时数】 4学时。

【实训用品】

序号	用品、用具	序号	用品、用具
1	文饰机	10	无齿组织镊
2	色料	11	泡镊桶
3	色料杯	12	弯盘
4	唇线笔	13	棉签
5	0.1%的新洁尔灭	14	围巾
6	0.5%～1%地卡因、2%利多卡因	15	无菌手套
7	抗生素软膏	16	口罩
8	棉片	17	帽子
9	棉球缸	18	75%乙醇

【实训要点】

1. 严格遵守操作规程及卫生消毒制度。
2. 操作手法规范、到位、动作熟练正确。
3. 操作时间40分钟。

【实训步骤】

操作步骤	操作内容	技能要求
1	唇线设计	根据受术者画出适合的唇线，并得到确认
2	文饰器械准备及调试	检查文饰机，安置文饰针、套，以针尖外露0.5～1mm为宜，接通电源，调节转速，试行运转
3	色料的选择和配制	根据受术者肤色和唇色选择色料
4	消毒	(1) 文唇工具消毒：用75%酒精浸泡文刺工具 (2) 美容文饰师双手清洁消毒 (3) 受术者皮肤局部消毒：用0.1%新洁尔灭棉片轻敷术区皮肤行局部消毒
5	局部麻醉	可用浸过0.5%～1%地卡因棉片敷于术区皮肤上5～10分钟行表面麻醉，行唇线文饰，待唇线文完后用2%利多卡因局部浸润麻醉，填文唇红部
6	选好体位、找好支点	患者仰卧于美容床上，施术者坐于头部一侧，施术者右手以持笔式手持文饰机，肘关节找好稳定的支点，腕部以受术者面部作为支撑，左手指拉紧固定口周皮肤，保证文饰过程中手部的稳定
7	文刺操作（唇线成型后再行文全唇术）	(1) 正确使用文饰机 (2) 文刺方法正确、力度均匀、深浅一致、动作熟练
8	术后处理	清洁创面、涂抗生素软膏以保护创面

【讨论题】

1. 文全唇后的护理及交代事项有哪些？
2. 上下唇过厚者该如何文饰？

实训四　绣眉技术

【实训目标】

1. 掌握眉型的设计。

2. 掌握绣眉技术的基本手法以及操作步骤。
3. 熟悉绣眉的主要用品。
4. 熟悉绣眉技术的针法和针片安装。

【实训内容】

1. 眉型的设计。
2. 柔绣针法的练习。
3. 绣眉操作。

【实训时数】 4 学时。

【实训用品】

序号	用品、用具	序号	用品、用具
1	绣眉笔	10	无齿组织镊
2	绣眉针	11	泡镊桶
3	绣眉色料	12	弯盘
4	色料杯	13	棉签
5	眉笔	14	围巾
6	0.1%的新洁尔灭	15	无菌手套
7	抗生素软膏	16	帽子
8	棉片	17	口罩
9	棉球缸	18	75%乙醇

【实训要点】

1. 严格遵守操作规程及卫生消毒制度。
2. 操作手法规范、到位、动作熟练正确。
3. 操作时间 40 分钟。

【实训步骤】

操作步骤	操作内容	技能要求
1	眉型设计	根据求美者画出适合的眉型，并得到确认
2	绣眉笔及绣针准备及安装	安装针片时，使笔杆与针片呈 130°～160°角
3	色料的选择和配制	根据求美者的肤色、眉色、发色深浅选择色料
4	消毒	(1) 文绣工具消毒：用 75%乙醇浸泡文绣工具 (2) 美容文饰师双手清洁消毒 (3) 求美者皮肤局部消毒：用 0.1%新洁尔灭棉片轻敷术区皮肤行局部消毒
5	选好体位、找好支点	患者仰卧于美容床上，施术者坐于头部一侧，施术者右手以持笔式手持绣笔，肘关节找好稳定的支点，腕部以求美者面部作为支撑，左手指拉紧固定眉区皮肤，保证文绣过程中手部的稳定
6	文绣操作	(1) 根据部位不同灵活交替运用不同针法 (2) 文绣方法正确、力度均匀、动作熟练
7	术后处理	清洁创面、涂抗生素软膏

【讨论题】

1. 绣眉过程中眉腰、眉头、眉梢各用何种针法进行文绣？

2. 绣眉过程中眉腰、眉头、眉梢各部位如何用色？

实训五　绣眼线术

【实训目标】

1. 掌握眼线的设计原则。

2. 掌握绣眼线的基本手法以及操作步骤。

3. 熟悉绣眼线的主要用品。

【实训内容】

1. 眼线的设计。

2. 绣眼线操作。

【实训时数】 2学时

【实训用品】

序号	用品、用具	序号	用品、用具
1	柔绣笔	10	无齿组织镊
2	绣眼线针	11	泡镊桶
3	绣眼线色料	12	弯盘
4	色料杯	13	棉签
5	眼线笔	14	围巾
6	0.1%的新洁尔灭	15	无菌手套
7	氯霉素眼药水	16	帽子
8	金霉素眼膏	17	口罩
9	棉片和棉球缸	18	75%乙醇

【实训要点】

1. 严格遵守操作规程及卫生消毒制度。

2. 操作手法规范、到位、动作熟练正确。

3. 操作时间40分钟。

【实训步骤】

操作步骤	操作内容	技能要求
1	眼线设计	根据求美者画出适合的眼线，并得到确认
2	柔绣笔及绣针准备及安装	安装针片时，使笔杆与针片呈130°～160°角
3	色料的选择和配制	根据求美者肤色选择色料，一般选择黑色料
4	消毒	(1) 文眼线工具消毒：用75%乙醇浸泡文绣工具 (2) 美容文饰师双手清洁消毒 (3) 求美者皮肤局部消毒：用0.1%新洁尔灭棉片轻敷术区皮肤行局部消毒

续表

操作步骤	操作内容	技能要求
5	选好体位、找好支点	患者仰卧于美容床上，施术者坐于头部一侧，施术者右手以持笔式手持柔绣笔，肘关节找好稳定的支点，腕部以受术者面部作为支撑，左手指拉紧固定眼区皮肤，保证柔绣过程中手部的稳定
6	文绣操作	(1) 采用全导针针法，以135°角向前上方提针绣文的手法操作 (2) 文绣方法正确、力度均匀、动作熟练
7	术后处理	清洁创面、涂抗生素软膏、结膜囊内滴消炎眼药水

【讨论题】

1. 绣眼线的适应证有哪些？
2. 小眼睛双眼皮者如何绣眼线？
3. 大眼睛双眼皮者如何绣眼线？

实训六　绣　唇　术

【实训目标】

1. 掌握标准唇线和唇线种类。
2. 掌握绣唇线和绣全唇的基本手法以及操作步骤。

【实训内容】

1. 绣唇线。
2. 绣全唇。

【实训时数】　2学时。

【实训用品】

序号	用品、用具	序号	用品、用具
1	柔绣笔	10	无齿组织镊
2	绣唇针	11	泡镊桶
3	绣唇色料	12	弯盘
4	色料杯	13	棉签
5	唇线笔	14	围巾
6	0.1%的新洁尔灭	15	无菌手套
7	抗生素软膏	16	口罩
8	棉片	17	帽子
9	棉球缸	18	75%乙醇

【实训要点】

1. 严格遵守操作规程及卫生消毒制度。
2. 操作手法规范、到位、动作熟练正确。
3. 操作时间40分钟。

【实训步骤】

操作步骤	操作内容	技能要求
1	唇线设计	根据受术者画出适合的唇线,并得到确认
2	柔绣笔及绣针准备及安装	安装针片时,使笔杆与针片呈 130°~160°角
3	色料的选择和配制	根据受术者肤色、唇色、年龄选择色料
4	消毒	(1) 文唇工具消毒:用 75% 乙醇浸泡文绣工具 (2) 美容文饰师双手清洁消毒 (3) 求美者皮肤局部消毒:用 0.1% 新洁尔灭棉片轻敷术区皮肤行局部消毒
5	局部麻醉	可用浸过 0.5% ~1% 地卡因棉片敷于术区皮肤上 5~10 分钟行表面麻醉,行唇线文饰,待唇线文完后用 2% 利多卡因局部浸润麻醉,填文唇红部。
6	选好体位、找好支点	患者仰卧于美容床上,施术者坐于头部一侧,施术者右手以持笔式手持柔绣笔,肘关节找好稳定的支点,腕部以受术者面部作为支撑,左手指拉紧固定口周皮肤,保证文绣过程中手部的稳定
7	文绣操作(唇线成型后再行文全唇术)	(1) 采用绣眉针运用全导针手法绣唇线 (2) 用梅花状绣针或两排针片制成的绣眉针绣次唇红部 (3) 文刺方法正确、力度均匀、深浅一致、动作熟练
8	术后处理	清洁创面、涂抗生素软膏以保护创面

【讨论题】

1. 绣唇的注意事项有哪些?
2. 上下唇过薄者该如何文绣?

实训七　CO_2 激光美容技术

【实训目标】

1. 掌握 CO_2 连续激光治疗仪操作方法。
2. 掌握 CO_2 连续激光治疗的适应证和禁忌证。
3. 熟悉 CO_2 连续激光的美容治疗原理 。

【实训内容】 CO_2 激光治疗仪的操作使用实训。

【实训时数】 1 学时。

【实训用品】 波长 10600nm CO_2 激光治疗机、猪皮、碘伏、生理盐水、棉签、一次性口罩。

【实训要点】

1. 不可将激光头对准机器面板,或其他金属板等反光媒质及周围人照射。
2. 不能拆动机器部件。
3. 不要反复开机、关机。

【实训步骤】

1. 将猪皮模拟治疗区常规消毒,1% ~2% 利多卡因局部浸润麻醉。
2. 打开钥匙开关,电源指示灯亮。

3. 把急停开关放在弹出位置。

4. 按下准备按钮,准备指示灯亮。

5. 水循环系统发生故障,水指示灯亮,需要排除故障后方可使用。

6. 调整工作电流即调节到所需功率强度,或以硬纸板调试功率大小。

7. 把激光头对准模拟病灶,踏下开关即可看到组织被烧灼、炭化,边烧灼,边用生理盐水擦拭,观察烧灼组织深度。

8. 治疗后,患处涂抗生素软膏,并交待受术者术后护理事项。

9. 将钥匙开关置于"关"的位置。

【讨论题】 CO_2连续激光操作时应注意哪些问题?

实训八　Q-开关 Nd:YAG 激光美容术

【实训目标】

1. 掌握 Q-开关激光仪的使用方法。

2. 掌握 Q-开关仪的适应证和禁忌证。

3. 了解 Q-开关激光仪的工作原理。

【实训内容】 Q-开关 Nd:YAG 激光治疗仪的实训操作。

【实训时数】 1 学时。

【实训用品】

Q-开关 Nd:YAG(1064nm,倍频 532nm)激光治疗仪,带黑色字的硬纸板或带有黑色字体的书本封面。防护镜。

【实训要点】

1. 待机 60 秒后方可工作,切换过程中严禁踩开关,按其他键。

2. 在波长 532nm 的工作状态下,输出频率只能选用 1Hz 或 2Hz;在 1064nm 工作状态时输出频率可调到 51Hz。

3. 注意安全防护,操作者带专用防护镜。

【实训步骤】

1. 接通电源,打开锁开关,指示灯亮,有瞄准光束红光输出;控制面板显示预置的工作状态,能量 mJ,波长 532nm。

2. 待机预热 30 秒,冷却水充分循环。

3. 按下 MENU、UP 或 DOWN 键,选择波长,设置频率、能量密度值。按 ENTER 键进入治疗准备。

4. 将治疗头对准硬纸板,根据指示光斑调节确定治疗头与纸板的距离。

5. 治疗开始,指示光斑对准纸板上的黑字,踩下开关,发射,使光斑覆盖字体。

6. 治疗完毕后,嘱患者术后防护方法。

7. 可选择一名雀斑、纹身自愿者,教师示教,学生可实际操作。

8. 关机:连按两下 ENTER 键,退出工作状态,拔掉钥匙开关。

【讨论题】 Q-开关 Nd:YAG 操作时注意哪些问题?

实训九　半导体激光脱毛

【实训目标】 学会使用半导体激光脱毛仪的操作。

【实训内容】 半导体激光脱毛操作。

【实训时数】 2 学时。

【实训用品】 剃刀、75%乙醇、冷凝胶、半导体激光脱毛仪。

【实训要点】 操作半导体激光仪器的手法。

【实训步骤】

1. 治疗区剃净毛发,75%乙醇消毒。

2. 皮肤冷却　脱毛区涂冷凝胶,皮肤冷却的目的是减少表皮温度的升高,避免表皮的损害。此外,冷却会使病人在脱毛过程中感到舒适。为获得适当的表皮冷却效果,发射激光前,治疗头需与皮肤保持 0.25~0.5s 的接触时间。治疗后,治疗头立即抬起,并移向后一个治疗区,然后压紧皮肤。注意:激光发射前治疗头与皮肤保持接触是非常重要的,只有操作熟练了才允许使用连续脉冲治疗模式。

3. 治疗参数设定　以 LightSheer 半导体激光脱毛仪为例,参数设定在 15ms 脉宽、$30J/cm^2$ 能量密度时可获得脱毛效果,使用这样的参数应用单脉冲方式进行治疗。使用 20ms 脉宽、$40J/cm^2$ 能量密度时,无论是单脉冲或者连续脉冲,同样显示出相同或更好的治疗效果。

皮肤对激光的最大承受能力与皮肤颜色成反比,因此在设置治疗的激光能量密度时,还应考虑皮肤颜色的深浅问题。皮肤颜色深,激光能量应降低,以减少表皮对激光能量的吸收和损伤。

毛囊周围有感觉神经末梢分布,这为判断治疗时激光能量密度是否合适提供了一个主观指标。一般来说,如果设置的激光能量密度合适,在治疗时求美者会感到毛囊中有针刺感;如果没有这种感觉,可能所设置的能量密度过低;相反,如果求美者感到疼痛非常剧烈,则能量密度的设置可能太高了。

4. 治疗过程中必须保持治疗头的清洁,外部的灰尘会增加激光的吸收而产热,增加表皮的损伤和疼痛。

【讨论题】 哪些人群不适合激光脱毛?

实训十　强脉冲光美容技术

【实训目标】

1. 掌握光子嫩肤美容仪操作方法。
2. 掌握光子嫩肤治疗的适应证和禁忌证。
3. 熟悉光子嫩肤的美容(脱毛)原理 。

【实训内容】 光子嫩肤的操作使用实训美容(脱毛)。

【实训时数】 2 学时。

【实训用品】 光子嫩肤治疗仪、带有黑毛猪皮、碘伏、生理盐水、棉签、一次性口罩、手套、专用防护镜。

【实训要点】

1. 治疗时最好将皮肤绷紧或伸展。

2. 特别注意治疗头晶体与猪皮间距,晶体面与猪皮平行。

3. 严禁将激光头对准自己或他人眼睛。

【实训步骤】

1. 先将猪皮上残留的的黑毛刮除掉,模拟治疗区常规消毒。

2. 打开钥匙开关,电源指示灯亮。

3. 设置参数　脉冲个数、脉宽、脉冲间隔、能量密度。把急停开关放在弹出位置。

4. 将冷凝胶均匀的涂在猪皮上。将治疗头晶体与猪皮面平行地接触冷凝胶,并保持1~2mm的间隙,按下开关,发射强光,每个光斑相互重叠不超过10%。

5. 治疗结束后,将猪皮、治疗头晶体上的冷凝胶用柔软的纸擦拭掉。

6. 可选择一名多毛症自愿者进行实训。操作时需做能量测试,术后需用冰袋冷敷,并嘱咐术后护理注意事项。

7. 关机。

【讨论题】　如何设定光子嫩肤治疗参数?

实训十一　高频电离子美容技术

【实训目标】

1. 掌握高频电离子治疗仪的操作应用。

2. 巩固高频电离子治疗仪的治疗原理。

【实训内容】　高频电离子治疗仪操作。

【实训时数】　2学时。

【实训用品】　多功能高频电离子治疗仪、猪皮、消毒棉签。

【实训要点】

1. 更换输出插头、针极时,应在关机状态下进行。

2. 操作者不要接触针极尖端部分,以防灼伤。

3. 治疗时用生理盐水棉球擦洗,不得用酒精擦洗。

4. 针极尖端聚积的炭化物,不能使用盐水擦除,可用干棉球擦除。

【实训步骤】

1. 取猪皮一块,治疗区常规消毒。

2. 先接好输出手柄插头(火苗分长火和短火,短火输出功率较小切割电能力弱;长火输出功率大、切割电能力强,应根据病变大小、性质和部位不同选择),再接好脚踏开关插头。

3. 接通电源,按下开关,指示灯即亮,调整好所用参数,输出针尖接触靶组织,踩下脚踏开关开始治疗。

4. 输出按钮共有五档可调,从左至右逐渐增大,相应指示灯亮。

5. 在凝固、切割、炭化过程中,由外到内逐渐烧灼、切割,带蒂的病变可直接切割蒂根。

6. 切割、烧灼过程中,用生理盐水棉球擦除炭化组织,可即时观察到切割深度及视野。

7. 治疗结束后,关机、关闭电源,治疗区涂红霉素软膏,交代求美者术后防水抗感染护理。

【讨论题】 如何正确选择长火、短火?

实训十二 超声波美容技术

【实训目标】

1. 掌握超声波美容仪的操作方法及操作使用注意事项。

2. 了解超声波美容仪的适应证及禁忌证。

【实训内容】 超声波美容仪操作。

【实训时数】 2学时。

【实训用品】 美容推车、超声波治疗仪、洗面奶、面巾纸、冷凝胶。

【实训要点】

1. 超声探头不可长时间空载,以避免声能反射,造成探头损坏。

2. 使用接触剂,保证皮肤与探头耦合良好,避免损伤探头或灼伤皮肤。

3. 探头使用后必须严格消毒。

【实训步骤】

1. 根据治疗部位不同选择不同大小、形状的超声探头。

2. 清洁皮肤。

3. 皮肤表面涂抹接触剂,接触剂可以是液体凝胶、气体水、甘油、矿物油,也可以是液体或膏状的药物。

4. 操作手法有固定法,即将超声探头垂直接触于皮肤表面1~5分钟;移动法,即超声探头接触皮肤直线往返或打圈,每次5~10分钟。

【讨论题】 超声波美容仪使用时应注意哪些问题?

实训十三 液氮冷冻美容技术

【实训目标】

1. 掌握液氮冷冻美容技术的操作方法。

2. 巩固液氮冷冻美容技术的治疗原理。

【实训内容】 液氮冷冻美容技术操作。

【实训时数】 1学时。

【实训用品】 液氮罐(装液氮)、猪皮、冷冻棉签、冷冻棒、冷冻钳。

【实训要点】

1. 冷冻治疗过程中切记冷冻组织深度不可过深,防止发生不良反应及并发证。

2. 操作者不要接触冷冻头末端部分,以防冻伤。

3. 治疗后嘱咐求美者不可用手挠抓痂皮,任其自然脱落。如术后局部出现水疱,可局部消毒后注射器抽取疱液,外涂抗生素软膏。

【实训步骤】

1. 取猪皮一块,治疗区常规消毒。

2. 先准备好液氮(储存于液氮罐备用)、冷冻棒、冷冻棉签及冷冻钳,然后根据皮损大小(预先可在猪皮上用笔画出大小不同皮损)选择合适的治疗方法,冷冻剂量、冷冻周期,在猪皮上反复练习。

3. 在冷冻过程中,应注意根据不同皮损的形态、侵犯组织深度等选择合适的冻融周期,防止并发症的发生。

4. 治疗结束后,治疗区涂红霉素软膏(如是求美者即嘱咐术后防水、抗感染护理)。

【讨论题】

1. 使用冷冻棒时应注意什么问题?

2. 采用冷冻美容技术治疗雀斑术后,治疗部位会出现色素回流吗?为什么?

实训十四　化学剥脱美容技术

【实训目标】

1. 掌握化学剥脱美容技术的操作方法。

2. 巩固化学剥脱美容技术的治疗原理。

3. 了解化学剥脱美容技术的常用治疗药物。

【实训内容】　化学剥脱美容技术操作。

【实训时数】　2 学时。

【实训用品】　化学剥脱术药物(30%~50%α-羟基酸及复方三氯醋酸溶液)、猪皮、消毒棉签。

【实训要点】

1. 化学剥脱治疗过程中切记严格掌握手术适应证,对于有瘢痕体质者不可施用本术。

2. 操作者不要接触化学剥脱用药,以防灼伤。

3. 治疗后嘱咐求美者不可用手挠抓痂皮,应保持清洁、干燥,任其自然脱落。另患者术区应避免强光照射。

【实训步骤】

1. 取猪皮一块,治疗区常规消毒,周围正常皮肤常规保护。

2. 先准备好化学剥脱术用药 30%~50%α-羟基酸及复方三氯醋酸溶液备用。在猪皮上用黑笔预先画出色素斑,可根据色斑的深浅选择不同的化学剥脱性用药,用棉签蘸取药液,以棉签湿润但不下滴为度,快速均匀涂于皮损处,可重复 1~2 次,直至局部皮肤表面呈白色。若药液过多可用干棉球吸取,在猪皮上反复练习。

3. 在化学剥脱过程中,一定要准确规范,涂布要均匀,并严格控制涂覆时间,防止重复涂药及药物潴留,以免造成过深的灼伤。应注意根据不同皮损的性质、形态、侵犯组织深度等选择合适的剥脱药物,防止并发症的发生。

4. 治疗结束后,治疗区涂红霉素软膏(如是求美者即嘱咐术后防水、抗感染护理)。

【讨论题】　化学剥脱实训过程中应注意什么问题?

实训十五　透明质酸注射技术

【实训目标】　熟悉透明质酸注射技术的注射方法。

【实训内容】　透明质酸注射技术的注射方法。

【实训时数】　1 时。

【实训用品】 治疗盘、注射器、透明质酸产品。

【实训要点】

1. 注射前可对局部进行冰敷,也可用注射或外用麻药来控制注射时的疼痛。

2. 根据产品的特性,适应证、注射层次和持续时间有所不同。一般小分子颗粒、低交联度的产品较平顺、流动性高、易于推注,持续时间较短,适用于浅表皱纹或缺陷的改善,注射层次较浅;反之大分子颗粒、高交联度的产品硬度较高,塑形性更强,也更持久,适用于矫正较深的皱纹或皱褶以及面部结构的塑形,注射部位也较深,通常在真皮中至深层或真表皮连接处。

3. 注射方法有线状注射法和序列注射法及扇形线状注射法等,治疗皱纹和皱褶时用30号针头,将植入物注射至真皮中层。

【实训步骤】

1. 学生认真复习透明质酸注射的操作方法及注意事项。

2. 带教老师讲解透明质酸注射的操作并演示。

3. 看录像。

【讨论题】

1. 简述透明质酸注射美容技术的适应证?

2. 试述透明质酸注射除皱方法和技巧?

实训十六　胶原注射技术

【实训目标】 熟悉胶原注射技术的常见操作程序。

【实训内容】 胶原注射技术的操作。

【实训时数】 1时。

【实训用品】 治疗盘、注射器、胶原蛋白产品。

【实训要点】

1. 接受胶原注射前约1个月左右需预约作皮肤试验,观察4周无过敏反应者方可接受注射;注射前可对局部进行冰敷,也可用注射或外用麻药来控制注射时的疼痛。

2. 进针　操作者右手持胶原注射器,左手绷紧皮肤,进针方向应顺皱纹方向,注射角度应与皮肤表面呈15°,针头斜面向上缓缓进入皱纹末端或缺损的真皮乳头层内,不可将胶原注射到皮下小血管内。但进针过浅亦可使皮肤穿透,注射时使胶原溢出体外。

3. 注射　针头完全进入皮肤真皮层后,则开始注射,一面注射一面缓慢退针,边退边注,注射得越均匀越好。注入胶原后的部位以皮肤变白、隆起为宜,若皮肤颜色未变白,说明进针过深,应抽回针头,重新进针。

4. 注射量　注射量一般比原凹陷多出1.5~2倍体积,过量注射的体积将于24小时左右消失。一般注射一次后,间隔2~4周后再注射一次,根据皱纹及凹陷的深浅,平均注射2~3次可达到预期的效果。一般情况下,根据缺陷大小每次可注射0.2~1.0ml,个别情况下每次可注射1~2ml。成人每年接受注射最大剂量不宜超过30ml。

5. 按摩　注射后轻轻按揉局部,使进入皮内的胶原均匀分布到皱纹及凹陷区。

【实训方法】

1. 学生认真复习胶原注射的操作方法及注意事项。

2. 带教老师讲解胶原注射的操作并演示。

3. 看录像。

【讨论题】

1. 简述胶原注射美容技术的适应证及禁忌证?

2. 试述胶原蛋白注射的不良反应?

实训十七　羟基磷灰石注射技术

【实训目标】 熟悉羟基磷灰石注射技术的操作。

【实训内容】 羟基磷灰石注射技术的操作。

【实训时数】 1学时。

【实训用品】 治疗盘、缝合包、注射器、羟基磷灰石产品(CaHA)。

【实训要点】由于产品具有高黏度,一般需注射到皮下组织或肌肉组织中。以鞍鼻为例:

1. 设计　确定黄金点、进针点、估计注射量。

2. 步骤

(1) 常规消毒皮肤;2%利多卡因2ml加肾上腺素0.05ml作局部麻醉。自进针点进针后,紧贴鼻中隔软骨上缘及鼻骨面边进针边注入麻药上行至黄金点。

(2) 用5ml一次性注射器配20号注射针头抽取适量羟基磷灰石混悬液备用。取同一型号针头自进针点进针,顺麻醉药注射途径上行至黄金点。一手持注射器边注射边退针,另一手拇食指捏夹于鼻梁宽度线外侧缘,以免注入材料超出鼻梁宽度而弥散至线外。

(3) 注射完毕,退出针头,用5-0丝线缝合针眼,局部涂抗生素软膏,预防上行感染。

(4) 施术者将隆起的鼻梁用手指提捏塑形,避免鼻梁出现凹凸不平呈串珠状表现。

【实训方法】

1. 学生认真复习羟基磷灰石注射的操作方法及注意事项。

2. 看录像。

【讨论题】

1. 简述羟基磷灰石注射美容技术的适应证。

2. 试述羟基磷灰石注射术后注意事项。

实训十八　肉毒毒素注射技术

【实训目标】

1. 掌握肉毒毒素注射技术药物的准备。

2. 熟悉肉毒毒素注射技术的操作。

【实训内容】 肉毒毒素治疗单纯性咬肌肥大注射技术的操作。

【实训时数】 1学时。

【实训用品】 治疗盘、生理盐水、1ml注射器、A型肉毒毒素1支(100个单位)。

【实训要点】

1. 设计 确定进针点。

2. 步骤

(1) 常规消毒皮肤:皮肤清洁后,再用75%乙醇消毒。

(2) 将稀释好的肉毒毒素溶液抽入1ml的注射器中。治疗单纯性咬肌肥大时肉毒毒素稀释浓度为50U/ml,每例使用总剂量为100U/2ml,分两侧注射。每侧咬肌分两点注射,第一点位于咬肌膨隆最明显处(分别在咬牙和放松两种状态下观察和标示),注射量为0.7ml。第二点选择在第一点的斜上方,距第一点1cm以上,注射量为0.3cm,单侧咬肌肥大求美者注射量可适当加大,浓度60U/ml,注射点同前。注射后不作局部按摩,正常的咀嚼活动会使药液在肌肉内扩散。弥散至线外。

(3) 注射完毕,退出针头。

【实训方法】

1. 学生认真复习肉毒毒素注射的操作方法及注意事项。

2. 带教老师讲解肉毒毒素治疗单纯性咬肌肥大注射技术的操作并演示。

【讨论题】

1. 简述肉毒毒素注射美容技术的适应证。

2. 肉毒毒素治疗单纯性咬肌肥大如何定位。

实训十九 穿耳孔术

【实训目标】 学会耳孔枪穿孔法。

【实训内容】 耳孔枪穿孔法操作。

【实训时数】 1学时。

【实训用品】 耳孔枪穿孔的用品:棉签、75%乙醇、弯盘、脱脂棉,专用耳饰,耳孔枪,镊子。

【实训要点】 耳孔定位。

【实训步骤】

1. 用75%乙醇消毒工具,再消毒耳垂。

2. 用镊子夹持消毒后的专用耳饰插针放在耳枪内,对准穿孔点,扣动扳机,耳枪利用冲击力便将耳饰插针戴在耳垂上。

3. 1个月后更换其他耳饰。

【讨论题】

1. 小耳垂穿耳孔时如何定位?

2. 穿耳孔后有哪些注意事项?

美容医疗应用技术教学大纲

一、课程性质和任务

美容医疗应用技术是医学美容技术专业学生必修的一门专业课程，在医学美容技术专业课程中占有重要地位，是医学美容技术专业学生必须掌握的技能。其主要任务是使学生在具有一定科学文化素质的基础上，使学生掌握本学科的基本理论知识和常用操作技能，为后续课程的学习、全面素质的提高奠定基础。

二、课程教学目标

（一）知识教学目标

1. 熟悉美容医疗技术实施的基本原则、一般操作规范及美容医疗技术实施中的纠纷及防范。

2. 掌握文饰技术、理化美容技术、注射美容技术操作方法、注意事项及其术后美容养护。

3. 熟悉文饰技术、理化美容技术、注射美容技术原理及作用机制、适应证、禁忌证。

4. 熟悉脱毛美容技术、穿耳孔美容技术的适应证、禁忌证及操作方法。

（二）能力培养目标

1. 通过实训教学，使学生具备规范、熟练的文饰技术、理化美容技术、注射技术的基本操作技能。力争在课程结束后能达到独立操作的水平。

2. 培养学生运用美容医疗应用技术维护、改善、修复和美化人体美，具有较高的美容修养和超前的审美意识，具备良好的职业素质。

3. 培养学生举一反三、融会贯通的能力及终生学习、自学能力。

（三）思想教育目标

1. 通过对美容医疗应用技术课程的学习，培养学生良好的职业形象、良好的职业道德和高度的责任感。

2. 具有良好的职业道德、人际沟通能力和团队精神。

3. 具有严谨的学习态度、敢于创新的精神、勇于创新的能力。

三、教学内容和要求

教学内容	教学要求			教学活动参考
	了解	理解	掌握	
一、绪论				理论讲授
（一）美容医疗应用技术的定义、基本任务和实施范围		√		课堂讨论
（二）美容医疗应用技术实施的基本原则	√			
（三）美容医疗应用技术实施效果的评价	√			
（四）美容医疗应用技术实施中的纠纷及防范	√			
（五）美容医疗应用技术的基本操作规范		√		

续表

教学内容	教学要求			教学活动参考
	了解	理解	掌握	
二、美容医疗应用技术的医学美学基础				理论讲授
(一)美容医疗应用技术实施中的医学审美原则		√		多媒体演示
(二)容貌的医学美学基础	√			
(三)形体的医学美学基础	√			
三、美容文饰技术				理论讲授
(一)概述			√	多媒体演示
(二)文饰技术的医学范畴		√		课堂讨论
(三)常用文饰用物			√	实操训练
(四) 文眉术			√	
(五)文眼线术			√	
(六)文唇术			√	
(七)柔绣美容技术		√		
(八)不良文饰的修复技术		√		
四、理化美容技术				理论讲授
(一)激光美容技术			√	多媒体演示
(二)强脉冲光美容技术			√	课堂讨论
(三)光动力学美容技术	√			实操训练
(四)射频美容技术			√	
(五)高频电美容技术			√	
(六)超声波美容技术			√	
(七)冷冻美容技术	√			
(八)化学剥脱美容技术	√			
(九)微晶磨削美容技术		√		
(十)光化学美容技术	√			
(十一)微波美容技术	√			
(十二)直流电离子导入美容技术	√			
(十三)电解美容技术	√			
(十四)音频电美容技术	√			
(十五)红蓝光美容技术			√	
五、注射美容技术				
(一)概论	√			理论讲授
(二)透明质酸注射美容技术		√		多媒体演示
(三)胶原注射美容技术		√		课堂讨论
(四)自体脂肪颗粒注射美容技术	√			实操训练
(五)羟基磷灰石注射美容技术	√	√		
(六)肉毒毒素注射美容技术		√		
六、其他美容技术				
(一) 脱毛术			√	理论讲授
(二)穿耳孔术			√	实操训练

四、教学大纲说明

（一）适用对象与参考学时

本教学大纲可供医疗美容技术专业使用，总学时为68个，其中理论教学30学时，实践教学38学时。

（二）教学要求

1. 本课程对理论教学部分要求有掌握、理解、了解三个层次。掌握是指对医疗美容应用技术中所学的基本知识、基本理论具有深刻的认识，并能灵活地应用所学知识分析、解释美容损美皮肤问题。理解是指能够解释、领会概念的基本含义并会应用所学技能。了解是指能够简单理解、记忆所学知识。

2. 本课程突出以培养能力为本位的教学理念，在实践技能方面分为熟练掌握和学会两个层次。熟练掌握是指能够独立娴熟地进行正确的实践技能操作。学会是指能够在教师指导下进行实践技能操作。

（三）教学建议

1. 在教学过程中要积极采用现代化教学手段，加强直观教学，充分发挥教师的主导作用和学生的主体作用。注重理论联系实际，并组织学生开展必要的临床案例分析讨论，以培养学生的分析问题和解决问题的能力，使学生加深对教学内容的理解和掌握。

2. 实践教学要充分利用教学资源，案例分析讨论等教学形式，充分调动学生学习的积极性和主观能动性，强化学生的动手能力和专业实践技能操作。

3. 教学评价应通过课堂提问、布置作业、单元目标测试、案例分析讨论、理论考核、操作技能考核等多种形式，对学生进行学习能力、实践能力和应用新知识能力的综合考核，以期达到教学目标提出的各项任务。

学时分配建议（68学时）

序号	教学内容	学时数		
		理论	实践	合计
1	绪论	2		2
2	美容医疗应用技术的医学美学基础	2		2
3	美容文饰技术	10	16	26
4	理化美容技术	10	15	25
5	注射美容技术	5	4	9
6	其他美容技术	1	3	4
合计		30	38	68

参考文献

何伦、王向义 . 2012. 美容医学基础 . 北京:人民卫生出版社
江雪 . 2009. A 型肉毒素注射除皱并发症的观察与护理 . 上海护理,9(5)
李夏青 . 2012. 肉毒杆菌毒素的临床应用及其前景 . 北京:知识产权出版社
刘玮 译 . 2011. 肉毒杆菌毒素美容 . 北京:人民卫生出版社
刘文阁 . 2009. A 型肉毒素美容注射的并发症及防治对策 . 中国生物美容,(4)
裘名宜 . 2006. 美容医疗技术 . 北京:科学出版社
裘名宜 . 2010. 医疗美容技术 . 北京:人民卫生出版社
史迎军 . 2013. 面部整形美容切口中 A 型肉毒素联合减张力压迫法的应用分析 . 中国医药指南,11(35)
孙玉萍,郗红 . 2000. 文饰美容技术 . 北京:学苑出版社
王建 . 2010. 美容药物学 . 北京:人民卫生出版社
张景云 . 2006. 实用美容药物学 . 北京:中国中医药出版社
张维苹,沈为民 . 2010. 面部整形联合 A 型肉毒素注射行下面部轮廓重塑的疗效观察 . 现代医药卫生,(23)
张信江,边二堂 . 2011. 医疗美容技术 . 北京:人民卫生出版社
章庆国,王林 . 2005. 医疗美容基础与临床 . 南京:东南大学出版社
赵晓川 . 2005. 医学美容技术 . 北京:高等教育出版社
中华医学会 . 2010. 临床技术操作规范:美容医学分册 . 北京:人民军医出版社